ME ODIO

ME ODIO

Supera el Autoodio y Aprende a Verte **Como Realmente Eres**

Blaise Aguirre, MD

Prólogo escrito por JEWEL

WILEY

La Catalogación de la Biblioteca del Congreso está Disponible:

ISBN 9781394420865 (libro de bolsillo)
ISBN 9781394420872 (ePDF)
ISBN 9781394420889 (ePub)

Diseño de la portada: Jon Boylan
Imágenes de la portada: © Douglas Baldan/Shutterstock,
© klyaksun/Shutterstock
Fotografía del autor: © Kelsey Packwood

SKY10152024_040926

Este libro está dedicado a todas las personas que sienten a diario el peso del autoodio. Mereces mucho amor. Los que te aman lo saben, y espero que para cuando termines el libro, encuentres tu camino para superar el autoodio y reconozcas que eres mucho más que la historia falsa que te hizo creer que no valías la pena.
¡Sí, vales y mucho!

Contenido

Contenido

Cuando tenía 15 años, estaba comiendo una naranja en mi ciudad natal de Homer, Alaska. Claro, había comido naranjas muchas veces en mi vida, pero este momento fue diferente. Sentía mi corazón cargado de peso y estaba contemplando la idea de mudarme por mi cuenta, lo que implicaría muchas responsabilidades como pagar el alquiler, la electricidad y las facturas de comida y, por supuesto, conseguir varios trabajos para cubrir esos costos. Pero esos eran detalles que podría resolver. Lo que realmente me pesaba era un problema que no sabía cómo resolverlo; no era feliz, y sabía que cambiar el lugar donde vivía no me haría realmente feliz.

Durante mucho tiempo, pensé que mi papá era «el villano». Mi mamá se había ido de casa, y mi papá pronto comenzó a beber y se volvió abusivo tanto física como verbalmente.

En los últimos años, me di cuenta de que incluso cuando estaba lejos de mi papá, todavía había un «villano» en mi cabeza, y venía conmigo a donde sea que iba. Incluso entonces, sabía que mudarme no cambiaría esto. Hoy, lo llamo «internalizar a mi abusador». Había aprendido a ser tan cruel, tan poco amable, tan despectivo en mi propio diálogo interno, que había días en los que apenas podía levantarme de la cama. No podía mirarme al espejo. Estaba lleno de tal autoodio, autodesprecio, vergüenza y una sensación de no valer nada que estar consciente era prácticamente insoportable. Mudarse no ayudaría con eso. Traería a este «villano» conmigo.

Así que ahí estaba, pelando mi naranja, cuando tuve un momento de revelación. En ese momento había leído los escritos de algunos filósofos griegos, además de aprender un poco sobre el impacto de la naturaleza frente a la crianza. Me hizo pensar: ¿y si mi crianza fue tan pobre, que nunca llegaría a conocer mi verdadera naturaleza? ¿Y si mi trauma fue tan completo, tan abarcador, que podría oscurecer mi oportunidad de conocerme realmente? Mientras mis dedos se hundían en la cáscara áspera y rígida de la naranja, la realización me golpeó. La cáscara es la forma en que la naranja se protege del mundo exterior. La cáscara protectora ha evolucionado para mantener las partes más valiosas de la naranja, el fruto nutritivo y las semillas que dan vida, en su interior. ¿Y si yo fuera igual? ¿Y si mi dolorosa crianza me hubiera llevado de manera similar a desarrollar una capa protectora para mantener intacto mi verdadero yo? Mi crianza, en parte, creó mi personalidad. Mi entorno me llevó a hacer ciertas suposiciones sobre mí mismo, suposiciones que me llevaron a desarrollar un tipo específico de defensas protectoras.

Como hijo de abuso y negligencia, hice suposiciones sobre mi valor y formé una psique y muchos componentes de personalidad alrededor de ellas. Por ejemplo, era desconfiado. Me sentía sin valor. Sospechaba de la gente. Siempre estaba esperando que el mundo me decepcionara. Mentía o me ocultaba para parecer más agradable a las personas. Robaba para satisfacer mis necesidades porque creía que nadie me ayudaría a satisfacerlas. Todas estas cosas formaron mi «cáscara». Pero no eran «yo». Eran mi cáscara.

Miré mi naranja medio pelada, porciones del fruto brillante reveladas, y me pregunté: *¿Y si el fruto interior fuera mi naturaleza metafórica, mi verdadero yo?*

¿Quién era yo por dentro? La pregunta me dejó pasmado. Había pasado toda mi vida confundiéndome con mi cáscara. Pasé todo mi tiempo envuelto en mis pensamientos y opiniones sobre mí mismo. Estaba obsesionado con mantener mi exterior endurecido y las suposiciones que hacía sobre mí. Pero, ¿y si esas suposiciones estuvieran equivocadas? ¿Y si quien era no era la persona desconfiada, autodespreciativa y sin valor, y el verdadero yo existía dentro de mí, dulce y nutritivo? ¿Y si ella solo estaba esperando que dirigiera mi mirada hacia adentro para conocerla?

Ese día cambió mi vida. Me di cuenta de que para mudarme con éxito, tenía que desarrollar estrategias para lo que llamo *profundizar y entrar*. Mi tarea era llegar más allá de mis pensamientos y opiniones sobre mí mismo. Tenía que ser íntimo con quien era independientemente de mi nombre, mi

Prólogo

crianza, mi trabajo, mi fama o mi familia. Aprendí a profundizar y entrar, a enamorarme de mí mismo, lentamente y con el tiempo. Aprendí a ser paciente, compasivo, tierno y curioso conmigo. Esto fue particularmente difícil porque no tenía un modelo para poder hacerlo. Nadie más me había mostrado tal gracia, y el proceso fue lento y progresivo. Hasta el día de hoy, trabajo en esto. Todavía me descubro y me enamoro de mí mismo. Es un trabajo gratificante. Me ha hecho genuinamente feliz. Puedo mirar mi cuerpo, mi vida, mis errores y sentir genuino asombro por la persona que soy.

Una vez que tocas la verdad de quién eres, te hace poderoso. Te das algo que nadie puede quitarte. Te conoces. Y no hay otro igual a ti.

Espero que al explorar los conceptos del Dr. Aguirre en este libro, comiences a darte cuenta de que los pensamientos destructivos, las opiniones y certezas destructivas de autoodio no solo no son verdaderas, sino que además te distraen de vivir la experiencia de tu vida: descubrir quién eres realmente. Y quién eres, te prometo, es hermoso. Cicatrices y todo.

—Jewel

Cantante y compositora nominada al Grammy, activista humanitaria
y defensora de la salud mental

Aunque pienso en este tema desde hace tiempo, me comprometí a escribir este libro después de que un colega que sabía que estaba muy interesado en el tema me pidiera que hiciera una consulta con una joven que sufría de un profundo autoodio. Acepté, y cuando conocí a la joven, quedó claro cuán intensa y duradera había sido su experiencia de autoodio. Le conté sobre mi interés en la experiencia y que creía que podía cambiar. Le pregunté si estaría dispuesta a trabajar conmigo para cambiar esta visión particular de sí misma. Para mi sorpresa, ella dijo SÍ.

Digo esto porque en el pasado, los pacientes me han dicho que están dispuestos a trabajar en autolesiones, o relaciones poco saludables, en la regulación de emociones, pero que el autoodio era inmutable y que no querían perder su tiempo en terapia por eso.

Le dije a la paciente que no había protocolos establecidos para trabajar en el autoodio y que, en parte, tomaríamos el conocimiento actual, aunque escaso, sobre el tema y trabajaríamos juntos para enfocarnos en los elementos que funcionaran y dejaríamos de lado aquellos que se sintieran descalificantes o simplemente no fueran útiles.

Dado que hay poca investigación específica sobre el autoodio, no utilizo un enfoque de tratamiento explícito, sino que modifico técnicas de terapias que han demostrado ser efectivas para abordar problemas relacionados. También descubrí que al escuchar profundamente las experiencias de mis pacientes, obtuve valiosas ideas sobre lo que podría funcionar, por lo que me acerqué a algunos y les pedí que colaboraran conmigo en este esfuerzo. Al escribir este libro, he traído las voces propias de mis pacientes para capturar la totalidad de sus interacciones con el sentimiento de autoodio. Mi esperanza era que sus experiencias e ideas de primera mano no solo enriquecieran la narrativa, sino que también proporcionaran perspectivas valiosas sobre tu propio viaje desde la certeza del autodesprecio hacia uno donde puedas ver que tienes un valor profundo. Lo que compartieron superó todas mis expectativas. Su valor está en sus palabras y sus reflexiones, y espero que tú, como lector, veas que no estás solo. Estás en una comunidad silenciosa que no necesita serlo ni creer las falsedades que has creído. Escucharás ecos de tus propios pensamientos en sus palabras y luego usarás los ejercicios y estrategias desarrollados como extensiones de su experiencia, como nuevas herramientas en tu camino para superar el autoodio. Al recopilar sus experiencias, me recordaron que incluso cuando un paciente ha superado en gran medida el autoodio, puede resurgir ocasionalmente.

> *«Casi no te envié esto porque sentí que no podía contribuir con nada que fuera útil o incremental. Pospuse la tarea del autoodio por sentimientos de autodesprecio o al menos pensamientos autodegradantes».*

Esta fue la respuesta a un correo electrónico que envié a una paciente, alguien que he conocido durante muchos años, que ha tenido tanto éxito en su vida y, sin embargo, ha luchado con el autoodio durante muchos años de su vida. Me sorprendió un poco su respuesta, porque parecía estar mucho mejor, con una carrera estable, un grupo de amigos estable y optimismo sobre el futuro, y sin embargo el autoodio sigue presente. Es su experiencia, y la de tantos otros, lo que impulsa este libro.

Una de las experiencias menos enfocadas en la salud mental es la del autoodio. En mi carrera, he tenido la suerte de ver a tantas personas pasar de las profundidades de la desesperación a disfrutar de los pequeños momentos de la vida cotidiana. Y, sin embargo, incluso para aquellos que están trabajando, o estudiando, o en relaciones comprometidas, el odio hacia sí mismos puede persistir. Trágicamente, es una experiencia que puede llevar a tal desesperación, que aquellos que están plagados de pensamientos de autoodio tienen un alto riesgo de quitarse la vida. Si esta es tu lucha, es esencial que sepas que el suicidio no es la respuesta al autoodio. No naciste con este odio y, una vez que te das cuenta de que puedes reescribir

Introducción

muchas de las conclusiones falsas y dolorosas sobre ti mismo, puedes pasar de la contemplación del suicidio a abrazar una sensación más verdadera y esperanzadora de quién eres.

Los Años Previos

«No confío en las personas que no se aman a sí mismas y, sin embargo, me dicen "te amo". Hay un dicho africano que dice: "Ten cuidado cuando una persona desnuda te ofrece una camisa"».
—Maya Angelou, Conferencia Annie Clark Tanner,
16ª Conferencia Anual Familias Vivas, Universidad Estatal
de Weber, 8 de mayo de 1997

En los años previos a pensar más críticamente sobre el problema del autodesprecio, trabajé con una paciente, una estudiante de último año de secundaria, que estaba dedicada a su recuperación. Practicó nuevas habilidades, hizo sus tareas, vino a terapia cada semana y lentamente pasó de los estragos del sufrimiento emocional a enfocarse en sus estudios y postularse para la universidad. Empezó a bailar, algo que había hecho de niña, y aprendió a tocar la guitarra. Con el tiempo, se sintió más en control de su vida y pasó de verme dos veces por semana a una vez por semana y luego una vez cada dos semanas. Noté, sin embargo, que cada vez que hacía algo que percibía como incorrecto o imperfecto, se volvía extremadamente crítica con ella misma.

«Me odio», dijo un día.

«Eso es un poco fuerte», dije, «todos cometemos errores».

Me miró con lo que interpreté como confusión, y tal vez incluso un poco de desprecio.

«Realmente no lo entiendes. Me odio. Esto no se trata de cometer errores. Sí, cometer errores resalta lo terrible que soy, pero me odio ahora y siempre me he odiado», dijo.

«¿Pero qué hay de todas las cosas que estás haciendo con tu vida? Tus calificaciones, tus solicitudes para la universidad, guitarra, baile?», insistí.

«Esas cosas me hacen competente. No me hacen amarme», dijo con total seguridad.

«Nunca supe esto sobre ti. ¿Puedes contarme más? Qué forma tan terrible de verte a ti misma. ¿Cómo puedes imaginar que eres tan horrible?».

Se recostó y dijo: *«Mira mi vida. La he arruinado. He arruinado las relaciones que me importan. Probablemente arruino tu vida también. ¿Sabes por qué mis padres están divorciados? Yo. ¿Sabes por qué mi novio me dejó, y por qué nunca tendré novio nuevamente? Yo. ¿Ves mis cicatrices? ¿Sabes quién las hizo? Yo. ¿Sabes por qué mi mamá está constantemente preocupada? Yo. ¿Crees que quiere pasar seis horas a la semana llevándome y trayéndome a terapia? ¿Crees que no tiene nada mejor que hacer con su tiempo? Es por mí. Enveneno todo lo que toco, porque soy tóxica, y el mundo estaría mejor sin mí, una persona tan tóxica».*

Me entristeció que alguien a quien respetaba tanto, pensara tan mal de sí misma. Insistió en que era puro odio y que no había nada encantador en ella en absoluto.

A pesar de sus avances, esta perspectiva de sí misma no se movía, y de hecho, mis intentos de lograr que viera que tenía bondad y amor en ella, cada vez se sentían cada vez más como un rechazo.

«No importa cuánto intentes convencerme de lo contrario, no hay bondad en mí. Me hace pensar que realmente no me conoces, y que la terapia es una pérdida de tiempo. Estás confundiendo mi arduo trabajo para ser más efectiva y menos suicida, con que me importe más a mí misma. Falso, solo quiero poder pasar el día. Vamos a enfocarnos en ser más efectiva».

Continuó haciendo grandes avances, ingresó a su primera opción de universidad mediante la admisión anticipada, bailaba regularmente y había hecho algunos amigos en la escuela. El tema de su autoodio quedó sin abordar, porque pensaba que era inútil y que mencionarlo era invalidante. Además, no sabía qué hacer y cómo mover el debilitante y tóxico síntoma.

Esa Navidad, vino a sesión y me trajo una tarjeta. Había pasado varias semanas trabajando en ella, y el nivel de precisión artística, atención al detalle del color y sentimiento de las palabras, capturó una devoción y dedicación que rara vez encuentro.

«Gracias», dije. *«Te has esforzado mucho en hacerla. Es hermosa y tus palabras significan mucho para mí. Dices tantas cosas bonitas. ¿Por qué la hiciste?»*

«Me has ayudado tanto, y lo agradezco. Solo quería mostrarte cuánto significó para mí», dijo sonriendo.

«Pero estoy confundido, porque lo que escribes casi implica que te importa», dije intencionadamente. «Lamento decir que no puedo aceptar tu tarjeta. No puedo aceptar una mentira».

Su sonrisa se convirtió en sorpresa. «¿Qué quieres decir? Por supuesto que me importa».

«Pero preocuparse es una forma de amor», insistí.

«¿Y?» Parecía confundida.

Pregunté: «Bueno, ¿cómo puedes darme algo que no es tuyo para dar? Si robas $100 a alguien, no son tuyos para dármelos. Solo puedes darme auténticamente algo que realmente es tuyo para dar. De lo contrario, es una mentira. Me das una tarjeta que muestra preocupación por mí y gratitud hacia mí, pero no puedes dar preocupación y amor que no tienes, así que darme esas cosas es una mentira, y tengo que rechazar tu tarjeta, pero aprecio el esfuerzo».

Estaba devastada y comenzó a llorar. «No puedo creerlo. Me tomó tanto tiempo hacer la tarjeta, y lo hice porque me importa, ¿y tú lo rechazas???».

«Espera», dije, «¿estás diciendo que sí tienes cariño en ti?».

«Sí, ¡por supuesto que sí!».

Dije, «Pero has pasado tantos meses diciéndome que no tenías amor en ti, que eras una persona tóxica, ¡que envenenabas a todos los que conocías! ¡Estoy más que feliz por lo que me estás diciendo! Por supuesto, si tu tarjeta proviene del amor y la preocupación, puedo aceptarla y ¡con alegría! Pero aquí está la cosa, si tienes amor dentro de ti, no eres todas las cosas que dices sobre ti, y si tienes amor y compasión hacia mí, está en ti, y puedes empezar a verlo. Está en ti. Y si está en ti, está en ti para ti. Y si tienes amor dentro de ti, ¿cómo puedes ser tan tóxica? Tu tarjeta solo me habría envenenado si fuera malvada, pero proviene de la bondad».

En los meses siguientes, comenzó a notar momentos de actos de bondad y compasión hacia los demás y reconoció que estos actos provenían de un lugar de genuina preocupación, desde lo profundo. Y que su preocupación y compasión tenían que estar dentro de ella, y que si estaba dentro de ella para los demás, estaba dentro de ella para sí misma. Con el tiempo, el autoodio se fue desgastando hasta que solo quedó una tristeza por la joven que no sabía cómo amarse a sí misma. Esto fue un primer logro importante para *mí, y una experiencia fundamentalmente importante para mi paciente. El autoodio había cambiado.*

¿No se Puede Cambiar?

«Cada cosa que toco se llena de tristeza, porque todo ha terminado ahora, todo en el mar».
>   —Taylor Swift, de "Bigger Than The Whole Sky"

Para las personas con condiciones como el trastorno límite de la personalidad, también conocido como TLP, una condición que reviso en un capítulo posterior, la experiencia del autoodio no se siente como algo que pueda cambiar. No se siente como una perspectiva. Tiene la cualidad de ser algo central en quienes son. Cuando pregunto a los que sienten de esta manera si lo han abordado en terapia, recibo tres comentarios principales:

1. No, nadie me lo preguntó.

2. Sí, lo mencioné una vez, pero simplemente me dijeron que practicara la autocompasión.

3. No, nunca pensé en mencionarlo porque ES quién soy y aunque puedo cambiar muchas de mis conductas, no puedo cambiar quién soy.

Cuando escucho estos comentarios, siento una profunda tristeza porque las personas que hacen estas afirmaciones son extremadamente talentosas y compasivas con los demás, y cuando llego a conocerlas durante años de terapia, siento un profundo cariño por ellas. ¿Cómo es posible que alguien tan adorable sienta que no lo es?

Quiero ser lo más claro posible sobre mis perspectivas sobre el odio hacia sí mismos. Es un estado patológico. Es una fuente de sufrimiento duradero, y uno que te ciega para ver tu verdadero yo, y todo lo bueno que hay en ti. Puede terminar destruyendo tu mente y, trágicamente, puede llevarte por el camino hacia el pensamiento suicida. En estas páginas, espero convencerte de que el autoodio es un engaño creado por una mente que aprendió a odiarse a sí misma, y que puedes aprender su opuesto, que eres valioso.

Estructura del Libro

Para los fines de este libro, utilizo los términos *autoodio* y *autodesprecio* de manera intercambiable. Esto se debe a que la mayoría de mis pacientes me dicen que son lo mismo. A lo largo del libro, entrelazo narrativa, diálogo y reflexiones con investigación. Algunas de las ideas pueden sentirse familiares y validadoras, y algunas de ellas pueden sentirse demasiado científicas. La ciencia es importante ya que toda la terapia, todo lo que funciona, debe basarse en ideas y prácticas que se pueden replicar y practicar por otros en diferentes contextos. Cuando se trata de investigación sobre el autoodio, no hay mucho, y creo que esto tiene que ver con el hecho de que pocos pacientes se presentan para terapia con el autoodio como una queja principal, y también que los profesionales de la salud mental no lo preguntan en sus evaluaciones.

No creo que este sea un libro que necesariamente necesites leer de principio a fin. Si no quieres leer la parte de la ciencia, he indicado las secciones que puedes omitir sin perder el hilo de los puntos útiles.

En el libro he asignado ejercicios que mis pacientes me han dicho que les sirvieron. Hay espacios con líneas para tus respuestas debajo de cada ejercicio. He usado analogías y metáforas para tratar de explicar lo que significan ciertos conceptos. Finalmente, a lo largo de los años, he recopilado citas sobre la experiencia del autodesprecio reflejado por poetas, novelistas, filósofos, atletas y músicos. Las he incorporado en el libro: sirven para recordar que esta experiencia es mucho más universal y no afecta solo a las personas que acuden a terapia.

Espero que encuentres esto útil en tu viaje para superar el autodesprecio y que cada lector que lo sufra pueda algún día ver lo valioso y digno de amor que es. Sabe que tu valor no está definido por la forma en que te trataron, tus defectos percibidos, los errores que han cometido o lo que otros dicen sobre tú. No eres distinto de cualquier otra persona que, por naturaleza, merece ser amado. Y si dudas de esto, sigue leyendo y permíteme acompañarte junto con todos los que contribuyeron en este libro, en un viaje hacia el reconocimiento de tu propio valor y dignidad.

Parte 1

Qué es el Autoodio

Capítulo 1

¿Qué es el Autoodio?

*«¿Por qué la vergüenza y el autodesprecio se convierten en crueldad
hacia los inocentes?».*

—Anne Rice, Merrick

El autoodio no es una elección. No te piden elegir entre amarte y odiarte y tú optas por odiarte. El autoodio está presente porque te hicieron creer que eso era lo correcto. Tus primeras experiencias no fueron culpa tuya. Todo lo malo que te ha ocurrido no fue porque decidiste que era lo que querías. Cada experiencia te llevó a la conclusión de que no eras digno. No eres responsable del autoodio y ese sentimiento no tiene por qué ser permanente. Dentro de ti tienes el poder de definir y validar tu experiencia y luego de modificar algo que creías que nunca podrías cambiar.

Recientemente decidí volver a leer *Jane Eyre* de Charlotte Brontë, escrita en 1847. Esto ocurrió muchas décadas antes de que pudiéramos entender el impacto del trauma y la invalidación en la identidad de una persona. Al leer el libro desde mi experiencia actual, me sorprendió cuánto entendía y expresaba Brontë sobre este impacto. Por ejemplo, a continuación Jane, la protagonista, describe una experiencia que vivió a los 10 años:

«La señora Reed no tardó en recobrar la calma: me sacudió violentamente, me dio bofetones y se marchó sin decir una sola palabra más. Bessie me dio un sermón de una hora en el que me dijo que yo era la niña más perversa y desagradecida que jamás había existido. Los malos sentimientos que brotaban en mi interior casi lograron convencerme de que ella tenía razón».

—*Jane Eyre* por Charlotte Brontë

La experiencia de muchos pacientes se refleja en este pasaje y es fácil sentir una profunda empatía por el personaje de Jane, una niña de 10 años, porque podemos ver que ella no eligió ser tratada de manera tan dolorosa. Con el paso del tiempo y después de años de recibir ese trato, resulta comprensible que Jane llegue a pensar que todo debe ser su culpa por ser una niña tan terrible.

El autoodio es una mentira que surge de experiencias que no tenías forma de prevenir. En muchos casos, eras demasiado pequeño.

El autoodio que abordo en este libro no es un estado transitorio. Para las personas con experiencia propia, es una aversión intensa, persistente, implacable e inquebrantable hacia uno mismo, acompañada de sentimientos de insuficiencia, culpa, autoculpa y baja autoestima. Las personas con autoodio a veces se ven a sí mismas como una carga que debe ser eliminada del mundo. Hay un sentimiento persistente de que «nunca seré lo suficientemente bueno».

No es Solo un Error

Este núcleo de autoodio no es transitorio. No es lo mismo que, por ejemplo, alguien derrame accidentalmente una copa de vino tinto en un mantel blanco, o rompa un plato, o se equivoque en un trabajo final, diciendo: «Soy tan estúpido, me odio». Muchas personas han dicho «me odio» para expresar insatisfacción con un resultado o una acción. En este contexto, generalmente significa que cometieron un error; usan la expresión para reconocer a sí mismos y a los demás que son conscientes de haber cometido un error. «Me odio», pronunciado en este tipo de situaciones, es un reflejo transitorio de un malestar temporal.

50 Grados de Reacción

Existen grados de reacción cuando ocurre un accidente, como derramar vino tinto sobre un mantel blanco. Para los que no sufren de autoodio, puede haber un momento de sorpresa o vergüenza, seguido de una disculpa a su anfitrión y una oferta para limpiar o pagar un nuevo mantel. Luego, después del derrame de vino (o cualquier incidente) y la disculpa, continúan disfrutando de su tiempo sin pensar más en el incidente. En contraste, para aquellos que sufren de autoodio, la reacción es bastante diferente. Surgen fuertes sentimientos de vergüenza y culpa, su pensamiento interno se vuelve duro y crítico, y experimentan una profunda humillación, culpa o incluso autodesprecio. Luchan por superar el incidente que les pesa en su mente por el resto del día. Mientras que para muchos, es solo vino derramado; para aquellos con autoodio, es un reflejo de sus propias insuficiencias percibidas.

Como verás, el autodesprecio que exploro en este libro es un problema mucho más profundo, doloroso y absorbente. Es una construcción que evoluciona con el tiempo y parece incrustarse en la esencia misma de la persona, como una parte central del yo. Es como si el yo y el autoodio se hubieran fusionado y no pudieran separarse, hasta el punto de que una persona nunca recuerda no odiarse a sí misma, o que la idea de desafiarlo parece absurda, incluso una pérdida de tiempo. *«El autoodio es para mí lo que H2 es para O en el agua. El agua es H2O. Así soy yo y el autoodio»*, comentó un paciente.

Para la mayoría de las personas, el autoodio y el autodesprecio son lo mismo, y suelo usar el término de manera intercambiable a lo largo del libro; sin embargo, un paciente lo percibió de manera diferente. Ella sentía que el autodesprecio era aún más intenso que el autoodio y dijo:

«Está muy presente en mi cabeza todo el tiempo. Gran parte de mi sufrimiento proviene de cómo maltrato mi propia existencia. Todo lo que hago está mal. Nada de lo que hago es lo suficientemente bueno. Tal vez los pequeños fracasos de cada día no parezcan nada para otras personas, pero cuando mi cabeza ya me está GRITANDO que no puedo hacer nada bien, incluso olvidar poner mermelada de uva en el sándwich de mantequilla de maní y mermelada de mi hija en lugar de fresa, se siente como el fin del mundo. ¿Cómo puedo no arruinar incluso las cosas pequeñas? Claro, tal vez soy un don nadie que no puede encontrar su lugar en este mundo, pero AL MENOS podría poner la maldita mermelada correcta en el sándwich.

5

¿Qué es el Autoodio?

«Excepto que no puedo.

«Eso es autodesprecio. El odio es un paseo por el parque, al lado del autodesprecio, que es la cima de la montaña del autoodio».

«¡Eso es algo divertido e ingenioso!», dije. «¿No puedes tener algo de admiración por una mente que se le ocurrió eso?».

«No, porque solo una mente que se odia a sí misma se le ocurriría eso. Desearía nunca haber tenido que pensarlo», ella respondió solemnemente.

«Bueno», reflexioné «eres mucho más que hidrógeno y oxígeno, y tal vez si también puedes ver todas las otras cosas que te componen, tu enfoque en esta única idea podría cambiar».

Ella levantó los hombros con gesto escéptico.

Le pedí a un paciente que expresara la idea de una manera que otros pudieran entenderla, y él dijo: *«Describiría mi autodesprecio a otros como un sentimiento omnipresente de ser una mala persona sin sentido de valor o identidad. Y quiero decir TODO el tiempo. A menudo siento que soy una persona repugnante, culpable de todos los problemas de mi vida y que no merezco cuidado, compasión o cosas buenas en general. Y quiero decir TODO el tiempo. Además, siento una sensación de separación de mí mismo y como si no importara si me gusto a mí porque no tengo un concepto de mi persona y a menudo no me siento conectado con la realidad».*

Muchas personas que viven de esta manera sienten que son tan defectuosas que deben, en virtud de estos defectos, ser castigadas por su propia existencia. Y otro punto es que perdura. «Las personas que tienen dolores de cabeza no saben lo que son las migrañas persistentes», explicó un paciente que sufre de migrañas y trastorno límite de la personalidad (TLP).

A veces, el comportamiento autodestructivo y autodegradante se presenta como un intento de autocastigo. El comportamiento autodestructivo y autodegradante utilizado como autocastigo nunca funciona, incluso si existe un alivio temporal. No funciona por varias razones: en primer lugar, el castigo se utiliza típicamente cuando una persona ha hecho algo mal o ha cometido un delito. ¿Por qué necesitas ser castigado? Nunca hubo un delito por el cual merecieras castigo para empezar. Si fuiste abusado de niño, se cometió un crimen, pero no lo hiciste tú. En segundo lugar, los mismos comportamientos de «castigo» que te infliges a ti mismo a menudo te dejan sintiéndote aún peor contigo mismo que cuando comenzaste. Y, finalmente, incluso si hubieras cometido algún delito, una vez que has sido castigado, has cumplido tu condena, y no se requiere más castigo. ¿Por qué seguir castigándote a ti mismo? Piensa en una persona que va a la cárcel por robar un banco; después de que la persona es liberada, no vuelve a la cárcel por ese mismo delito.

Cuando una persona siente un fuerte autoodio, no solo siente que no merece el amor de los demás, sino que también siente que no merece que le suceda nada bueno, y en su lugar, concluye que cualquier cosa mala que suceda es, para ellos, una manifestación de su maldad y un castigo merecido por ser una persona tan terrible.

Una vez estaba trabajando con un paciente que llegó unos minutos tarde. Ella me dijo:

«¿Ahora ves qué persona tan terrible soy? Siento que he desperdiciado tu tiempo. Eso es lo que hago, eso es lo que soy: una pérdida terrible de tiempo, una pérdida de humanidad».

"«Vaya, eso es duro. Esperaba nuestra sesión», le dije. «Siempre llegas a tiempo y por eso estaba un poco preocupado, pero solo llegaste 10 minutos tarde. Supongo que había tráfico, que te despertaste tarde, que estabas hablando con tu novia, o que algo surgió en el trabajo. Nunca consideré que estaba perdiendo mi tiempo. Y para ser honesto, rápidamente terminé un correo electrónico que había olvidado enviar. No solo no me molesta en absoluto; ni siquiera se me habría pasado por la mente. De hecho, agradezco haber podido enviar el correo electrónico. ¡Aprecio los pocos minutos extra!»

«¿Por qué estás siendo amable?», me preguntó. «Merezco ser castigada por ser una paciente terrible y horrible. No deberías agradecerme. No hay excusas para llegar tarde. Quiero castigarme a mí misma, pero deberías castigarme en su lugar. Si vinieras y me abofetearas, tendría sentido».

Creo que empecé a llorar, porque ella dijo: ¿Qué pasa?»

«Simplemente me entristece que te odies tanto a ti misma, que imagines que yo te odio tanto que mereces ser castigada por algo que sucede millones

7

¿Qué es el Autoodio?

de veces al día, a millones de personas debido a las circunstancias de sus vidas, y luego que te sorprenda que, de hecho, no tengo tales sentimientos de malicia o desprecio hacia ti. Sé que estás haciendo lo mejor que puedes». Me detuve a reflexionar. «Para muchas personas que se odian a sí mismas, no pueden imaginar que otros no las vean de la manera en que se ven. Te odias tanto que crees o temes que yo y quienes se preocupan por ti no podríamos hacerlo de verdad. Temes que te estén mintiendo, o que estén engañados o que no puedan ver lo terrible que eres. Un terapeuta psicodinámico diría que proyectas tu autoodio en los demás y luego crees en esa proyección de que te odian. De alguna manera, al estar tan segura de lo que creen y de cómo deben tratarte, les robas la oportunidad de tener su propia experiencia contigo. En mi caso, admiro el arduo trabajo que realizas para superar los obstáculos de salud mental para ingresar a la universidad. Y esa admiración es cierta, creas que sea así o no. Decirme que estoy equivocado es como decir que no se me permite tener una opinión distinta a la tuya sobre esto».

«¿Ves, te «robo» tu experiencia, no soy terrible?», ella respondió.

«Eres un terrible conocedor de lo que pienso», le dije sonriendo, y la tensión se calmó.

Conceptos Relacionados

Los colegas han sugerido que cuando me enfoco en el autoodio como una entidad separada, lo que estoy discutiendo es un conjunto de ideas común en muchas condiciones psiquiátricas, y que muchas personas con otras condiciones de salud mental están descontentas consigo mismas y con cómo funcionan sus cerebros. Sin embargo, mi experiencia me dice que el autoodio puede manifestarse de dos maneras distintas: en primer lugar, como un síntoma de condiciones subyacentes de salud mental; y en segundo lugar, como una experiencia independiente, una que persiste incluso cuando la furia de otras condiciones de salud mental ha hecho lo peor. Me hace pensar: ¿Podría el autoodio persistente, en ausencia de otros síntomas clínicos, ser su propio diagnóstico?

Cuando les pregunto a mis pacientes con autodesprecio si el autoodio es simplemente parte de una condición de salud mental, reconocen que se identifican con todas las ideas que estamos a punto de revisar, pero que no son lo mismo. Dicen que el autodesprecio incluye muchas o todas las siguientes experiencias, pero que tener cualquiera de estos conceptos relacionados sería mucho más fácil de manejar y sería mucho menos impactante, menos abrumador y menos doloroso que el autodesprecio. «Si todo fuera solo autocrítica, no querría morir tan desesperación», fue la reflexión de uno de mis pacientes.

Muchas personas con autodesprecio persistente expresan las siguientes frases: «Soy un fracaso», «No puedo hacer nada bien», «Nadie me va a gustar jamás», «Nunca seré lo suficientemente bueno», «Nunca mejoraré», «Merezco sufrir porque soy una persona tan terrible», «Debería simplemente morir», «Merezco ser castigado», «Nunca debería estar en una relación porque soy tóxico para los demás», «Soy culpable de todos mis problemas y de los de otras personas», «Todos me odian». Ciertamente, estas frases no ayudan a reducir el impacto del autoodio.

Analicemos con más detalle los conceptos relacionados con el autoodio y veamos cómo son similares y cómo difieren. Para algunos lectores de este libro, los conceptos pueden, de hecho, significar lo mismo que el autoodio y, sin embargo, para otros, son ideas que no resuenan. Algunos de estos conceptos tienen una base de investigación y están clínicamente definidos, mientras que otros conceptos son las palabras que aquellos con experiencia propia han utilizado.

Conceptos y Experiencias Relacionadas, pero Diferentes del Autodesprecio

Autocrítica

> *«Si eres capaz de despreciar tu propio comportamiento, podrías simplemente amarte a ti mismo».*
>
> —Criss Jami

La autocrítica es la tendencia a juzgarse negativamente y a permanecer enfocado en esos juicios que llevan a sentimientos de inutilidad, a sentir que eres un fracaso y a sentirte culpable cuando no cumples con las expectativas. La autocrítica se consideraba originalmente como particularmente relevante para el desarrollo de un tipo específico de depresión, conocido como depresión introyectiva. En la práctica clínica, ya no usamos ese término; sin embargo, es útil pensar en ello porque las descripciones históricas de pacientes con este tipo de depresión parecen ser consistentes con muchos de los temas en este libro. Los terapeutas notarían que algunos pacientes con depresión introyectiva creen que merecen ser castigados y, por lo tanto, interpretarían los comentarios de los terapeutas como una forma de castigo.

Cuando se concibe como un rasgo de personalidad, se demostró en investigaciones que la autocrítica se ha vinculado con varias consecuencias negativas. En un estudio que examinó las diferencias de comportamiento entre personas que eran autocríticas y las que no lo eran (Mongrain 1998), se encontró que las personas autocríticas experimentaban estados de ánimo más negativos, percibían que otros no querían ayudarlas y pedían menos ayuda. Curiosamente, en su estudio, encontraron que las personas con y sin autocrítica no diferían realmente en la cantidad de apoyo que recibían, sino en cómo lo percibían, en cómo lo aceptaban y con qué frecuencia pedían ayuda.

En otro estudio (Santor et al. 2000), en personas autocríticas, en comparación con quienes no lo eran, se observó que la autocrítica se asociaba con menos comentarios amables o cariñosos hacia sus parejas y también con una mayor tendencia a culparla, en comparación con quienes no eran autocríticos. Como puedes ver, esto no es exactamente lo mismo que el autoodio, aunque puede haber algunos elementos similares.

Le pregunté a un paciente sobre su experiencia de autocrítica, y esta fue su reflexión: *«Siempre he sido extremadamente autocrítico. . . ¿Eso significa que forma parte de mi personalidad? Es diferente de mi autoodio. ¿Podría estar relacionado con otras de mis luchas de salud mental (como mi TOC o mi perfeccionismo patológico) o es un problema independiente? De cualquier manera, esto hace que tratar el autodesprecio sea más complicado, porque la autocrítica está muy presente en mi forma de pensar y actuar».*

Otro paciente dijo: *«No. Estas son dos ideas diferentes. Puedes criticar ciertos aspectos de ti mismo o de cosas que has hecho sin despreciar cada aspecto de tu persona».*

La conclusión es que, aunque muchas personas que se odian a sí mismas experimentan autocrítica, la mayoría de las personas que se critican a sí mismas, no se odian a sí mismas.

Autodesprecio

Según la investigación (Overton et al. 2008), el autodesprecio es un patrón emocional negativo de autoconciencia que organiza e interpreta la información entrante. El autodesprecio se origina en la emoción básica del desprecio y está dirigido hacia el yo físico, lo que significa un autodesprecio físico, y acompañado de declaraciones como: «Me encuentro repulsivo» o hacia algunos aspectos de tu comportamiento, autodesprecio conductual, con declaraciones como: «A menudo hago cosas que encuentro repulsivas».

En una investigación (Ypsilanti et al. 2020) se demostró que el autodesprecio se ha asociado con diversas dificultades psicológicas, entre ellas ansiedad social, imagen corporal distorsionada, conductas alimentarias alteradas y síntomas de TEPT en mujeres con antecedentes de agresión sexual. Cuando estos investigadores analizaron el autodesprecio en veteranos militares, encontraron que los veteranos con TEPT reportaron puntuaciones de autodesprecio casi tres veces más altas y puntuaciones significativamente más altas en soledad, ansiedad y depresión, en comparación con la población general, y que fue el autodesprecio lo que conectó las experiencias de soledad y ansiedad. En este grupo, la soledad se definió como la experiencia subjetiva de falta de relaciones sociales significativas, lo cual es común entre los veteranos de guerra.

Me resulta interesante que cuando les pregunto a la mayoría de los pacientes que sufren autoodio sobre el autodesprecio, la sensación de autodesprecio no resuena tan intensamente como el autoodio. Muchos sienten que es algo diferente. Un paciente que experimentó autodesprecio y autoodio me dijo: *«Siempre me odio a mí mismo, pero no siempre siento autodesprecio. Cuando siento autodesprecio, empeora mi autoodio. Que Dios no permita que pase frente a un espejo y vea mi reflejo. En cuanto lo hago, me invade un profundo rechazo hacia la persona que me devuelve la mirada. Estaba de compras en el centro comercial con un amigo y él se miraba cada vez que pasábamos por una vitrina. Yo miraba hacia otro lado. Pero ahora que hiciste la pregunta, hay otra forma en que aparece el autodesprecio. Sabes, como cuando pisas caca de perro, te sientes disgustado y quieres lavarla lo más rápido posible. Bueno, a veces, si estoy en una fiesta, uso el baño, me lavo las manos y veo mi reflejo, mi autodesprecio aparece. Cuando vuelvo a la fiesta, siento que soy como esa caca de perro, y pienso: Mi presencia en esta habitación me hace pensar que probablemente creen que hay algo horrible y repugnante aquí, y ese algo soy yo. Irme sería lo mejor que podría hacer por ellos».*

Otro paciente también reconoció que había una superposición más fuerte con el autodesprecio que con otras ideas: *«Este es el más cercano (en mi opinión) al autoodio, si no, el mismo. No puedo pensar en nada para diferenciarlos».*

> *«Y vi mi reflejo en un lago, y esperé a que se congelara un poco para poder romperlo con mi bota».*
>
> —Sam Pink

Otro paciente tuvo una perspectiva diferente, y algo cómica, sobre el autodesprecio: *«El autodesprecio, para mí, es PARTE del autoodio. Me encanta la definición del diccionario. Repulsión. No tengo ninguna duda, cada aspecto de mi existencia me resulta repulsivo. Creo que es posible estar disgustado contigo mismo pero no odiarte o despreciarte. Los humanos son realmente criaturas repugnantes, pero su repugnancia no es necesariamente mala. ¿Me da asco la cantidad de flatulencias que salen de mi esposo? Absolutamente. Ciertamente no lo odio ni lo desprecio por ello. Supongo que se convierte en odio o desprecio cuando se convierte en una elección».*

Para subrayar este punto, tengo un conocido con sobrepeso significativo. En las reuniones sociales come muchos alimentos altos en calorías. Es una persona abierta, amigable y bien querida, y se describe a sí mismo como un «amante de la buena vida». Vive una vida de consumo y me dice que es la definición misma de un hedonista. Una vez le pregunté si se arrepentía de sus excesos. *«Solo cuando paso por un espejo o me compro ropa»,* respondió, *«cuando me veo, me siento un poco asqueado conmigo. Realmente me siento un poco disgustado por mí, pero no paso mucho tiempo pensando en ello. Quiero decir, eso le quitaría el placer a TODO».*

Tiene sentido que los conceptos de autodesprecio y autoodio estén relacionados y conectados; sin embargo, la investigación y la experiencia clínica los definen como constructos diferentes.

EJERCICIO

¿Experimentas autodesprecio? S/N

Si la respuesta es sí, ¿cómo describirías esta experiencia a otros?

____

____

____

Autoculpa

La autoculpa es el acto de atribuir las consecuencias de una experiencia al resultado directo de tus acciones o de tu carácter. Está relacionada con el concepto de la percepción del control, y las personas que se culpan mucho a sí mismas tienen más probabilidades de creer que tienen un mayor control sobre sus vidas que aquellos que no lo hacen. Al investigar el concepto de autoculpa, me resultó interesante que muchos de los artículos de investigación se enfocaran en las condiciones médicas y consideraran la culpa hacia uno mismo como una razón para que se desarrollen las condiciones médicas. Los artículos tenían títulos como:

> *«Atribuciones de autoculpa en mujeres con diagnóstico reciente de cáncer de mama: Un estudio prospectivo de ajuste psicológico».*
>
> (Glinder y Compas 1999)

> *«El papel de la autoculpa y la responsabilidad en el ajuste a la enfermedad inflamatoria intestinal».*
>
> (Voth y Sirois 2009)

«Consumo de tabaco y alcohol en pacientes con cáncer de cabeza y cuello: Efectos de la autoculpa por conductas y la percepción del control».

(Christensen et al. 1999)

Por supuesto, existen muchas condiciones psicológicas y experiencias en las que las personas se culpan a sí mismas, y eso puede ocurrir cuando han experimentado trauma. Esto es especialmente cierto incluso cuando el evento traumático nunca fue de tu creación en absoluto: No lo pediste, no estabas de acuerdo con que sucediera, no saliste a buscarlo y, sin embargo, te traumaron. Existen culturas donde la sociedad culpa a la víctima por el trauma. «Si solo no se hubiera vestido de esa manera», «No debería haber estado en esa fiesta», «No debería haber estado bebiendo» y así sucesivamente. La gran mayoría de las personas se viste de cierta manera, va a ciertas fiestas y toma una copa y está bien. Nada malo les sucede. No se exponen a situaciones con la intención de sufrir un trauma. Y, sin embargo, si ocurre una experiencia traumática, muchos terminan culpándose a sí mismos. Existen muchas razones por las que podrías culparte a ti mismo, por un evento único o por un trauma prolongado en la infancia.

A continuación te comparto algunas ideas para tener en cuenta:

Si sufriste un trauma de niño, tu forma de ver las cosas como adulto es diferente de la que tenías cuando eras niño. ¿Cuál era el punto de vista de ese niño? Recuerda que los niños no tienen la capacidad de desarrollo ni la perspectiva para ver los defectos, heridas y fallas de las personas que se suponía que debían cuidarlos. Por eso, a menudo llegan a la conclusión de que deben haber sido responsables de lo que les sucedió.

Para algunos niños e incluso adultos, la autoculpa puede servir como un tipo de protección porque la idea de culpar a la misma persona o personas que se suponía que debían estar de su lado puede destruir la percepción de que siempre estarán ahí, para proveer y cuidar de ellos. «Si los culpo, entonces son ellos los que me maltrataron, por lo que no puedo confiar en ellos y por lo que no debería estar con ellos. Pero entonces estaré completamente solo en el mundo, y eso es aún más insoportable». Esto puede sentirse aún más cierto si fuiste el foco del trauma y tus hermanos o amigos se salvaron del abuso.

Un giro interesante en la percepción del autocontrol es que, para las personas que creen tener mucho control, cuando las cosas van bien, hay una sensación de bienestar. En 1979, los investigadores (Janoff-Bulman) propusieron dos tipos de autoculpa: El primero era uno que era adaptativo, donde la respuesta orientada al control de la persona se centraba en el comportamiento de la persona. Por ejemplo, supongamos que una persona se ha propuesto la meta de caminar dos millas todos los días y un día no lo logra. Se dice a sí mismo que debe esforzarse más, tal vez levantarse más temprano y no tener tantos elementos en su agenda. En este sentido, su comportamiento está bajo su control y es responsable de su éxito o fracaso. Aunque este tipo de autocontrol y sentido de responsabilidad propia puede considerarse más positivo, deja de serlo cuando la persona cree que cada resultado en su vida depende exclusivamente de esforzarse más. En estos casos, se enfrenta a un segundo tipo de autoculpa, más problemático, que se centra en la respuesta orientada a la autoestima, en el carácter de la persona. En este ejemplo, la persona podría entonces decir: «Soy culpable de no haber completado las dos millas porque soy una persona perezosa y desmotivada».

Ahora, aunque muchas personas con autoodio a menudo se culpan a sí mismas cuando las cosas salen mal, no todos los que se culpan a sí mismos se odian. Pueden sentirse responsables de los resultados negativos, pero esto no suele ser porque se odien a sí mismos. Pueden señalar alguna otra atribución negativa de sí mismos, como que algo negativo sucedió porque: Soy perezoso, soy desatento, no estoy motivado, no me importa, y así sucesivamente. No es típico que alguien que se culpa a sí mismo por un resultado negativo sienta que el autoodio es la razón del resultado negativo.

15

¿Qué es el Autoodio?

Le pregunté a un paciente si el autoodio y la autoculpa eran lo mismo. Ella dijo: «*No. Puedes culparte a ti mismo por algo específico, sin despreciar cada aspecto de ti mismo*».

EJERCICIO

a. ¿Te culpas cuando algo que intentas no resulta o tiene un resultado negativo? S/N

¿Puedes compartir un ejemplo?

____

____

b. ¿Te culpas debido al comportamiento o acciones que tomaste? S/N

En caso afirmativo, ¿qué comportamiento sientes que necesitas cambiar para obtener mejores resultados?

____

____

c. ¿Te culpas debido a algún defecto de carácter que percibes? S/N

En caso afirmativo, ¿cuáles son los defectos de carácter que crees que causan resultados negativos en lo que intentes?

____

____

d. Si experimentas autoodio, ¿también experimentas autoculpa? S/N

¿Cómo se relacionan los dos para ti?

____

____

____

Autodesprecio

«Mi cita ideal involucraría un silencio doloroso. Mi cita ideal no me involucraría a mí».

—Sam Pink

Muchas personas usan el concepto de autodesprecio como sinónimo de odio hacia uno mismo, y sin embargo, ¿es lo mismo? Un grupo de investigadores (Beuchat et al. 2023) señaló que el autodesprecio «es un fenómeno clínico frecuente pero pasado por alto, asociado con una serie de problemas psicológicos como un aumento de la tristeza y la vergüenza». Notaron que el autodesprecio interfiere con el procesamiento emocional y la calidad de la relación con los terapeutas. Sin embargo, señalaron que no había una definición clara de qué es el autodesprecio.

En su investigación, estudiaron a un grupo de 61 participantes divididos en tres grupos: 20 controles, 21 pacientes con diagnóstico de TLP y 20 pacientes con diagnóstico de trastorno depresivo mayor. Comenzaron considerando el autodesprecio como una forma de ira y desprecio hacia uno mismo, una que rechaza ferozmente al yo y que está marcada por frialdad emocional y desapego.

Ya comenzamos a ver una diferencia entre el autodesprecio y el odio hacia uno mismo. El autodesprecio tiene una calidad activa, de rechazo y desprecio. Es como si la persona tuviera desprecio por un yo que casi parece alienígena. Para las personas con autoodio, esta no es una experiencia familiar, y eso es porque se siente como si el desprecio fuera parte de ellos.

ANALOGÍA: Piensa en esto de esta manera. Supongamos que a una persona no le gusta la forma de su nariz. Una persona con autoodio aceptaría que su nariz es parte de ellos, creerían que la merecen y sentirían que es solo una manifestación de quienes son. La persona con autodesprecio tendría desprecio por su nariz, la rechazaría y se enojaría por tenerla.

Otros investigadores (Rüsch et al. 2019) vincularon el autodesprecio con lo que ellos llaman «autoestigma». En su estudio de 77 personas, notaron

¿Qué es el Autoodio?

que las personas con enfermedad mental a menudo internalizan los prejuicios públicos y las reacciones emocionales negativas hacia su grupo, y que esto lleva al autodesprecio. Los investigadores evaluaron el autodesprecio, los síntomas depresivos, la desesperanza y la ideación suicida al inicio del estudio, y luego nuevamente tres meses después. Encontraron que un nivel alto de autodesprecio en la evaluación inicial predijo un aumento de la ideación suicida a los tres meses. Concluyeron que el autodesprecio podría ser un factor de riesgo para la ideación suicida y recomendaron que se incluyera en las intervenciones de salud mental un enfoque en el autoestigma y sus consecuencias emocionales.

Esto resuena con la reflexión de un paciente: «*Es algo irónico que tener una enfermedad mental solo valide los sentimientos de (para simplificar) autoodio. Tal vez se deriva del trauma, o de la invalidación, o de un padre loco. . . LO QUE SEA. Pero cuanto más nos adentramos en nuestra enfermedad mental, más nos dicen que estamos locos, que no somos lo suficientemente buenos, que somos una carga, que no estamos esforzándonos lo suficiente, que elegimos ser así, que no hemos visto suficientes médicos o terapeutas, que no hemos probado suficientes medicamentos o utilizado suficientes habilidades, que hemos causado la bancarrota, que nuestros suegros nos odian, que solo estamos empeorando las cosas para nosotros mismos. Y cuando vives en un mundo que está lleno de ejemplos de cómo has arruinado todo de manera efectiva, que no hay vuelta atrás, que no hay forma de arreglarlo, que el daño está hecho, tiendes a odiarte aún más. Sientes ese estigma y luego te estigmatizas a ti mismo*».

La conclusión es que, aunque el autodesprecio es conceptualmente diferente del autoodio, parece compartir el atributo de poner a la persona que lo experimenta en mayor riesgo de suicidio. Como concluyen los investigadores en los pocos artículos sobre el autodesprecio y temas relacionados, necesitamos realizar más investigaciones sobre la inclusión de la reducción de estos síntomas como un componente clave para la recuperación general.

EJERCICIO

¿Experimentas autodesprecio? S/N

Si la respuesta es sí, ¿cómo le describirías la experiencia a otros y cómo difiere de la autoculpa y el autorrechazo?

____

____

____

____

Es cierto que muchas personas con autodesprecio se sienten inútiles y desesperanzadas, pero la mayoría no cumplen con los criterios clínicos para la depresión mayor. Incluso en los casos en que sí los cumplen y reciben tratamiento por depresión, el autodesprecio no responde al tratamiento. La medicación no trata el autoodio.

Quizás al leer los comentarios de otros, sus palabras te resulten familiares. Y si te encuentras atrapado en la persistencia del autodesprecio, recuerda que estas personas valientes que compartieron sus experiencias lo hicieron para reconocer lo que han vivido y cómo dar el primer paso para enfrentar esta narrativa falsa y tóxica. Todos están en diversas etapas de comprobar que ellos y el autoodio no son uno, y esto, para algunos, ha traído momentos crecientes de alivio y alegría. Algunos también han notado tristeza cuando algo que creían que nunca cambiaría, ha comenzado a cambiar, y esto se acompaña del pensamiento, «por qué he sufrido tanto con esta falsa certeza».

Todos los Conceptos Relacionados

Cuando le pregunté a un paciente sobre estos comentarios relacionados, ella reflexionó sobre la pregunta y dijo al día siguiente: _«Conceptualizaría la autocrítica, la autoculpa y el autorrechazo más como síntomas del autodesprecio en lugar del desprecio en sí mismo. Creo que otro aspecto importante del autodesprecio es la rabia dirigida hacia uno mismo. Mi autodesprecio es_ *una combinación de todas estas cosas, con la adición de un sentimiento de fondo de falta de sentido de identidad y solo encontrar identidad en la idea de autocrítica, autoculpa, autorrechazo y rabia dirigida hacia uno mismo».*

Está claro que, para muchas personas, estos conceptos relacionados pueden resultar familiares, pero no son lo mismo. Parecen ser algunos de los componentes de un concepto más amplio; es decir, el autoodio, pero no son el autoodio en sí mismo.

Un Punto de Vista Oriental

¿Es el autodesprecio un constructo occidental?

Algunas de las ideas en esta sección pueden sonar extrañas o incluso estresantes de considerar; sin embargo, no puedo pretender haber considerado un conjunto amplio de ideas sobre el tema del autodesprecio sin verlo desde todos los ángulos, incluso la perspectiva de la religión y la psicología orientales. Si deseas omitir esta sección, puedes hacerlo. La incluyo porque casi toda la investigación en este libro se ha realizado en Occidente, y reconozco que este libro tiene una perspectiva predominantemente occidental.

Al leer *Ethics for the New Millennium* (1999) del Dalai Lama, me fascinó su sorpresa al encontrar la idea de autoodio y autodesprecio en conversaciones con sus seguidores occidentales. Encontró la noción «incoherente». Explica su punto de vista al reflexionar que la misma idea de autodesprecio es problemática porque supone que todas las personas quieren ser felices y quieren evitar el sufrimiento, por lo que la idea de considerarse a uno mismo inútil parece contradecir los principios fundamentales que sirven al interés propio. Esencialmente, si quieres ser feliz y no quieres sufrir, ¿por qué querrías odiarte a ti mismo? El pensamiento del Dalai Lama sobre esto cambió después de consultar con psicólogos occidentales y luego reconoció que el autodesprecio era posible, pero concluyó que se desarrolla como un error básico de autoevaluación. Sugirió que las personas que se odiaban a sí mismas habían perdido «todo sentido de perspectiva» y desarrollaron «una visión cada vez más estrecha» que luego las llevó a la desesperación.

Claramente, el Dalai Lama no es un psicólogo con una comprensión del impacto de la adversidad y el maltrato en la infancia temprana en el desarrollo del autodesprecio. Nuevamente, en el servicio de ser exhaustivo, incluyo una revisión de ciertas corrientes de la filosofía religiosa oriental.

En la enseñanza budista, hay una instrucción que recomienda abandonar tanto el pensar demasiado bien como el pensar demasiado mal de uno mismo. En esta filosofía, el autodesprecio se define como la idea presumida «Soy inferior». Esta presunción implica un fuerte sentido de que la persona es inferior a todos. Las enseñanzas describen una forma excesiva de inferioridad conocida como «autohumillación», en la que la persona afirma ser incluso más inferior que la persona más inferior, lo cual se presenta como arrogante.

Entonces, ¿cómo es posible que la filosofía budista considere el autodesprecio como una forma de orgullo o arrogancia, en lugar de verlo como lo contrario, tal como lo hace la psicología occidental? Es porque las enseñanzas budistas afirman que la presunción de inferioridad, es decir, pensar que eres el peor de los peores, es como cualquier forma de orgullo que te eleva por encima de los demás y es una forma de autoafirmación. En este contexto, la teoría es que, al resaltar que una persona es peor que todos los demás, esta afirmación es una forma de llamar la atención sobre uno mismo: «Mírame. Soy la peor persona de todas».

Aunque esta no es la experiencia de mis pacientes, es sin embargo un punto de vista interesante, particularmente si una persona se aferra a la idea de que tienen que ser peores que todos los demás y que debido a esto merecen más desprecio y odio que los demás.

Sin importar cómo llegaste a la creencia del autoodio, recuérdate que desde el momento en que tú, y cualquiera de nosotros pudimos explorar el mundo, lo hicimos porque somos humanos y nacemos con un sentido innato de curiosidad. Cuando esta curiosidad, moldeada por nuestro temperamento y biología, interactúa con innumerables situaciones que encontramos, cultiva el potencial para traer nuestra unicidad y maravilla al mundo.

Pero todo este potencial puede descarrilarse cuando las semillas del autoodio se siembran en una mente joven, ingenua y completamente receptiva. Estas semillas surgen de la interacción entre un yo altamente sensible

¿Qué es el Autoodio?

y un entorno que rechaza, no reconoce y termina por hacer daño. Con el tiempo, estas semillas pueden crecer hasta convertirse en una fuerza destructiva que puede marcar tu forma de pensar, sentir y actuar en el futuro.

Y así, cuando un niño recibe repetidamente el mensaje de que no es lo suficientemente bueno, ese mensaje se convierte en su verdad. Luego, durante su infancia y adolescencia, a medida que su sentido de quiénes son está evolucionando, cada interacción crítica, despectiva, abusiva o desvalorizante los lleva a concluir que «si otros me ven de esta manera, debe ser verdad».

Cuando las críticas externas se internalizan, se produce una fusión de lo externo y lo interno. El autoodio se convierte en «quién soy», en lugar de «lo que experimenté o lo que me enseñaron». El autoodio echa raíces y se refuerza aún más con un monólogo interno implacable que ha filtrado o descontado todas las experiencias positivas. En su lugar, se acepta la narrativa de autoodio o solo se permiten los pensamientos negativos. Dado este diálogo negativo continuo, es completamente comprensible que llegues a la conclusión del autoodio. Tu cerebro tan joven no tenía muchas más opciones.

Aunque tu yo más joven tenía muy poca capacidad de decisión en todo este proceso, ahora tienes el poder de desgastar y, con el tiempo, derrumbar, los cimientos tóxicos que dieron origen a una creencia tan dolorosa sobre ti mismo. En el próximo capítulo, explicaré por qué es tan fundamental que enfrentes el autoodio.

Capítulo 2

¿Por qué es tan Importante Superar el Odio Hacia Uno Mismo?

*«Si una persona en tu vida te tratara como tú te tratas a ti mismo,
ya la habrías dejado ir. . .»*

—Cheri Huber

Muchas personas que experimentan odio hacia sí mismas también enfrentan otras situaciones adversas. Por ejemplo, temen el abandono, el rechazo, ser juzgados. Están expuestos al maltrato y al abuso. Puede haber comportamientos autodestructivos. Cuando hay tantos problemas y preocupaciones en la vida de una persona, ¿por qué destacar el odio hacia uno mismo?

Existen dos razones principales para ello:

1. Para las personas que lo han experimentado en su vida, quienes sienten odio hacia sí mismas sufren enormemente por ello y, por lo general, no tienen un lugar donde pueden hablar de este tema. Incluso si están en terapia, casi nunca se aborda.

2. La escasa cantidad de investigaciones existentes parece indicar que es un factor de riesgo muy fuerte para la contemplación, el intento y la consumación del suicidio.

A) El Sufrimiento que Causa: Relatos Desde la Experiencia

Cuando una persona acude a un médico o a otro especialista en salud mental, es común que el clínico quiera saber algunas cosas:

1. ¿Qué te trae a terapia?

2. ¿Cuáles son tus preocupaciones?

3. ¿Cómo han afectado tus síntomas a tu vida?

Si, por ejemplo, la ansiedad de una persona es tan incapacitante que no puede trabajar, o su depresión es tan debilitante que no puede cuidarse a sí misma o a sus relaciones, entonces trabajar en la ansiedad y la depresión sería una parte esencial del tratamiento porque estas interfieren significativamente con la calidad de vida de la persona.

¿Qué pasa con el odio hacia uno mismo? ¿Afecta de manera similar la experiencia de vida de una persona, sus aspiraciones, su sentido de sí mismo y sus relaciones? ¿Es tan grave? ¿Deberíamos, en la profesión de la salud mental, prestar más atención a esta experiencia? Para responder a estas preguntas, consulté con pacientes que han vivido esta experiencia y esto es lo que respondieron:

RESPUESTA 1: *«Es realmente difícil pensar incluso en una amistad o relación donde me haya sentido totalmente seguro debido a que constantemente me odio por todo lo que creo que está mal en mí. Mis metas en la escuela y en la vida en general siempre están obstaculizadas por pensamientos de odio hacia mí. Cada vez que he tenido una entrevista de trabajo, he hecho un examen, he ido a terapia o he interactuado con un amigo, salgo de esas situaciones o interacciones con la voz en mi cabeza diciéndome que no valgo nada y que me odio de una manera u otra. En los períodos de mi vida en los que estaba extremadamente deprimido, literalmente no podía salir de la cama durante meses, en parte porque el odio hacia* *mí mismo se sentía tan fuerte y creía en todas las cosas negativas que pensaba sobre mí. También analizo demasiado cada comportamiento, interacción o característica sobre mí hasta convertirlo en algo terrible».*

RESPUESTA 2: *«Toda mi identidad estaba atrapada en mi odio hacia mí misma y probablemente contribuyó a la mayoría de mis síntomas. ¿Cómo puede una persona funcionar con normalidad cuando no cree que merece existir? Obviamente, me deprimí mucho y todo mi mundo se derrumbó junto con mi estado de ánimo. Es un efecto dominó. Mi odio hacia mí misma hizo que mis relaciones con amigos se deterioraran: necesitaba su validación constante que me confirmara que les importaba, ya que no podía creer que alguien pudiera preocuparse por mí. Pero ¿qué adolescente quiere lidiar con una persona así? Así que perdí a todos mis amigos. Ya no podía ir a la escuela, a pesar de que estaba en una escuela especializada en el cuidado de la salud que me encantaba. La única razón por la que me gradué fue porque el distrito contrató tutores privados para todas mis clases. Experimenté trastornos alimentarios y comencé a cortarme por el odio hacia mí misma. Mi mamá no dejaba de criticarme ni de descalificarme. Mis sueños de convertirme en enfermera se volvieron imposibles, lo que cambió toda la trayectoria de mi vida y siguió siendo una fuente de odio hacia mí misma. Todo se volvió tan confuso que, incluso ahora, es difícil determinar qué causó qué. Dicho esto, creo de todo corazón que el odio hacia mí misma ha sido uno de los mayores factores del desastre que ha sido mi vida».*

RESPUESTA 3: *«Creo que el odio hacia mí mismo ha paralizado mi confianza en mí, lo que me ha afectado tanto personalmente (relaciones) como profesionalmente porque ha generado que evite de manera extrema cualquier tipo de riesgo, evaluación y juicio externo, lo que me ha impedido comprometerme verdaderamente en cualquier cosa que hago. Tengo un miedo constante a ser juzgado y a que consideren que no tengo valor o a recibir críticas que respalden mis pensamientos de odio hacia mí mismo».*

¿Por qué es tan Importante Superar el Odio Hacia Uno Mismo?

RESPUESTA 4: *«No solo se manifestó como miles de pensamientos negativos, sino que también condujo a comportamientos autolesivos. Por ejemplo, me golpeaba la cabeza contra el marco de mi ventana cuando era niño. Me golpeaba específicamente en el borde porque me dolía y me castigaba más. También, esto me dejaba moretones en la cabeza. Los moretones eran importantes para mí porque mostraban al mundo cuánto dolor emocional sufría en ese momento. A medida que crecía, me di cuenta del daño que golpearme la cabeza podía causar en mi pensamiento y en mi funcionamiento general, así que cuando tenía trece años, comencé a cortarme. Hasta el día de hoy estoy tratando de detener ese hábito. Aunque cortarme es horrible y un hábito que necesito dejar, los pensamientos suicidas son mucho más peligrosos. Tuve muchos intentos. Hubo un tiempo en el hospital en el que intentaba suicidarme a diario. «Me lo merezco, me lo merezco, me lo merezco». Esas palabras resonaban constantemente en mi cerebro».*

RESPUESTA 5: *«El impacto que tuvo fue tremendo. La vida se veía y se sentía tan apagada. Todo lo que significaba tanto para mí no parecía suficiente para seguir viviendo. Se volvió tan difícil funcionar que sentía que mi única opción era el suicidio. Quiero decir, habían pasado años y años acumulados de este absoluto disgusto hacia mí misma. La vida se volvió demasiado difícil, y mis emociones se volvieron demasiado grandes, así que en la escuela tuve mi primer intento que casi me mata. Tuve muchos intentos desde los trece años, pero este fue diferente. Terminé en la sala de urgencias especializada en trauma del hospital porque me había colgado en el baño de la escuela. Tuve que usar un cuello ortopédico durante semanas. Realmente, esta situación casi me mata».*

RESPUESTA 6: *«El odio hacia mí misma ha impactado enormemente mi sentido de identidad porque me ha hecho sentir sin valor y llegué incluso a sentir que no merezco estar viva. Afectó mi capacidad para funcionar al desarrollar un trastorno alimentario debilitante y depresión, lo que me ha hecho perder interés en muchas cosas que* *solía disfrutar y sentir una fatiga extrema. El odio hacia mí misma también me ha llevado a internalizar cualquier crítica constructiva como indicaciones de fallas fundamentales en mi carácter, lo que solo ha intensificado mi autoodio».*

RESPUESTA 7: *«No me conecto realmente con la idea de tener un sentido de identidad, pero cualquier sentido de identidad que tengo está fundamentado en no tener valor, merecer cosas malas y sentir enojo hacia mí misma. Creo que a pesar de odiarme, mi funcionamiento externo ha permanecido objetivamente alto. Sin embargo, ha tenido un fuerte impacto negativo en mi capacidad de disfrutar y de sentirme orgullosa de mis logros en la vida. Siento que nada de lo que hago será suficiente para mí y tengo muy poco sentido de propiedad de mis logros. A menudo siento que no merezco los logros o que me los dieron por lástima porque soy una persona patética y no hay forma de que realmente haya logrado algo por mi cuenta».*

RESPUESTA 8 (una estudiante de posgrado [maestría]): *«La teoría interpersonal del suicidio dice que las tendencias suicidas están relacionadas con la pertenencia frustrada y la percepción de ser una carga. En mi experiencia, las tendencias suicidas y el odio hacia uno mismo están entrelazados, y creo que ambos conceptos también están relacionados con mi odio hacia mí misma. Mi experiencia con la discapacidad es extremadamente relevante para cómo me relaciono con estos conceptos. Crecí con problemas médicos o discapacidad no diagnosticados que resultaron, entre otras cosas, en limitaciones de movilidad inexplicadas, altos niveles de dolor y enfermedad frecuente. En la vida cotidiana, esto se reflejaba en conductas como faltar a la escuela con mayor frecuencia, un peor desempeño en los deportes y, en general, tener menos resistencia. Por supuesto, mis compañeros notaron todo esto. Los resultados de toda la situación en lo que se refiere al sentido de pertenencia fueron dos: primero, no podía participar en actividades grupales físicamente desafiantes, como los juegos en la clase de educación física o jugar al fútbol en el recreo, de la manera que todos los demás*

¿Por qué es tan Importante Superar el Odio Hacia Uno Mismo?

podían, lo que me hizo sentirme separada socialmente y como si no fuera como los demás niños. En segundo lugar, otros niños a menudo pensaban que inventaba mis problemas para llamar la atención, lo que provocó un fuerte rechazo social».

«Mis experiencias con la percepción de ser una carga y la discapacidad surgieron más tarde en mi vida que el sentido de pertenencia frustrado. Retrospectivamente, se convirtió en un problema notable cuando era adolescente y alcanzó su punto máximo a los 21 o 22 años. No comencé a buscar respuestas a mis problemas de salud hasta mediados de mi adolescencia. Fui a innumerables citas y pasé por muchas especialidades diferentes. A veces fui a pruebas complicadas que tomaban horas. Por lo general, yo misma programaba todas mis citas y una vez que tuve edad suficiente para conducir, también iba a todas por mi cuenta. Cuando una prueba requería que mi papá viniera conmigo porque no me permitirían conducir después, me sentía increíblemente culpable».

«Sentía que no merecía el tiempo que mi papá tenía que dedicar de su día para estar físicamente allí para mí. También traté de ocultar mi dolor físico a mis padres, ya que no pensaba que merecieran la carga psicológica de tener un hijo enfermo. Así que sí, los problemas médicos intensificaron el autoodio que ya existía en mí e hicieron que el suicidio fuera una solución razonable. No creo que hubiera pensado en el suicidio sin el odio hacia mí misma, porque habría tenido más compasión por la forma en que estaba sufriendo físicamente».

En su esencia, el odio hacia uno mismo ocupa mucho espacio mental y puede manifestarse de forma constante en cualquier momento.

«¿Por qué estás despierto pensando que eres una persona terrible?»
«Para mantener mi mente ocupada cuando no puedo dormir. Algunas personas cuentan ovejas. Yo me odio».
—Rainbow Rowell

Es evidente que vivir cada día con un profundo odio hacia uno mismo tiene consecuencias que van más allá de simplemente tener un mal día. Afecta todos los aspectos de la vida de una persona. Es tan evidente que esto debe abordarse porque conduce a un sufrimiento inconmensurable, y aunque una persona esté en terapia, muy pocos clínicos hablan de ello con sus pacientes o incluso entre ellos. Abordar y superar el odio hacia uno mismo significa que las personas que lo experimentan sufrirán menos.

B) El Riesgo de Suicidio

«Tengo un odio hacia mí mismo tan intenso que quiero morir. La muerte es lo único que lo terminará».

—Paciente con experiencia directa

Investigación

Sentirse una carga para los demás

Cuando un equipo de investigación (Turnell et al. 2019) desarrolló una escala para evaluar el odio hacia uno mismo en poblaciones clínicas, encontró que altos niveles de odio hacia uno mismo predecían ideación suicida. Los participantes informaron que esto a menudo se debía a la sensación de ser una carga para los demás y también a no tener un sentido de pertenencia. Este hallazgo es particularmente relevante para las personas que tienen condiciones como el trastorno límite de la personalidad (TLP, consulte el Capítulo 8), ya que a menudo luchan con pensamientos suicidas, sienten que son una carga para los demás y que no tienen un lugar al que pertenecer. Y así, cuando esto se ve agravado por el odio hacia uno mismo, el riesgo de suicidio aumenta significativamente.

En otras investigaciones se ha sugerido que los pensamientos y comportamientos suicidas a menudo funcionan como una forma de escapar de emociones adversas e indeseables. Las personas con TLP y condiciones relacionadas experimentan emociones muy fuertes, hasta el punto de que las emociones pueden sentirse incluso más dolorosas que la sensación de dolor físico severo. Debido a que las emociones parecen ser desencadenadas por provocaciones aparentemente mínimas, cualquier sentimiento de odio hacia uno mismo hará que toda la experiencia sea insoportable. Cuando esto sucede, a veces, el suicidio parece la manera perfecta de terminar con el dolor y el sufrimiento.

A menudo, cuando conozco por primera vez a personas con autoodio y les pregunto cómo están, dicen «bien» y en la mayoría de los casos, «bien» es lo más alejado de cómo se sienten realmente. Pero ¿cómo puede saberlo un observador externo? La persona con odio hacia sí misma no muestra los síntomas maníacos de alguien con trastorno bipolar, el descuido personal de alguien con depresión, la distracción de alguien con TDAH, el comportamiento ritualista de alguien con trastorno obsesivo-compulsivo o el comportamiento de alguien bajo los efectos de sustancias a las que es adicto. ¿Cómo puede alguien ayudar o responder cuando una persona dice que está bien y no hay signos externos de que esté sufriendo el dolor insoportable del odio hacia uno mismo?

El dolor solo se revela cuando las personas logran expresarlo, y aun cuando lo hacen, muchos ofrecen una perspectiva contraria: «¿Cómo es posible?, eres tan amado, tan inteligente, tienes un gran trabajo, tienes amigos, etc., etc.». Estas declaraciones con buenas intenciones profundizan y amplifican el odio hacia uno mismo porque la persona que se desprecia piensa «Exactamente. Entonces, ¿por qué debería quejarme? Soy tan desagradecido».

En la mayoría de los casos, el sufrimiento causado por el odio hacia uno mismo no es visible para los demás, pero la experiencia es tan dolorosa que la persona hará cualquier cosa para aliviarlo. Un paciente me dijo: *«Tuve cáncer de huesos cuando era niño, y eso fue doloroso. Pero preferiría tener ese dolor que el dolor del odio hacia mí mismo. Cuando tienes cáncer de huesos, hay medicamentos, y también la gente entiende que sientes dolor. Lo ven en las pruebas de escaneo óseo y de sangre. El dolor del odio hacia mí mismo es peor que eso. No hay medicamentos, a menos que tome mucho más de lo recetado para adormecerme, y no hay pruebas de sangre ni escaneos. Es invisible y silencioso. Y es insoportable. Y duele».*

Muchas personas que no pueden conceptualizar cómo el suicidio podría ser una solución, están desconcertadas por esto. Estoy completamente de acuerdo. EL SUICIDIO NO ES LA SOLUCIÓN. Sin embargo, a menudo les pido a mis colegas y a los familiares de mis pacientes que consideren el siguiente experimento mental.

Piensa en un momento que te resultó extremadamente insoportable y emocionalmente doloroso para ti. Tal vez fue la pérdida de un ser querido, una acusación falsa, un divorcio, la pérdida de un trabajo, y así sucesivamente. Piensa en el dolor emocional que sufriste. Ahora imagina que te dijera que sentirás ese dolor por el resto de tu vida. Cuando las personas piensan en las experiencias más dolorosas de su vida, la idea de tener que soportar ese dolor resulta inimaginable. Muchas dicen que, si supieran con absoluta certeza que ese dolor sería así para siempre, que sería como vivir con el sufrimiento interminable de alguna enfermedad física debilitante, entonces, sí podrían entender cómo alguien llegaría a considerar el suicidio. Así de intenso puede sentirse para las personas que viven con un odio hacia sí mismas persistente.

Agravado por el Maltrato

En otro estudio (Nilsson et al. 2022) se dividió a los pacientes en 3 grupos. Un grupo tenía 34 personas que tenían diagnósticos psiquiátricos y que también se autolesionaban, el segundo grupo tenía 31 personas con diagnósticos psiquiátricos, pero que *no* se autolesionaban, y el tercero era un grupo de 29 personas que no tenían un diagnóstico psiquiátrico, ni se autolesionaban.

Los tres grupos se compararon en cuanto a las medidas de autolesión, maltrato infantil, actitudes hacia sí mismos y hacia la autolesión. Los investigadores encontraron que el grupo de 34 pacientes que se autolesionaban reportó más abuso emocional y más odio hacia sí mismos en comparación con los otros dos grupos. El impacto emocional del abuso infantil se agravó aún más por el odio hacia sí mismo. Las personas que se autolesionaban tenían una actitud mucho más positiva hacia la autolesión que las que no se autolesionaban. Los autores concluyeron que el odio hacia uno mismo y el abuso emocional en la infancia podrían ser una característica distintiva de los pacientes que se autolesionan y apoyaron la hipótesis de que el abuso emocional lleva a la autolesión debido a la experiencia del odio hacia uno mismo.

¿Por qué es tan Importante Superar el Odio Hacia Uno Mismo?

Lo que encontré particularmente interesante en su conclusión fue esta declaración: «Finalmente, todavía hay una necesidad de mejorar los tratamientos para el odio hacia uno mismo y, por lo tanto, instamos a los clínicos a tratar de explorar y desarrollar enfoques novedosos hacia este fin, ya que el odio hacia uno mismo, según este estudio, podría ser de particular importancia para el sufrimiento en esta población». ¡Exactamente!

Caos

> *«Mi vida es tan horrible, es tan horrible ser yo, no sabes lo que es despertar cada mañana y encontrar el horror de ser uno mismo todavía allí».*
>
> —Iris Murdoch

En el contexto de la escasa investigación, recientemente publicamos un documento (Wilner et al. 2024) para poner el foco en el odio hacia uno mismo. Cuando la experiencia provoca estragos en el sentido de identidad, interfiere en la vida relacional, académica y laboral, y alimenta la sensación de ser una carga y de no tener un lugar al que pertenecer, todo lo cual lleva a la conclusión de que el suicidio es la única solución, resulta absolutamente claro que superar el odio hacia uno mismo y abordarlo directamente debe ser una prioridad central. Vivir con este síntoma crónico no es aceptable y, ya sea que lo estés abordando por tu cuenta o en terapia, colectivamente necesitamos hacer todo lo posible para ayudarte a verte a ti mismo por el potencial que eres. En el próximo capítulo, profundizaré en los signos y síntomas del odio hacia uno mismo.

Capítulo 3

Signos Comunes del Autoodio

«No voy a dormir si es lo que hace falta para no volver a despertar siendo yo».

—Casey Renee Kiser

A veces, el autoodio está tan presente que solo lo notas cuando algo sale mal, o cuando piensas que todo es tu culpa y que tú eres el único responsable. Sin embargo, hay algunos signos y síntomas comunes que las personas con autodesprecio experimentan. En este capítulo nos centraremos en estas experiencias y las examinaremos con mayor profundidad. Mi objetivo en este capítulo es que comiences a pasar de un automático «ME ODIO» a una postura más consciente y reflexiva.

Antes de revisar algunas de las experiencias más comunes, tómate un tiempo para examinar tu experiencia de autoodio.

Preguntas Sobre tu Experiencia

Si vas a un terapeuta, es probable que te pregunte sobre la calidad y las horas de sueño, tu nivel de energía, si tienes pensamientos suicidas, tu alimentación, si estás perdiendo peso, si escuchas voces y otros aspectos similares. Sin embargo, dado que el autoodio persistente aún no ha sido bien investigado y que, como terapeutas, no estamos capacitados específicamente para abordarlo, por lo general NO se incluye en las evaluaciones iniciales de salud mental ni en la terapia. Tiene sentido que, si nadie te pregunta, no hables del tema; y al no hablarlo, lo seguirás enfrentándote en silencio.

1. ¿En alguna evaluación o valoración psiquiátrica te han preguntado alguna vez sobre el autodesprecio o el autoodio? S/N

2. ¿Desde cuándo recuerdas tener esos sentimientos de autodesprecio?

____

3. ¿Cómo se manifiesta, o se manifestaba, en ti el sentimiento de odio hacia ti mismo?

____

____

____

4. ¿Cómo lo describirías a otros?

____

____

5. ¿Qué tan intensos o persistentes son, o eran, los sentimientos?

____

____

6. ¿Cómo crees que comenzó tu autoodio?

____

____

____

____

7. ¿Te ocurrió algo específico, o los sentimientos se desarrollaron con el tiempo?

____

____

Me Odio

8. ¿De qué manera el autodesprecio afectó tu sentido de identidad y tu funcionamiento general o experiencia general de la vida?

____

____

____

____

9. ¿Alguna vez pensaste en practicar la autocompasión o el amor propio? S/N

    a. Si la respuesta es sí, ¿cómo te enteraste de la autocompasión y cuál fue tu experiencia con la práctica?

    b. Si la respuesta es no, ¿por qué no?

10. ¿Qué situaciones o momentos alteran tu experiencia del autodesprecio, haciéndola más o menos intensa? ¿Cuáles son?

____

____

____

____

11. Si te encuentras en una etapa más adelantada de tu proceso y has notado que el autodesprecio ha disminuido:

    a. ¿Hiciste algo específico para lograrlo? S/N. Si la respuesta es sí, ¿qué?

____

____

____

    b. Si estás en terapia y aún no se ha hablado del tema, ¿puedes decirle a tu terapeuta que quieres empezar a abordarlo? S/N

Signos Comunes del Autoodio

c. ¿Qué les dirías a otros que luchan con el autodesprecio sobre lo que funciona y lo que no?

____

____

____

d. ¿Te preocupa volver a sentirte así? S/N

Analiza el Tema con Más Detalle

Existen varios signos y síntomas que se pueden categorizar conceptualmente juntos. Tu tarea es reflexionar sobre estos y sobre los ejercicios tanto como puedas.

- **Pensamiento de todo o nada:** Un ejemplo extremo sería cometer un pequeño error y sentir que tu vida entera está arruinada, que eres un fracaso y que eres el único culpable.

    Uno de mis pacientes, alguien que nunca había faltado a una cita, recibió una asignación de último momento para hacer un turno extra en el trabajo. El problema era que el turno extra coincidía con nuestro horario habitual de sesión. Sin embargo, debido a que no estaba segura de que su trabajo la valorara, que le dieran un turno extra la hizo sentir mejor consigo misma y la hizo sentirse parte de su equipo de trabajo. En este contexto, olvidó cancelar su cita conmigo. Debido a que nunca había faltado o, si necesitaba cancelar, lo hacía con anticipación, me preocupé y le envié un mensaje de texto para asegurarme de que estuviera bien. Ella respondió inmediatamente: «Lo siento mucho. Soy una persona terrible. Esto es exactamente por lo que deberías dejar de atenderme. Soy una decepción. No puedo hacer nada bien». El único error que cometió, completamente comprensible, la llevó a pensar que si no podía hacer bien esta única cosa, no podía hacer nada bien.

    Un día, otra de mis pacientes vino a la sesión llorando; me dijo que todos la odiaban. Estaba tan molesta. Le pregunté qué había pasado, y me dijo que era su cumpleaños número 35 y que ninguno de sus hermanos le había enviado una tarjeta, y que todo lo que había recibido era un mensaje de texto muy tarde por la noche de ellos. «No creo que lo recordaran. Creo que mi mamá les dijo que me enviaran un mensaje de texto. No me quieren. Me odian». Más tarde se enteró de que un hermano, que «nunca recuerda nada», sí se había olvidado de su cumpleaños y se sintió muy mal por hacerlo, y su otro hermano LE HABÍA enviado una tarjeta y estaba en su buzón. Su pensamiento de que o la amaban o la odiaban es otro ejemplo de pensamiento en blanco o negro, y en su caso, la llevó a la dolorosa conclusión de que todos la odiaban.

Quizás puedas identificarte con estos ejemplos, pero hay muchas otras maneras en que este estilo de pensamiento podría manifestarse en tu diálogo interno, incluso sin darte cuenta. ¿Sueles ver situaciones en términos extremos, sin reconocer ningún punto medio? Las señales reveladoras incluyen usar lenguaje absoluto como «siempre» y «nunca», percibir lo que otros pueden ver como errores menores como fracasos totales, y pensar en términos opuestos, como verte a ti mismo como un completo éxito o un fracaso total. Esta mentalidad puede llevar a expectativas poco realistas y a la angustia emocional cuando la idea de perfección no se alcanza.

EJERCICIO

¿Es el pensamiento de todo o nada parte de tu experiencia? Si es así, ¿qué experiencias personales podrían reflejarlo?

TU RESPUESTA:

____

____

____

- **Enfocarse en lo negativo:** Esta es la tendencia a centrarse en lo negativo de cada situación.

Signos Comunes del Autoodio

En otra sesión, esta misma paciente me comentó que había tenido un día muy productivo en el trabajo, que su jefe le había dicho que estaba haciendo un gran trabajo y le había explicado qué necesitaba hacer para conseguir un ascenso. En lugar de apreciar el reconocimiento de su jefe, se centró en lo que esperaba de ella para obtener el ascenso. Interpretó la expectativa de su jefe como una crítica negativa y luego centró su atención en todas las cosas que no estaba haciendo.

El problema es que enfocarte solo en lo negativo te pinta tu mundo de maneras muy sombrías. Si vives toda tu vida en una cueva oscura, no verás la belleza que expone la luz del día. Cuando estés en un estado negativo y comiences a pensar en todo lo que percibes como negativo, anótalo. Y también escribe los aspectos positivos de la situación. Si no puedes ver lo positivo, pide ayuda a un amigo o colega.

EJERCICIO

¿Sueles enfocarte en lo negativo? Si es así, ¿qué experiencias personales podrían reflejarlo?

TU RESPUESTA:

____

____

____

- **Razonamiento emocional:** Esta es la experiencia de tener un sentimiento y luego llegar a una conclusión sobre una situación basándose únicamente en ese sentimiento.

  Para una de mis pacientes, que la saluden en su cumpleaños es extremadamente importante. Nunca olvida los cumpleaños de sus amigos o familiares y hace grandes esfuerzos para celebrarlos. En una ocasión, mientras realizaba numerosos viajes por trabajo, olvidó llamar a su hermana en su cumpleaños. Se sintió extremadamente enojada consigo misma y surgió el sentimiento de autodesprecio. Sobre la base de estos sentimientos, concluyó que era una hermana terrible. Ella pensó que, como sentía tanta ira y tanto odio hacia sí misma, eso demostraba que «en verdad» era una hermana terrible.

El razonamiento emocional tiene la cualidad de equiparar la emoción al hecho. Por ejemplo, te sientes ansioso al entrar en el consultorio de tu médico y piensas: «Me siento ansioso, así que sé que me va a dar malas noticias», o «Mi amiga no me ofreció una taza de café, así que obviamente no soy tan importante para ella». Al equiparar la realidad con cómo te sientes, te estás preparando para sufrir de manera continua porque las personas con autoodio a menudo experimentan la vida de manera negativa y, por lo tanto, las conclusiones que hacen sobre las situaciones tienden a ser negativas.

EJERCICIO

¿Esto te resulta familiar? ¿Qué experiencias personales podrían reflejarlo?
TU RESPUESTA:

____

____

____

- **Buscar aprobación y constante reafirmación:** Aunque no te sientes digno de cuidado o amor, al mismo tiempo buscas constantemente aprobación y reafirmación de otros para decir que vales algo. El problema es que esta aprobación es muy efímera, y luego estás buscando más. Puede ser agotador emocionalmente estar esperando esta reafirmación debido a la ansiedad y desesperación que sientes cuando no la obtienes. Aunque ayuda un poco por un corto período de tiempo, sueles creerles a las personas que son críticas contigo en lugar de a las que realmente se preocupan por ti.

  Cuando comencé a practicar la terapia dialéctico-conductual (DBT), uno de mis pacientes me preguntaba constantemente si me

Signos Comunes del Autoodio

importaba ella. En esos días, decía que sí. Me di cuenta de que me preguntaba cada vez más. Pregunté a mis colegas de DBT sobre este comportamiento y me dijeron que ella estaba buscando reafirmación de algo que era importante para ella. En lugar de que yo le dijera que sí, su tarea era internalizar el conocimiento de que su recuperación, su salud mental y su éxito eran importantes para mí sin pedir reafirmación. Le expliqué esto y ella pensó que mi falta de reafirmación significaba que la odiaba, pero una vez que se dio cuenta y validó el arduo trabajo que estaba haciendo sin necesitar mi reafirmación, comenzó a ver su propio valor.

Para la mayoría de las personas, recibir comentarios positivos nos hace feliz. Sin embargo, buscar constantemente aprobación y reafirmación es un signo de que puedes depender de la validación de los demás para sentirte seguro y confiado. Si comienzas a sentirte ansioso o inseguro sin afirmación externa, puedes depender de las opiniones de los demás en lugar de proporcionártelas tú mismo, lo que puede llevar a dudar de tu propio juicio y a necesitar un estímulo continuo para sentirte seguro. Esto suele ocurrir cuando la invalidación crónica te ha hecho dudar de la verdad de tu propia experiencia. Esto se conoce como autoinvalidación. Si constantemente preguntas: «¿Crees que hice lo correcto?» o «¿Estás seguro de que soy suficiente?» esto puede llevar a un ciclo de dependencia de otros para tu autoestima, y muchas personas con autoodio sienten que si no obtienen respuestas a estas preguntas, la falta de respuestas demuestra que no valen nada.

EJERCICIO

¿Sueles buscar constantemente aprobación o reafirmación? Si es así, ¿Qué experiencias personales podrían reflejarlo?

TU RESPUESTA:

____

____

____

- **No aceptas cumplidos o reaccionas a ellos como si te provocaran rechazo:** Si alguien dice algo agradable sobre ti o uno de tus logros, no lo tomas en cuenta y piensas: «Tienen que decir eso» o «solo están siendo amables». Este es el opuesto de siempre querer reafirmación.

  Aunque a veces la gente dice cosas agradables solo para ser amable, la mayoría son honestos, y decirles que en realidad no creen en lo que están diciendo o que te están mintiendo descaradamente puede ser despectivo para la otra persona. Una de mis pacientes trabajó mucho para lograr regular sus emociones con habilidades recién adquiridas de regulación emocional. En una reunión familiar, su padre reconoció su arduo trabajo, lo que hizo que dejara la habitación. Admitió que odiaba que la gente la felicitara especialmente por algo que consideraba fácil de hacer. Puede agravar el autoodio cuando la persona concluye que está siendo elogiada por algo que debería poder hacer. *«Para mí, se siente como si alguien me hubiera elogiado por poder usar un tenedor. No soy una niña pequeña»,* bromeó una paciente.

EJERCICIO

¿Sueles rechazar cumplidos o sientes que eres «alérgico» a ellos? ¿Puedes desarrollar esta idea?

TU RESPUESTA:

____

____

____

- **Hacer todo lo posible para formar parte del grupo:** Como te sientes vacío o diferente o como un extraño, haces todo lo posible para encajar. Es cierto que intentar encajar puede ser útil, pero a veces haces cosas que contradicen tus valores o que no te atraen en absoluto, solo para sentirte parte del grupo. Te preocupas excesivamente de que si no haces estas cosas no le caerás bien a las personas o pensarán que eres raro o molesto, y luego no querrán pasar tiempo contigo, lo que desafortunadamente refuerza la idea de que no vales nada.

Un paciente mío era el único hombre en un grupo de entrenamiento en habilidades DBT. Tenía un sentido de sí mismo muy pobre y uno de sus comportamientos era hacer lo que otros hacían para sentirse parte del grupo. Disfrutaba de los deportes y, especialmente, de hablar sobre los Boston Celtics y a menudo usaba ejemplos relacionados con deportes cuando hablaba de habilidades en el grupo. «Los Celtics perdieron la otra noche, pero en lugar de insistir en la derrota, acepté radicalmente que lo habían hecho y me distraje con un podcast», explicó. El resto del grupo no estaba interesado en los deportes y, en su lugar, estaba viendo un programa de Netflix sobre cómo se seleccionan las porristas de los Dallas Cowboys. Desesperadamente quería encajar, y decidió comenzar a ver el programa aunque nunca le interesó. El resto del grupo fue entonces más acogedor; sin embargo, nunca les dijo que la única razón por la que lo estaba viendo era para encajar, y se sintió tan desconectado como siempre. El patrón aquí es valorar la opinión externa y descuidar las preferencias internas. Pero si lo piensas bien, hay ocho mil millones de personas en el mundo, cada una con sus propias opiniones, y solo tú con tus gustos específicos. Por supuesto, puede haber otras personas con intereses compartidos, pero si nunca compartes tus gustos y deseos, ¿cómo los encontrarás alguna vez? Puede ser solitario cuando no tienes intereses comunes para compartir, pero a menudo es aún más solitario fingir estar interesado en cosas que no te interesan.

EJERCICIO

¿Pasas mucho tiempo tratando de encajar copiando los comportamientos y modas de otros, incluso cuando no coinciden completamente con quién eres? Brinda más detalles sobre esto:

TU RESPUESTA:

____

____

____

- **Tomar cualquier tipo de retroalimentación como crítica o ataque personal:** Tomas recomendaciones, sugerencias y retroalimentación como un ataque personal. Lo peor es que esto no solo sucede en el momento, sino que ocurre mucho después de que el evento haya ocurrido.

En una ocasión, me asombró la calidad de la escritura de una paciente. Era tan buena que pensé que debería considerar publicarla. Mientras se la devolvía, noté un pequeño error tipográfico. Escribió «where» (donde) en lugar de «were» (eran). La felicité por su escritura. Además, sabía que se sentiría juzgada si alguien más se hubiera dado cuenta, pero señalé el pequeño error. Más tarde me envió un mensaje de texto para contarme que solo podía pensar en mi observación, que sentía que era estúpida e incapaz de escribir correctamente, y que mi comentario solo demostraba todos sus defectos.

Me dijo que se sentía juzgada, luego herida, y luego enojada conmigo. Interpretó que al señalarlo subrayaba su ineptitud. La intención de la retroalimentación se perdió. «Las intenciones no importan», me dijo.

EJERCICIO

¿Sueles ver la retroalimentación, incluso la retroalimentación constructiva, como negativa o un ataque personal? Piensa en esto para ti. Piensa en un momento en que alguien te dio retroalimentación que se sintió como una crítica. ¿Cuál fue tu respuesta emocional? ¿Te resulta difícil aceptar algún consejo? ¿Qué experiencias personales podrían reflejarlo?

TU RESPUESTA:

____

____

____

____

____

Signos Comunes del Autoodio

- **Derribar a otros:** Ya sea por envidia, celos, o por sentirse mal contigo, derribas a otros con la intención de hacer que la otra persona se sienta mal, y al hacerlo sentirte mejor contigo mismo. Cuando este síntoma en particular ocurre, es intencional.

Un paciente me dio un ejemplo de esto. Habían invitado a su amiga a una fiesta, pero a ella no. Su amiga le estaba contando todo sobre la fiesta, y notó una cantidad creciente de envidia. Mi paciente me dijo que no podía soportar lo feliz que estaba su amiga, porque con cada relato de la fiesta, se sentía cada vez más sin valor. «Estoy tan contenta de que me invitaran», dijo su amiga. Con la envidia y los celos hirviendo, mi paciente dijo: «Eso es genial. Aunque supongo que no te debe pasar tan a menudo, con lo gorda que estás». Su amiga se fue de la casa llorando y al principio, mi paciente se sintió muy bien al ver que alguien más estaba sufriendo tanto como ella, pero luego se sintió muy culpable y llamó a su amiga para disculparse. Otro paciente me dijo que quería que yo comprendiera cuánto sufría y que, al no saber cómo manejarlo, lo único que se le ocurrió fue menospreciarme. «Crees que eres un gran psiquiatra, pero no lo eres. Ojalá mi otro psiquiatra aún estuviera trabajando para poder tener un psiquiatra de verdad». Le sugerí que buscara a alguien más, y me respondió: «Ves a lo que me refiero, ahora quieres abandonarme, al igual que tantos lo han hecho. No tienes idea de lo dolorosa que fue esa declaración». Su conducta perjudicó seriamente nuestra relación. Se sintió terrible por haber sido tan malo. «Ves. Mira las cosas terribles que digo. Soy una persona terrible, despreciable y no merezco vivir». Era un joven que había pasado toda su vida sintiéndose menospreciado y siempre comparado con los éxitos de sus hermanos mayores. Menospreciar a los demás era la única forma que conocía de provocar dolor. Después de unos meses de aprender sobre la autovalidación, sus ataques verbales disminuyeron, y completó exitosamente la terapia.

EJERCICIO

¿Sueles querer que otros se sientan tan mal como tú te sientes y luego actúas de formas que los hagan sentir inferiores? ¿Podrías dar algunos ejemplos?

TU RESPUESTA:

____

____

____

- **Temer conexiones saludables:** Alejas a amigos o parejas, personas que podrían aportarte bienestar en tu vida, por temor a que, si se acercan demasiado, vean lo poco que crees valer y luego te abandonen. Por otro lado, aceptas un comportamiento inaceptable de personas abusivas sintiendo que mereces el abuso o que la relación abusiva es la mejor que puedes obtener o esperar.

  Unos meses después de haber pasado por una ruptura dolorosa, una paciente me contó que había conocido a una nueva persona en el trabajo. Esta persona era amable y considerada, y parecía escucharla de verdad. Sin embargo, cuanto más se acercaba a este compañero, más temía que él descubriera (como según ella lo había hecho su pareja anterior) «qué persona tan terrible soy». En este contexto, renunció abruptamente a su trabajo ya que temía que se estaba acercando demasiado a él y que alguien como ella no merecía una relación saludable.

EJERCICIO

¿Te preocupa que al acercarte a alguien, descubran qué persona tan «horrible» eres? Si es así, ¿podrías aportar algunos ejemplos?

TU RESPUESTA:

____

____

____

Signos Comunes del Autoodio

- **Tener miedo de tener, o negarse a tener, grandes sueños y metas:** Esto puede ocurrir cuando te sientes tan mal contigo mismo que no crees que nada funcione, o que si anhelas algo grande, inevitablemente fracasarás. Luego, cualquier éxito que logres, lo atribuyes a la suerte en lugar de a tu arduo trabajo.

  Un paciente me dijo: «Nunca pensé en la vida más allá de mi cumpleaños número 18. No pensé que estaría vivo. Pensé que era una carga tan grande que irme del mundo sería lo mejor que podría hacer. Ahora que me quiero, la vida es rara. O sea, si nunca has tenido sueños, ¿cómo empiezas a tenerlos ahora?».

  «¿Cómo te sientes al respecto?», pregunté.

  «¡Estoy muy contento de estar todavía aquí para averiguarlo!», me respondió.

EJERCICIO

¿Te cuesta, o evitas, soñar en grande o establecer metas de vida? ¿Cómo lo notas en tu vida?

TU RESPUESTA:

____

____

____

- **Ser excesivamente autocrítico:** Si cometes un error, te cuesta mucho ser amable contigo mismo, y en lugar de eso tiendes a asumir toda la culpa de lo que sucedió, o atribuir resultados negativos a características negativas de ti mismo, sin reconocer ninguna positividad en ti mismo. Te niegas a considerar otros posibles factores externos.

  Me pidieron realizar una consulta con un paciente en la unidad de pacientes internados. Lo admitieron en la unidad después de un intento de suicidio. Había sido parte de un equipo que presentaba una propuesta a su empresa y dependía de otro miembro del equipo para proporcionar los datos necesarios para su propuesta. Los datos eran incorrectos y recién lo descubrió en la presentación. Se sintió completamente responsable del fracaso; sintió que reflejaba su incompetencia y que no podía escuchar los comentarios de que la propuesta valía la pena y que el error debía corregirse y volver a presentarse. En cambio, sintió que su vida había terminado y que no podía hacer nada bien.

EJERCICIO

¿Sueles castigarte cada vez que cometes un error? ¿No importa cuán pequeño sea? ¿O aun cuando el «error» sea algo que tú crees haber hecho mal? Si es así, ¿puedes dar algunos ejemplos?

TU RESPUESTA:

____

____

____

Existen otros signos y síntomas que podrías experimentar, y si tienes algunos que son diferentes del ejemplo anterior, escríbelos aquí:

____

____

Análisis de Cadena: Una Herramienta para Reconocer los Factores que Causan Comportamientos Problemáticos

Ahora que has identificado ocasiones en las que el autoodio se ha vuelto abrumador, es probable que reconozcas que estas situaciones son estresantes. Aquí te comparto una práctica que puede ayudarte a reconocer los factores de vulnerabilidad, pensamientos, comportamientos e interacciones que surgen al inicio de la cadena de eventos que hace crecer el autoodio.

La DBT es un tipo de terapia que enseña habilidades para ayudar a las personas a manejar emociones fuertes, tolerar más eficazmente momentos difíciles, reducir comportamientos destructivos y mejorar las relaciones.

Signos Comunes del Autoodio

(Más adelante en este libro analizaremos la DBT de manera más completa).
Una de las herramientas utilizadas en la DBT se conoce como el análisis de
cadena para entender el comportamiento. Rastrea e identifica la secuencia
de eventos momento a momento, incluidos los pensamientos, sentimientos
y comportamientos que conducen a conductas problemáticas, mediante un
modelo ABC. ABC es un acrónimo que significa Antecedentes (cosas que
vienen antes del comportamiento), el Comportamiento real, y las Consecuencias (las cosas que vienen después del comportamiento). Es un proceso activo en el que un terapeuta y su paciente buscan los «componentes
activos» de un comportamiento problemático.

Por ejemplo, digamos que una persona se sentía triste, muy sola y no
deseada. Una noche, salió a un bar e impulsivamente se conectó con la
primera persona que le mostró interés. Querían sentirse menos solos, y la
soledad era tan dolorosa que no consideraron los peligros potenciales del
encuentro. El terapeuta y el paciente deciden analizar el comportamiento
del encuentro y usar el modelo ABC del análisis de la cadena para comprenderlo de una manera más completa.

1. **A**ntecedentes son los elementos que suceden *antes* del comportamiento problemático. Estos pueden incluir la ubicación (bar), personas (extraño), hora del día (noche) y circunstancias internas (por
   ejemplo, emociones [triste], pensamientos [estoy solo]) que ocurren
   antes del comportamiento.

2. **C**omportamiento es el comportamiento problemático real: El
   encuentro.

3. **C**onsecuencias son los elementos de la experiencia que suceden
   como resultado del comportamiento, tanto a corto como a largo
   plazo, intencionados y no intencionados. Por ejemplo, puede haber
   algún alivio instantáneo de la soledad como consecuencia a corto
   plazo, pero luego se siente el autorrechazo como consecuencia a
   largo plazo. Quizás, la persona experimenta una consecuencia no
   intencionada como una infección, o tal vez hay una consecuencia
   intencionada y sienten que querían sentirse castigados, y se sintieron así después del encuentro.

Me Odio

¿Qué tiene que ver el ABC con el autodesprecio? Para las personas que viven con autoodio crónico, a veces la experiencia se intensifica por alguna interacción con otra persona, lo que después desencadena conductas problemáticas. Por ejemplo, imagina que sientes que te critican en el trabajo, lo que provoca un aumento del autoodio y luego bebes en exceso para apaciguar el sentimiento. En este caso, el autoodio sería un antecedente del comportamiento. Alternativamente, digamos que sales con amigos, y todos están hablando mal de otro amigo en el grupo, uno que no está allí. Te unes a ellos, críticas al amigo ausente. Al día siguiente, reflexionas sobre hablar mal de tu amigo, sabes que haberlo hecho va en contra de tus valores y notas un aumento del autoodio. En este caso, el autoodio se produce *después* del comportamiento y es una consecuencia de él.

Por supuesto, el autoodio puede ser tanto un antecedente como una consecuencia. Entender en qué momento de la cadena de eventos se intensifica el autoodio puede ayudarte a identificar las situaciones que te vuelven más vulnerable a esa experiencia y a abordarlas cuando estés más calmado para que el autoodio no se intensifique.

Terminemos este capítulo donde lo comenzamos: A veces, el autoodio está tan presente que solo lo notas cuando algo sale mal, o cuando piensas que todo es tu culpa y que tú eres el único responsable. Sin embargo, hay algunos signos y síntomas comunes que las personas con autodesprecio experimentan. Al ser consciente de estos signos y síntomas, puedes comenzar a reconocer patrones y desencadenantes en tu propio comportamiento. Esta conciencia es el primer paso para romper el ciclo del autoodio y luego comenzar a pensar y comportarse de maneras que sean más consistentes con el autocuidado y, eventualmente, la autocompasión.

En el próximo capítulo leerás las historias de personas que viven con autodesprecio como parte central de sí mismas y su experiencia diaria.

Signos Comunes del Autoodio

Capítulo 4

Experiencias Reales

*«Tan incompetente en la vida como en la muerte, me aborrezco
a mí mismo, y en este aborrecimiento, sueño con otra vida, otra
muerte. Y por haber buscado ser un sabio como nunca existió, solo
soy un loco entre los locos. . .»*
—Emil Cioran, *Breve Historia de la Decadencia*

En el núcleo del autoodio está el pensamiento: «Me odio». Quiero subrayar que, después de todo, es un pensamiento. ¿Por qué es importante definirlo como un pensamiento? Un pensamiento es una representación de algo. Piensa en una mesa. En tu mente has creado una semejanza o concepto que representa algo con ciertas características, como un mueble con una superficie plana sostenida por cuatro patas. Claro, podría mostrarte mesas con un soporte central, una con tres patas y otra con más de cuatro. El punto es que pensar en una «mesa» es una representación separada del objeto real. Por supuesto, podrías ser mucho más descriptivo: «Estoy pensando en una mesa redonda de madera de cerezo, con cuatro patas cónicas, que mide tres pies de ancho».

En términos de comunicación contigo mismo y con otras personas, puedes ver que hay una clara diferencia entre decir «Estoy pensando en una mesa» y la versión descriptiva. Cuanto más descriptivo seas, más información estás proporcionando, ya sea a ti mismo o a los demás.

¿Cómo experimentarías el autoodio si tuvieras que desglosar el pensamiento de manera descriptiva, con todos sus elementos, para poder explicarlo a otros?

El autodesprecio se manifiesta a través de pensamientos negativos consistentes y repetitivos que están estrechamente ligados a la autocrítica excesiva, la autoculpa y el autorrechazo. Mientras que la autocrítica puede ser una evaluación saludable del comportamiento propio, puede comenzar a eclipsar y luego abrumar otros patrones de pensamiento, especialmente cuando estás en medio de un ciclo autocrítico. Las personas que viven con autoodio conocen su impacto en pensamientos, emociones, comportamientos, relaciones y muchos otros aspectos de la vida.

En este capítulo, al final de cada ejercicio, he añadido el elemento de acción «PERCEPCIÓN». Tu tarea es determinar si puedes reflexionar sobre la precisión de tu experiencia y ver si hay otra conclusión más sabia.

Impacto en los Pensamientos

Cuando pregunté sobre la experiencia y la persistencia de los pensamientos, un paciente me dijo: *«Son constantes. Llenaron mi cerebro hasta el borde con pensamientos autocríticos y no había escape. El lenguaje del autodesprecio se convirtió en lo que era. Decirme cosas positivas se sentía extraño. Encontraba consuelo en los hábitos de pensamientos negativos. Decir que era el peor o que me odiaba, de alguna manera, se sentía mejor que decir que era una buena persona, o incluso una persona decente. A veces, intentaba desafiarlos a medida que crecía, pero simplemente cedía. Se convirtieron en mí. ¿Cómo podría cambiar el lenguaje que aprendí tan joven? No iba a ser fácil. Especialmente porque pensaba que era imposible. No podía imaginar una vida sin eso. No solo me decía estas cosas a mí; también había personas que me decían que era una mala persona».*

EJERCICIO

Considera las formas en que el autoodio afectó tu forma de pensar. ¿Cuáles son los pensamientos específicos relacionados con el autoodio y otros aspectos de tu vida?

TU RESPUESTA:

____

____

____

PERCEPCIÓN: Ahora que has respondido a esta pregunta, ¿hay alguna forma de considerar las formas automáticas en que surgen tus pensamientos de autoodio? ¿Qué preguntas tienes sobre cómo se han desarrollado con el tiempo? Dedica unos minutos a reflexionar sobre tu experiencia con la pregunta y tu respuesta y determina si hay otras formas de considerar tu experiencia.

Los Pensamientos Conducen a las Emociones y las Emociones Conducen a los Comportamientos

Hace algunos años, una paciente que recurrió a mí para iniciar el tratamiento de DBT, y su terapeuta me pidió que hablara con ella sobre su autoodio. Le pedí a la paciente que me contara sobre su experiencia y si estaba dispuesta a desafiar la idea de que el autoodio era una parte fija de quien era. Ella dijo que quería pensarlo por un día. Muchas de las historias que escucho de los pacientes tienen como tema familiar creer que cambiar el autoodio central no es posible. Esto es lo que me dijo al día siguiente:

«Me pediste que considerara la posibilidad de que podría estar equivocada sobre mi creencia de que el autoodio soy yo. Que el diálogo que he mantenido tan incansablemente podría ser defectuoso. Defectuoso tanto en el razonamiento como en el propio fundamento. Me pediste que mirara a la niña pequeña que solía ser. Lo hice. La imaginé mirándose en el espejo y me ahogué en el deseo de cortarle el estómago con tijeras. ¿Le daría esas tijeras hoy? No, por supuesto que no. Pero hoy, ¿me ahogo en el mismo deseo desesperado? Sí, y si fuera una posibilidad racional, también actuaría en consecuencia.

»¿Cómo es que siempre estamos cambiando y, sin embargo, el diálogo que creé hace tanto tiempo parece permanecer constante? ¿Cómo es posible que la pequeña niña que una vez fui ya cargaba con el peso de una vergüenza inevitable por una culpa que aún no había sido descubierta?

Experiencias Reales

«Sin daño, sin falta, ¿verdad? Aparentemente no. ¿Dónde estaba el daño? ¿Era simplemente el hecho de mi existencia? Pero mirando a esa pequeña niña, ¿cómo podría decir eso? No la odio hoy, entonces, ¿por qué la odiaba entonces? Sin embargo, ahora me odio profundamente. En 20 años, cuando mire fotos de mí de la actualidad, ¿sentiré lo mismo que siento al mirar a mi yo de 5 años? Si en 20 años miro hacia atrás y me pregunto, «¿cómo pudiste odiar a esa joven?», entonces, ¿cuál es el punto y por qué estoy tan atrapada en este diálogo que lentamente parece menos lógico?

«Mi diálogo interno de autoodio se creó sin que yo me diera cuenta y se fortaleció contra mi voluntad a través de años de invalidación, dolor provocado y agresiones directas. El problema es que, sin importar cómo se creó este diálogo, lo he mantenido conscientemente dentro de mí. Cada pensamiento, seguido de muchas emociones y demasiados comportamientos han actuado como evidencia para ayudar a que el odio crezca.

«Odio es una palabra fuerte. Pero no se acerca a describir cómo he llegado a sentirme sobre mí misma. El diálogo que se creó, se mantuvo y se fortaleció es más dañino que cualquier otra cosa que haya conocido. El dolor es insoportable.

«Sin embargo, aquí estoy. Todavía me odio. Y me odio tanto que me resulta difícil creer que no debería odiarme. Pero me pediste que considerara que tal vez, solo tal vez, mi diálogo está equivocado.

«Así que aquí estoy. . . considerándolo».

El impacto de los pensamientos es poderoso. Los pensamientos pueden llevar a comportamientos adaptativos y que fomentan la autocompasión; sin embargo, para las personas con autoodio, son los pensamientos negativos sobre sí mismas los que llevan al autoodio. Un pensamiento negativo es cualquier pensamiento que te deja sintiéndote mal o peor contigo mismo. Las personas que han experimentado abuso, rechazo o invalidación son mucho más propensas a tener pensamientos negativos, y estos pensamientos pueden desencadenar emociones poderosas y a menudo dolorosas, como ansiedad, ira, tristeza, culpa, vergüenza o miedo. Para lidiar con estas emociones no deseadas, algunos recurren a comportamientos destructivos como drogas, alcohol, autolesiones, evasión y muchos otros. Aunque estos comportamientos pueden reducir la intensidad de las emociones a corto plazo, a menudo hacen que las personas se sientan peor a largo plazo, lo que luego hace que se sientan aún peor consigo mismas, lo que puede afianzar la idea de que son personas defectuosas y terribles y eventualmente llevar al autoodio. Así que, si comienzas a prestar atención al ciclo que inicia con pensamientos negativos y lo etiquetamos como un ciclo, estás dando un primer paso para romper con un ciclo autodestructivo, y esto, a su vez, es un acto de amabilidad hacia ti mismo.

EJERCICIO

¿Tus pensamientos conducen a emociones fuertes? ¿Y estas, a su vez, te conducen a comportamientos destructivos? ¿Podrías compartir algunos ejemplos?

TU RESPUESTA:

____

____

____

____

____

PERCEPCIÓN: Ahora que has respondido a esta pregunta, ¿existe alguna forma de ver la conexión entre tus pensamientos de autoodio, las emociones resultantes y el comportamiento resultante de manera diferente? Dedica unos minutos a reflexionar sobre tu respuesta a la pregunta y ve si el comportamiento destructivo tiene sentido dada la evolución de tu autoodio.

Impacto en las Relaciones

En el Capítulo 3, exploramos la idea de que las personas con autoodio a menudo llegan a la conclusión de que no son dignas de una relación positiva. Esto puede crear una disonancia cognitiva: si no te gustas a ti mismo y, sin embargo, otros te dicen que eres agradable, la incomodidad mental que surge por tener dos creencias conflictivas puede ser confusa en el mejor de los casos, y muy dolorosa en el peor, si crees que están mintiendo. La certeza de que no eres agradable choca con la insistencia de otros que te dicen que eres agradable.

¿Qué se supone que debes pensar cuando alguien te dice que le gustas? He planteado esta pregunta a varias personas que experimentan autoodio, y estas son las respuestas más comunes:

1. «Están mintiendo».

2. «Tal vez no están mintiendo, pero no ven al verdadero yo. Si lo hicieran, no les gustaría».

3. «Dicen que les gusto para ser amables».

4. «Tienen que decirlo porque son mi familia o mis amigos».

5. «No quieren herir mis sentimientos diciéndome la verdad».

6. «Si realmente soy agradable y todos pueden verlo menos yo, eso muestra que estoy loca, ¿y quién le gustan las personas locas?»

«Entonces, ¿tus padres o tus amigos te están mintiendo cuando dicen que realmente les agradas?» le pregunté a una paciente.

«Tal vez estén mintiendo, pero no creo que sea exactamente eso. Simplemente ven lo que ven. Si supieran lo terrible que soy, me odiarían tanto como yo me odio. Simplemente no confío en la respuesta porque, o sí, están mintiendo, o son tan ignorantes sobre mí que tienen un juicio terrible», dijo.

«Entonces, ¿la confianza es relevante? ¿Cómo ha impactado el autodesprecio tu capacidad para confiar en los demás?», le pregunté.

«Creo que debido a que pienso tan mal de mí misma, asumo que todos los demás sienten lo mismo. Con esa idea en mente cuando conozco a

posibles amigos, es menos probable que confíe en ellos porque pienso que no les gusto, o si dicen que sí, que tienen un mal juicio, entonces, ¿cómo puedo confiar en ellos?», me respondió.

«Me has dicho que hay personas en el mundo que considerarías verdaderamente malvadas dado lo que han hecho. También me estás diciendo que si las personas realmente te conocieran, verían lo terrible que eres. Todo lo que escucho de tus padres y tus amigos es lo maravillosa que eres, lo cariñosa que eres, lo atenta que eres. Me dices que no te conocen. ¿Cuándo estás haciendo todas las cosas terribles que te hacen terrible? ¿Te escapas en medio de la noche cuando nadie puede verte y haces cosas odiosas y luego vuelves a casa y eres la persona agradable que eres? Con todas las personas horribles en el mundo, los asesinos en serie, los estafadores corruptos, los entrenadores abusivos, y así sucesivamente, sus acciones son parte del registro público y pueden ser atestiguadas por otros. Aún no me has dicho las cosas terribles que has hecho que te hacen una persona tan terrible que tú y otros deberían odiarte», insistí.

Pensó por un momento: «Creo que es diferente. Te concedo que no soy terrible, y que nuevamente, tal vez lo que necesito hacer es cambiar las palabras que uso para describir cómo me siento y cómo pienso».

No puedo enfatizar lo suficiente la importancia de comprender el impacto del pensamiento negativo. Estas autorrepresentaciones negativas, creadas por experiencias tempranas negativas y perpetuadas por interacciones desvalorizantes persistentes y duraderas, se instalan tan profundamente que es poco probable que hayas revisado o incluso reconsiderado cómo se convirtieron en lo que crees.

Pero aquí está mi observación: Cuando conozco a los pacientes con los que trabajo, ¡me caen bien! Y cuando hablo con su red de apoyo, amigos, familia y parejas, también les caen bien. Por supuesto, cualquiera de nosotros puede ser molesto o desagradable en ocasiones, pero la idea de que una persona es digna de odio rara vez es compartida por otros. Otros a menudo ven y aprecian las cualidades positivas y el potencial en personas que no lo ven en sí mismas. Las personas a su alrededor comparten diferentes verdades y tienen puntos de vista positivos, viendo sus fortalezas, valía y valor. Estas perspectivas contrastantes destacan que las autopercepciones negativas no son verdades definitivas o absolutas, sino más bien las conclusiones comprensibles, pero falsas, sobre un daño pasado. Considerar que la retroalimentación positiva y las perspectivas de las personas que se preocupan por ti podrían ser ciertas es uno de los pasos importantes para ayudar a eliminar la negatividad del pasado.

EJERCICIO

Reflexiona sobre las formas en que el autoodio ha impactado cómo te ves en las relaciones. ¿Insistes en que otros no pueden quererte? ¿En que eres una carga para ellos? ¿Cómo descartas las formas positivas en que otros te ven?

TU RESPUESTA:

____

____

____

____

____

PERCEPCIÓN: Ahora que has respondido a esta pregunta, ¿hay alguna forma de que puedas comenzar a imaginar que podrías ser alguien valioso para las personas que se preocupan por ti? ¿Es posible reconocer que tal vez hay momentos en los que no eres tu mejor versión ni la más agradable, y aun así darte cuenta de que nadie más es perfecto? Y de la misma manera en que aceptas las mejores y peores versiones de los demás, que otros puedan verte de esta manera también. Dedica unos minutos a reflexionar sobre tu respuesta y comprueba si puedes mantener en mente esta idea.

Tolerar Relaciones Abusivas

Otra experiencia común para las personas con autoodio central es la de tolerar relaciones abusivas. El autoodio típicamente coexiste con una baja autoestima, y muchas personas con baja autoestima sienten que merecen cualquier maltrato de otros. En algunas circunstancias, las personas que han sido abusadas o descuidadas encuentran que el abuso y el descuido de nuevas personas es familiar y parece reforzar la idea de que merecen el trato, o alternativamente que no merecen uno mejor. Estas personas pueden encontrar que las relaciones abusivas son familiares y más cómodas, por lo que inconscientemente buscarán relaciones que reflejen sus experiencias tempranas. Así, tolerarán el comportamiento abusivo de otros y se conformarán con parejas abusivas y creerán que no merecen algo mejor. Como destaqué en el Capítulo 3 en los comportamientos típicos de aquellos con autoodio, los pacientes a menudo buscan validación externa. En relaciones abusivas, el abusador puede inicialmente proporcionar afecto y atención, lo que puede confundirse con validación. Sin embargo, a medida que el abuso progresa, la persona con autoodio puede continuar buscando la aprobación del abusador, creyendo que cualquier relación es mejor que ninguna, pero con la consecuencia de perpetuar el ciclo de autoodio.

«Me tomó 4 años dejar mi relación abusiva. No fue abuso físico aunque, para ser honesta, a veces desearía que lo hubiera sido, para que otros pudieran ver los moretones. Fue principalmente emocional. Cuando no era suficiente y no podía satisfacerlo, llegaba tarde del trabajo y me decía que había estado en un bar con sus amigos. Me contaba sobre estas chicas que le coqueteaban, y luego yo hacía lo que él quisiera para mantenerlo. Las chicas siempre eran más delgadas que yo, más bonitas que yo, más inteligentes que yo, estaban menos cansadas que yo, eran más ambiciosas que yo, más sexuales que yo. Me odiaba aún más y no podía soportar cómo me hacía sentir, pero no podía dejarlo. Me volví tan dependiente de él, y cuando acudí a mi familia, él me dijo que necesitaba crecer y depender de él. Me sentía cada vez más aislada. Dijo cosas terribles sobre mis amigos y colegas, y esto solo subrayó lo inútil que era. Una persona inútil con amigos inútiles, trabajo inútil y colegas inútiles. Pero una mañana estaba sentada en mi cocina y vi a una mujer pasando por mi casa, sosteniendo la mano de su pareja y se estaban riendo. Y pensé: «Eso es lo que quiero, y si no puedo tener eso, no quiero la miseria de mi vida». Llamé al trabajo, hice mis maletas y me

Experiencias Reales

Las personas que se odian a sí mismas tienen baja autoestima, y en este contexto se vuelven extremadamente sensibles a cualquier indicio de que alguien más podría considerarlas como que no valen lo suficiente, difíciles de querer o incapaces de hacer las cosas bien. Esto puede dar lugar a dos problemas diferentes en la forma de relacionarte con los demás. La primera es hacer lo incorrecto para ti con el fin de hacer feliz a la otra persona. Esto puede incluir tolerar el comportamiento abusivo y doloroso de la otra persona, lo que a su vez puede hacerte pensar que mereces el abuso y refuerza tu autoodio. La segunda es que, en lugar de buscar personas compasivas y amables, podrías buscar personas abusivas, sintiendo que son las personas que mereces en tu vida y que son las únicas que estarían interesadas en ti.

EJERCICIO

Considera tus relaciones. ¿Tu autoodio influye en el comportamiento que aceptas y toleras de los demás? ¿Sueles elegir personas abusivas y crees que las personas amables nunca estarían interesadas en ti? Escribe el efecto de tu autoodio en el comportamiento que toleras de los demás y los tipos de personas que sueles elegir.

TU RESPUESTA:

____

____

____

____

____

____

____

PERCEPCIÓN: Presta atención al comportamiento que toleras de los demás; les estás enseñando cómo tratarte. Reflexiona sobre cómo te tratan las personas amables en tu vida y cómo te tratan las que no son tan amables. ¿De alguna manera les estás permitiendo que crean que está bien tratarte así? Reflexiona sobre esto por unos minutos y ve qué nuevas ideas surgen.

Efecto Sobre la Esperanza

Le pedí a un paciente que pensara en una vida sin autoodio. Parecía confundida por esta pregunta, se reclinó y luego dijo: *«¿Desaparece alguna vez el autoodio? No tengo ni idea. ¿Todo el mundo lidia con el autoodio? ¿Es esto algo que solo está ligado a la enfermedad mental? Hubo un período en mi vida donde probablemente habría respondido que no lucho con el autoodio. De hecho, ¡un período muy reciente en el tiempo! Incluso la semana pasada, cuando me pediste que pensara que puede cambiar, me hizo pensar «¿Por qué estamos perdiendo el tiempo en esto? Deliberadamente descarté la idea porque eso no se aplica a mí». Pero luego, en el mismo segundo en que se menciona algo relacionado con mi trauma, de repente soy dolorosamente consciente de cuánto me odio. Siento todo el desprecio y todo el disgusto que alguna vez tuve, pero he vivido con ello tanto tiempo que muchas veces, ni siquiera me doy cuenta de que todavía está ahí. Entonces, ¿puede o ha desaparecido alguna vez? Dudoso. Evitar juega un papel fundamental. Estoy bien, SIEMPRE Y CUANDO. . . Siempre aparece la condición del «siempre y cuando» de por medio».*

Esta paciente admitió que el autodesprecio le estaba causando tanto dolor, particularmente en el contexto de los recuerdos traumáticos, que de mala gana, y sin embargo de manera dispuesta, aceptó considerar y abordar lo siguiente:

1. Que podría ser merecedora de amor e incluso de amarse a sí misma.

2. Afrontar su trauma en terapia y considerar que no «merecía» sufrir ese trauma.

3. Que la idea de que merecía ser castigada por ser una «mala persona» era un error de pensamiento basado en años de invalidación y trauma.

4. Que no habría insistencia en que practicara la autocompasión en ningún momento; sin embargo, tenía que considerar que las formas en que pensaba sobre sí misma no eran una elección, sino el reflejo de su biología cerebral, desarrollo y experiencias tempranas.

Hablemos del ahora: Es madre, esposa y sanadora en la profesión médica, algo que nunca imaginó que sería posible dado su autoodio, su sentimiento de no merecer y la idea de que nunca habría vivido lo suficiente como para ver cambiar su vida porque creía que era imposible.

El autoodio impactará tu sentido de esperanza, y la desesperanza reforzará los sentimientos de insuficiencia y desesperación. Sin embargo, como se muestra en el ejemplo de esta paciente, existe un camino a seguir. A través de la terapia enfocada, autorreflexión y el apoyo de relaciones solidarias, puedes comenzar a desafiar y cambiar tus creencias negativas y falsas profundamente arraigadas. Una vez que comiences a hacer esto, la esperanza se reavivará. Y, como con cualquier cosa importante que valga la pena hacer, sé paciente contigo mismo. De esta manera, poco a poco el desgaste del autoodio se mantiene y avanza gradualmente.

EJERCICIO

Considera cómo el autoodio ha impactado tu sentido de esperanza y aspiraciones para el futuro. Escribe el impacto de tu autoodio en la esperanza.

TU RESPUESTA:

PERCEPCIÓN: Incluso si en este momento no ves que el autoodio cambie, ¿cómo imaginas que cambiaría tu sentido de esperanza y tus sueños para el futuro si pudieras superar el autoodio? Reflexiona sobre esto durante unos minutos y atrévete a considerar la posibilidad.

Impacto en la Percepción General de Uno Mismo

Claramente, el autoodio tiene un impacto significativo en muchos aspectos de la vida de una persona. En resumen, aquí comparto la reflexión de un paciente: *«Yo no confío en las personas. Soy incapaz de aceptar o creer cumplidos, es no creer que soy bueno en algo o tengo habilidades, es constantemente dudar de mí mismo, sentir duda constante, culpa y disgusto. Cuando realmente pienso en ello, odiarme tanto se siente como si nada de lo que hago es lo suficientemente bueno, que no soy capaz de nada. Podría ser diferente para otras personas, pero para mí se manifestó en un trastorno alimentario y ansiedad social, así que sí, realmente me ha hecho mucho daño».*

¿Cómo puede el autodesprecio no impactar tu percepción de ti mismo? ¿Cómo es posible pensar que mereces tantas cosas si sientes que no mereces ninguna? ¿Cómo puedes aspirar a sueños más grandes si sientes que no eres digno de alcanzarlos? ¿Cómo puedes imaginar relaciones saludables si sientes que mereces abuso y castigo? Ves, el autodesprecio es un veneno terrible, uno que te aleja de tu verdadero yo.

EJERCICIO

Considera las formas en que el autodesprecio ha impactado tu sentido general de quién eres como persona. Es posible que ya hayas respondido a esta pregunta en los ejercicios anteriores, sin embargo, ¿hay alguna forma que sea particular a ti que no haya sido abordada?

TU RESPUESTA:

____

____

El impacto puede ser tan abrumador que infunde en cada aspecto de la vida. Aquí te comparto lo que una joven con un trastorno alimentario me dijo: *«El autodesprecio es una combinación de autocrítica, autoculpa y autorrechazo con una autoestima y un valor propio crónicamente bajos. Me siento como una persona horrible y cruel cuya existencia causa daño a otro. A menudo siento que nadie me quiere cerca y que no merezco estar viva. Es un tipo de odio hacia uno mismo que todo lo abarca y se dirige únicamente hacia mí; no experimento odio hacia otros de una manera ni remotamente cercana a la que experimento hacia mí misma».*

Una y otra vez, estas historias subrayan lo importante que es que el autoodio se aborde y se enfrente directamente. Para algunos, fue el desafío autodirigido de creencias largamente sostenidas, y para otros el coraje de mencionarlo en terapia. Hay un camino a seguir.

En el próximo capítulo, profundizaremos aún más en la experiencia del autoodio y consideraremos la esencia del autoodio con la pregunta «¿Qué parte de mí es la que odio?».

Capítulo 5

¿Qué Parte de Ti es la que Odias?

Este capítulo no es igual a los demás, pero está diseñado para ofrecer una perspectiva distinta que desafíe algunas de tus creencias que causan tu dolor y sufrimiento. Al contar las historias, tomo ciertos desvíos antes de llegar al mensaje central.

Esto forma parte de mi esencia. Las personas que me conocen desde hace mucho tiempo me dicen que cuando me hacen una pregunta que requiere una respuesta directa, en lugar de responderla, suelo contar una historia. La razón por la que las historias funcionan es que ilustran puntos que quizás las respuestas breves no logran; además, al esperar una respuesta, tienen la oportunidad de reflexionar. Una colega que me conoce bien pone los ojos en blanco, sonríe y dice: «Bueno, ahora comienza la historia», cada vez que un alumno hace una pregunta. Las preguntas importantes generalmente ya las había respondido antes y muchas de ellas en forma de historias. Me gusta contar historias y sé que no son para todos. Lo hago en todos los aspectos de la vida.

Mientras mi hijo y yo veíamos un debate político, me preguntó cómo era posible que, ante los mismos hechos, las personas podían llegar a conclusiones tan diferentes.

«Déjame contarte una historia», le dije, mientras hacía un gesto de impaciencia con los ojos, «es una historia antigua Zen conocida como «La Pareja en el Burro» y es así:

Un hombre y su esposa iban al pueblo cada día, montados en su burro.

El primer día, tanto la esposa como su esposo montaron en el lomo del burro. Cuando llegaron al pueblo, algunas personas les gritaron: «¿Qué les pasa que cargan todo su peso sobre ese pobre burro?»

Al día siguiente, después de escuchar la crítica, el esposo montó en el lomo del burro y su esposa caminó detrás de ellos. Otras personas gritaron: «¿Qué clase de hombre eres que obligas a tu esposa a caminar mientras tú montas cómodamente?»

Y así, el tercer día, cambiaron y esta vez la esposa estaba en el lomo del burro, mientras el hombre caminaba detrás. Nuevamente, algunas personas del pueblo gritaron: «¡Qué hombre tan desconsiderado eres que dejas a tu esposa desprotegida mientras ella monta sola!»

El cuarto día, tanto la esposa como el esposo caminaron junto al burro. Nuevamente, algunas personas criticaron: «¡Qué pareja tan tonta! ¿Por qué caminar si pueden montar en el burro? ¿Para qué tener un burro, entonces?»

Las personas pueden ver el mismo conjunto de datos y la misma situación, pero llegar a conclusiones diferentes. Y a veces, incluso la persona que ve las cosas de una manera puede ver la misma situación de manera distinta al día siguiente», le dije a mi hijo.

Por supuesto, hay muchos puntos de vista. Tiene sentido tener en cuenta las explicaciones de quienes te quieren, pero ¿y si has pasado toda la vida escuchando las explicaciones de quienes te lastimaron y les has dado el mismo valor que a todas las demás? Saber diferenciar entre las ideas que te ayudan o te inspiran y aquellas que te hacen más daño es clave para saber qué conservar y qué dejar ir, y también para saber con qué persona establecer un vínculo y de quién es mejor alejarse.

Yo siempre cuento historias al analizar debates políticos con mi hijo, al responder preguntas sobre terapia o al enseñar formalmente.

Irse por las Ramas

Todos los lunes por la mañana enseño habilidades de terapia dialéctico-conductual a un grupo de padres, junto con una maravillosa amiga y colega. Una vez, alguien en el grupo preguntó: «¿Cuál es el motivo del comportamiento de mi hijo?» Comencé diciendo que, para encontrar el motivo de cualquier cosa, primero debemos preguntarnos cómo se originó realmente ese motivo. Si un árbol cae sobre una casa durante una tormenta, la casa no se habría dañado si no estuviera tan cerca del árbol o si el árbol no hubiera sido plantado cerca de la casa. Entonces, ¿por qué construyeron la casa en ese lugar y por qué plantaron el árbol donde estaba?

Si imaginamos que unos padres maltrataron a su hijo, podríamos decir que ese maltrato fue el factor que originó su psicopatología. Pero entonces surge otra pregunta: ¿por qué los padres maltrataron a su hijo? ¿Fue por la forma en que los criaron, por padres que los trataron así? Bueno, entonces, ¿por qué los abuelos trataron mal a los padres del niño? ¿Acaso ellos también crecieron en condiciones adversas? Si retrocedemos lo suficiente en el tiempo, si no hubiéramos evolucionado de lo que nos precedió, si la vida no hubiera existido en el planeta, y si Dios o el Big Bang no hubiera creado el universo, ese niño no habría sido maltratado.

Lo importante es entender que todo tiene una causa y que cada causa proviene de otra. En lugar de buscar la causa principal de algo, resulta más efectivo y útil aceptar que, en algún momento, todos hemos vivido experiencias dolorosas. No podemos retroceder para evitarlas ni cambiar lo ocurrido, pero sí podemos, en este momento, decidir que nuestro pasado no determinará quiénes somos. En cambio, podemos elegir hacer cosas que se alineen con nuestros valores y aspiraciones, especialmente si lo que estamos haciendo actualmente no nos acerca a convertirnos en la persona que queremos ser.

Sin duda, divagué para mostrar un punto, pero después de compartir esta perspectiva, mi colega dijo: «Lo que él quiere decir es que todo tiene una causa. Y aunque nuestro pasado nos ha moldeado, no determina por completo nuestro futuro. Aún podemos construir caminos significativos y gratificantes hacia adelante».

¿Qué Relación Existe entre Nuestras Historias y Quienes Somos?

Cuando hablamos del odio hacia uno mismo, el tema es tan importante y tan profundo que requiere algo más que un análisis superficial; por eso, vamos a profundizar aún más. Si eres una persona que experimenta un

¿Qué Parte de Ti es la que Odias?

odio hacia ti mismo intenso y duradero, intenta ser un poco más preciso o exacto al describirlo. Si dices: «me odio», ¿a qué te refieres exactamente? ¿Qué parte de ti odias?

EJERCICIO

Define con exactitud qué quieres decir cuando hablas de «uno mismo». ¿Cómo describirías este concepto de «uno mismo»?

¿Estás hablando de manera literal, refiriéndote a todos los tejidos y órganos de tu cuerpo?

¿Te refieres a tu crianza y a lo que has vivido?

¿Te refieres a tus pensamientos y emociones?

Quiero que seas muy claro al respecto, porque hay partes de ti que puedes cambiar y otras que están fuera de tu control.

Por ejemplo, puedes decir que literalmente odias cada aspecto de ti mismo. Tus riñones, hígado, corazón, piel, estatura, color de ojos y así sucesivamente. Aunque les pido a mis pacientes que sean claros sobre lo que quieren decir, no he tenido a nadie que me diga que el odio hacia uno mismo incluye todos sus órganos, su médula ósea, sus niveles de calcio, entre otras cosas. El yo está compuesto por muchos elementos que no son realmente nuestros. Es cierto que algunos sienten que son demasiado altos, con sobrepeso, o que tienen algún otro aspecto físico que no les gusta, pero nadie me ha dicho que quieren desechar su bazo o su esófago en el contexto de aspectos que no les gustan de sí mismos.

Entonces, si no es el yo literal el que estás odiando, cuando profundizamos en el odio hacia uno mismo, las respuestas suelen estar relacionadas con el yo reflejado en pensamientos no deseados y en emociones que se odian y resultan insoportables. En cierto modo, eso es una buena noticia, porque los pensamientos y las emociones son experiencias que podemos modificar, regular e incluso cambiar por completo.

Hace Muchos Años

Cuando recién se empezaba a trabajar la idea de abordar el odio hacia uno mismo, le pedí a una paciente que considerara el siguiente experimento mental: «Imagina que estás en un accidente y pierdes las piernas, ¿seguirías odiándote?»

«Sí», respondió.

«Bien, ahora como eres una persona increíblemente desafortunada, tienes otro accidente y pierdes tus brazos, ¿sigues odiándote?»

«Sí», respondió.

«Tienes un tercer accidente y te quedas sin todos tus órganos vitales. Estás conectada a máquinas que reemplazan tus pulmones, tu corazón, tu hígado y tus riñones, y solo tienes tu cabeza. ¿Sigues odiándote?»

«Sí. Todavía lo hago».

«Pero ya hemos eliminado el 90 % de ti, entonces ¿qué parte de ti es la que odias?»

«No es tanto mi cuerpo», admitió. «Aunque tengo cierta dismorfia corporal y en ocasiones odio mi cuerpo, la mayor parte del tiempo lo que más odio son mis pensamientos», reflexionó.

«Entonces, si pudiéramos eliminar tus pensamientos, ¿seguirías odiándote a ti misma?»

«No había pensado en eso. ¿Puedes hacerlo? ¿No eres tus pensamientos?»

«El emperador romano Marco Aurelio dijo: «El alma se tiñe con el color de sus pensamientos». No eres tus pensamientos, pero ciertamente si tus pensamientos son oscuros y autodestructivos, tu ser se verá teñido por eso. Pero los pensamientos no son fijos, por mucho que creas que lo son.

Última pregunta sobre esto: si reemplazáramos todas tus extremidades y órganos perdidos por extremidades y órganos artificiales y lo único que quedara fueran tus pensamientos, recuerdos y emociones, ¿seguirías odiándote a ti misma?»

«Vaya, qué pregunta más rara, pero sí».

Estas son preguntas profundas y complejas que abordan la naturaleza de la identidad, la percepción de uno mismo y la relación entre nuestro yo físico y nuestro yo mental. Tu identidad incluye tus pensamientos, sentimientos, creencias, experiencias y cómo te relacionas con los demás. Podrías creer que tu cuerpo es un recipiente que cambia con el tiempo y que tu yo central (tu conciencia, tus valores y tu vida interior) permanece igual. Pero esto no es así. Todo cambia. Cuando experimentas odio hacia ti

¿Qué Parte de Ti es la que Odias?

mismo, es crucial explorar de dónde provienen estos sentimientos y estas percepciones y luego desafiar su validez. Si lo analizas en terapia o haces los ejercicios de este libro, desarmas poco a poco una idea que te ha hecho sufrir durante mucho tiempo y, al desarmarla, le quitas todo el control sobre ti.

La Lucha Contra Ti Mismo

Ahora vamos a analizar un concepto muy importante, solo para que entiendas a qué te enfrentas. Esto es especialmente útil si tienes pensamientos suicidas y sientes que lo único que quieres es terminar con esa parte de ti que te duele, porque crees que el suicidio es la respuesta. Por si no quedó claro antes: ¡EL SUICIDIO NO ES LA RESPUESTA!

Así que piensa en esto: Algunos circuitos en tu cerebro te hablan del suicidio. Las voces son fuertes, así que las escuchas. Pero ¿qué está haciendo el resto de tu cuerpo?

Tus pulmones absorben oxígeno esencial y exhalan dióxido de carbono, un gas peligroso.

Tu corazón bombea sangre oxigenada a cada órgano de tu cuerpo y luego bombea sangre pobre en oxígeno de vuelta a tus pulmones para obtener más oxígeno.

Tu hígado filtra sustancias tóxicas y metabolitos no saludables que llegan desde el sistema digestivo.

Tus riñones eliminan los productos de desecho de tu cuerpo.

Tu médula ósea produce los glóbulos rojos que transportan oxígeno, los glóbulos blancos que previenen o combaten infecciones y las plaquetas que controlan el sangrado.

Tus mitocondrias generan la mayor parte de la energía química necesaria para alimentar las reacciones bioquímicas de cada una de tus células.

¡Y hay tantas otras partes de ti que hacen todo lo posible para mantenerte vivo!

Entonces, hay cierta ironía en esto: mientras una parte de tu mente piensa que la muerte es la respuesta, el resto de tu cuerpo lucha para prevenirla. Al mantener cada función vital, parece decirte: «Eso no va a ocurrir».

UN DESVÍO MÁS EN ESTA HISTORIA: ¡Puedes saltarte esta sección y leer el último párrafo, a menos que estés interesado!

> *«Cuando las personas te odian, te culpan o dicen cosas hirientes sobre ti, mira en sus corazones para entender qué tipo de personas son. Así, comprenderás que no vale la pena buscar su aprobación. Sin embargo, debes pensar en ellos con cariño. Son tus vecinos. Los dioses los ayudan como te ayudan a ti, mediante sueños y mensajes, para que alcancen los deseos de sus corazones».*

—Marco Aurelio

¿Quién habría imaginado que en un libro sobre el odio hacia uno mismo estarías leyendo sobre emperadores romanos y filósofos griegos? Marco Aurelio fue un estoico y emperador romano. Alrededor de la misma época en que Aurelio compartía su filosofía estoica, el filósofo griego Plutarco propuso a sus estudiantes el siguiente experimento mental. Se conoce como la Paradoja del Barco de Teseo y dice así:

Plutarco se preguntó si después de haber restaurado por completo un barco con todas sus piezas de madera nuevas seguía siendo el mismo barco.

Vamos a analizar con más detalle esta pregunta. Imagina que tienes un barco y te preocupa la madera: de a poco retiras una tabla y la reemplazas por una nueva. Después de reemplazar la primera tabla, ¿consideras que sigue siendo el mismo barco? Digamos que el barco tiene 100 tablas y que has reemplazado progresivamente cada una. ¿Es todavía el mismo barco? ¿Qué pasa si solo reemplazas una tabla cada año? ¿Es la velocidad del cambio o la cantidad de tablas que reemplazas lo que determina si sigue siendo el mismo barco?

Ahora, una amiga tuya que trabaja como carpintero llega y ve todas las tablas de madera desechadas y te dice: «¡Vaya, esta es una madera excelente, ¿por qué la tiraste? ¡Ha envejecido de manera hermosa! Podría construirte un barco». Poco a poco, ella construye un barco con las tablas originales, ¡y listo! ¡Ahora tienes dos barcos! ¿Son el mismo barco?

¿Cuál es el objetivo de esta pausa filosófica? El cuerpo humano reemplaza sus propias células con regularidad. Los científicos del Instituto

¿Qué Parte de Ti es la que Odias?

Weizmann de Ciencia en Israel han investigado los detalles sobre qué tan rápido y hasta qué punto se reemplazan las células. Primero, determinaron que aproximadamente un tercio de nuestra masa corporal está compuesta por líquidos fuera de nuestras células, así como por sólidos, como el calcio que da estructura a los huesos. Los dos tercios restantes están compuestos por aproximadamente 30 billones de células humanas. A continuación te comparto algunos números fascinantes:

1. Cerca del 72 % de las 30 billones de células de tu cuerpo son de grasa y de músculo. Estas células viven aproximadamente entre 12 y 50 años, respectivamente.

2. Las células sanguíneas de varios tipos viven solo entre 3 y 120 días.

3. El revestimiento del intestino suele vivir menos de una semana.

4. Las células de grasa y los elementos óseos viven durante un tiempo bastante largo, aproximadamente 10 años.

5. Tu esmalte dental nunca se reemplaza.

6. Partes de tu cerebro no parecen regenerarse a medida que envejeces. Según la investigación actual sobre el tema, se ha demostrado que podría haber cierto cambio. Sin embargo, si hay regeneración, es lenta.

7. Aproximadamente 330 billones de células se reemplazan cada día, lo que equivale a aproximadamente el 1 % de todas nuestras células. En 100 días, 30 billones se habrán renovado: ¡el equivalente a tu nueva versión!

¡Eres como el Barco de Teseo! Eres un recipiente en el que, en 100 días, 30 billones de células han sido reemplazadas por otras nuevas. Has descartado todas las células antiguas que formaban tu ser. Entonces, ¿odias las nuevas células mientras se desarrollan? ¿O continúas odiando a las que has eliminado?

El punto es que cuando lo piensas como un experimento lógico, el *tú* que es la forma física, está cambiando constantemente, por lo que no hay un tú constante que puedas odiar. La parte que se adhiere con más fuerza es el pensamiento, esa constelación de ideas que forma tu identidad. Estos

Me Odio

están moldeados por tu biología, genética y experiencias, y si te han sucedido cosas traumáticas, puedes llegar a la conclusión de que eres algo despreciable; sin embargo, es tu cerebro atacándote con negatividad y esto puede cambiar, incluso si no crees que pueda.

¿Eres Bacteria?

Las bacterias suelen tener una reputación negativa; sin embargo, aquí hay un grupo de organismos, en su mayoría bacterias, que viven dentro y alrededor de los tejidos humanos, y los científicos lo llaman microbioma humano. Algunas de estas bacterias simplemente coexisten con nosotros; nos acompañan en el viaje sin hacer nada bueno ni malo. Sin embargo, otras son esenciales para las funciones corporales y moriríamos sin ellas; por ejemplo, las bacterias del intestino y, luego, por supuesto, hay bacterias que causan enfermedades significativas. Lo que es fascinante es que los investigadores (Sender et al. 2016) han calculado que hay un poco más de células bacterianas (39 billones) que de células humanas (30 billones) en el cuerpo humano. En otras palabras, más de la mitad de tus células son bacterias. Muchas de ellas son una parte esencial de quienes somos, de nuestro yo. ¿También las odiamos?

El punto principal de esta sección es que cuando dices o piensas «me odio», debes recordar que eres una compleja red de múltiples componentes. Tu yo incluye elementos del yo humano, como tus células con ADN humano, y componentes no humanos, que incluyen células bacterianas y elementos como calcio, carbono, fósforo, y así sucesivamente. Algunos, como las bacterias esenciales o el calcio que forma tus huesos, son fundamentales para la vida y no se pueden eliminar de manera realista, pero para la mayoría de las personas que están leyendo este libro, este no es el yo que quieren decir cuando dicen «me odio». Para ellos, los elementos del odio hacia uno mismo suelen ser más específicos y estrechos que la totalidad del yo y están más relacionados con pensamientos y emociones. Al ser claros sobre lo que exactamente quieren decir con el yo, dan su primer paso para superar el odio hacia uno mismo.

En el próximo capítulo veremos cómo se desarrolla el odio hacia uno mismo y cómo llegaste a aprender, falsamente, que es una parte central de quién eres.

Origen del Autodesprecio

Capítulo 6

¿De Dónde Proviene el Autoodio?

*«Nadie nace odiando a otra persona por el color de su piel, su origen
o su religión. Si pueden aprender a odiar, se les puede enseñar a
amar, porque el amor es más natural para el corazón humano que
su opuesto».*

—Nelson Mandela, *El Largo Camino Hacia la Libertad*

Si aplicamos esta profunda sabiduría compasiva al concepto del autoodio, aquí es lo que diría: No naces odiándote por lo que eres. Tienes que aprender a odiarte, y si puedes aprender a odiarte, puedes aprender a amarte, porque el amor es más natural para el corazón que su opuesto.

Entonces, ¿cómo aprenden las personas a odiarse a sí mismas? Quería entender cómo las personas desarrollaron este sentido de sí mismas, cómo aprendieron a odiarse, así que les pedí a algunos pacientes, presentes y pasados, personas a las que aprecio profundamente, que pensaran sobre esta pregunta y luego compartieran sus reflexiones. Les pedí que respondieran las preguntas que delineé en el Capítulo 2. Aquí está lo que tienen que decir:

¿En qué Momento de tu Vida Recuerdas Haber Empezado con el Autodesprecio?

RESPUESTA 1: *«Recuerdo juzgarme mucho en la escuela primaria, o incluso antes. Creo que una vez que me di cuenta de que mi nivel de ansiedad era anormal, es cuando comenzó el autoodio. También creo que es importante decir que caí en patrones de compararme* *con mis amigas cuando era realmente joven, tal vez desde el primer grado, y pensaba que ellas eran más bonitas, o tenían cosas más lindas, o padres más agradables, y luego que yo no merecía nada, lo cual es definitivamente una gran parte de donde viene mi autodesprecio».*

RESPUESTA 2: *«No tengo un recuerdo de no sentir autodesprecio, mis primeros recuerdos son exactamente eso. Tal vez alrededor de los 4 o 5 años, mi recuerdo es de odiarme y llorar porque accidentalmente empujé a mi mamá de la manera equivocada mientras trataba de acurrucarme con ella en el sofá. Ella dijo: «¡ay!» y estaba tan molesta conmigo misma por haberla lastimado. Luego, si me metía en problemas, me sentaba en mi habitación y simplemente lamentaba lo horrible que era como persona. No hay un «antes» con el autodesprecio, al menos en mi memoria. Siempre sentí que nací defectuosa».*

RESPUESTA 3: *«Tan en el pasado como puedo recordar. Cuando trato de recordar un momento en mi vida sin autodesprecio crónico, existió antes de que tuviera que socializar e interactuar con el mundo exterior (antes de la escuela primaria). Creo que mi autodesprecio comenzó a emerger durante los primeros días de la escuela primaria cuando se hizo evidente que socializar o mezclarme con mis compañeros era difícil para mí y comencé a sentirme como un extraño. Mi primer intento de suicidio a los 8 años fue provocado por mi convicción de que este mundo no me traería nada más que tristeza».*

RESPUESTA 4: *«Honestamente, hace muchísimos años. Recuerdo ser tan joven y pensar que era la peor persona que existía. Mi familia comenzó a ir a terapia familiar cuando estaba en quinto grado y todo el tiempo, hablaban de lo que hice mal esa semana. Observaba a todos mis amigos y pensaba que su familia no necesitaba ir a terapia familiar porque no eran malos chicos. Constantemente me comparaban con mi hermano «perfecto». Mis primeros recuerdos consisten en estar acostada en la cama mirando al techo pensando «Dios, tal vez si estuviera muerta, la gente finalmente se preocuparía por mí». Recuerdo específicamente preguntarme si estuviera muerta,*

«¿Qué dirían sobre mí?» «¿Dirían que me amaban?» «¿Dirían que ni les importaba?» Siempre concluía, ¿quién podría preocuparse por una niña tan mala como yo?

»Comenzó alrededor de cuando tenía ocho o nueve años. Cuando estaba en cuarto grado, peleaba mucho con mis padres y mi hermano (él era el niño perfecto, nunca discutía con ellos). También iba a terapia familiar, que era un espectáculo de «Echarme la Culpa». Así que, después de un tiempo de que mis padres me llamaran pedazo de basura o perra, comencé a creer que era una mala niña y que seguro tenía algo malo. Realmente pensaba que tenía un trastorno o algo que hacía que no pudiera funcionar correctamente porque como niña pequeña, ¿qué más podría pensar? Luego, cuando crecí, alrededor de los 14, me violaron y me culparon por ello. En ese momento estaba bebiendo y cuando la gente se enteró, su primera respuesta fue, «bueno, tal vez si no hubieras bebido tanto no te habrían violado». Pensé, «OK pero él también hizo algo malo». Pero todos continuaron hablando con él y dejaron de hablarme a mí. Quiero decir, ¿qué concluyes sobre ti mismo aparte de que no vales nada? Esto destruyó el pequeño pedazo de autocompasión que quedaba en mi cerebro. ¿Quién amaría a la niña que era tan dramática y culpaba a alguien más por algo que podría haber controlado? Quiero decir, se grabó en mi cerebro; ¿cómo podría no pensar eso?».

RESPUESTA 5: *«Siento que nací así.. . . No puedo recordar un momento en que me gustara a mí misma o sintiera algo más que puro odio y disgusto hacia mí misma. ¿Crees que se aprende? Si se aprende, ¿cómo lo aprendí tan fuerte desde tan joven? La gente piensa que comenzó a los 12 años cuando fui agredida sexualmente por primera vez.. . . y luego sucedió una y otra vez y eso ha sido una gran fuente de evidencia que tengo para mí creencia de que soy 1) fundamentalmente terrible y 2) repugnante. SIN EMBARGO, mi profundo autoodio comenzó mucho antes de los 12 años.. . . entonces, ¿qué explica eso? Pienso que es al revés. Las cosas malas me sucedieron porque yo era mala».*

¿De Dónde Proviene el Autoodio?

RESPUESTA 6: *«Mi autoodio ha crecido y florecido como resultado de la idea de fracaso. Cuando era realmente joven, digamos alrededor de los cinco o seis años, no tenía noción de autoodio, solo la nueva emoción que cada día traería. Todo eso cambió cuando llegué a sexto grado. Empecé a ser consciente de mí misma, ocultando cada parte de mí que podía. Mi hermana mayor, por otro lado, usaba todos estos adorables atuendos a la moda y me volvía envidiosa de no poder salir de mi propia cabeza para usar ropa como la que usaba mi hermana. Incluso hasta el día de hoy, desearía tener la confianza para usar lo que mi hermana usa. Esta idea me llevaría al autoodio porque odiaría a la persona en la que me estaba convirtiendo y amaría a la persona en la que mi hermana se estaba convirtiendo. También, alrededor de este tiempo, comencé a ser cada vez más consciente de las discusiones de mis padres, y cómo se relacionaban conmigo. Mi madre decía cosas como que mi padre me estaba convirtiendo en un monstruo. Intentaba intervenir y defender a mi padre o a mi hermana de las duras palabras de mi madre, pero solo empeoraba las cosas. Esto llevaría a una inmensa cantidad de autodesprecio porque sentía que yo era el problema en la familia, y necesitaba irme para que las dinámicas familiares mejoraran. Constantemente me golpeaba a mí misma, preguntándome por qué no podía ser la hija perfecta que era mi hermana. También comencé a encontrar botellas de vino vacías escondidas por la casa que mi mamá escondía. Cuando bebía, su actitud cambiaba completamente, y no de buena manera. Mi madre dice que bebe por mi padre, y él queda como el villano. Esta idea de mi padre siendo el villano me hacía sentir como si hubiera fallado como hija, y que no era digna de amor. También, alrededor de este tiempo, mi mejor amigo me enseñó a autolesionarme. Me dijo que no le dijera a nadie. Acepté, no queriendo meterlo en problemas. Poco después, me dio una nota de suicidio. Fue entonces cuando me di cuenta de que debería haberle contado a alguien, lo que solo me llevó a odiarme por no decirle a nadie sobre el sufrimiento de mi amigo; concluí que era una amiga horrible. Para cuando procesé lo que me dio, me pidió la carta de*

80

Me Odio

vuelta. Asentí y se la devolví. Me di cuenta de que fallé como amiga. Tuve la oportunidad de ayudarlo, y la desaproveché.

«Fue entonces cuando me di cuenta de que había fallado en múltiples frentes: había fallado como hija, como amiga y como persona. Todo este autoodio se agravaría durante mi primer año de secundaria. Comencé a compararme con personas en las redes sociales, deseando parecerme a ellas. Empecé a restringir mi alimentación para lograr mi cuerpo ideal. Perdí peso y lo hice rápidamente. A pesar de la pérdida de peso, todavía me odiaba. Odiaba la forma en que me veía y cuánto tenía que mentir para lograr la pérdida de peso. Durante este período, conocí a un chico y lo consideré lo único positivo en mi vida. Luego, rompió conmigo, porque, y esto es lo que me dijo, «no podía manejarme». Eso me hizo caer aún más en picada, y concluí que no me podían amar, y definitivamente no merecía ningún tipo de afecto. Así que, fallé como hija, amiga, persona, y ahora como novia. Comencé a autolesionarme y casi me volví adicta a ello. Ahora, mi autolesión no es tan extrema porque no quiero ir al hospital. Mi autoodio, sin embargo, sigue siendo fuerte. Solo uso ropa que oculta mi cuerpo, mis cicatrices y mis cortes. Durante el verano, ni siquiera quiero salir de casa. No creo que sea digna de amor propio porque soy una persona horrible. No he sido más que una carga para quienes me rodean».

RESPUESTA 7: *«He experimentado la sensación de autoodio hacia partes específicas de mí desde que puedo recordar. Sentimientos de autodesprecio completo y total desde que tenía 12 años. Originalmente, solo odiaba mi incapacidad para pensar las cosas antes de hablar o actuar y odiaba mi incapacidad para alcanzar el imposible estándar de perfección. Pero luego fui severamente acosada en la escuela. Era constante y nadie lo entendía, y nadie me defendía. No mostraba realmente cómo me sentía. Actuaba con dureza, pero luego iba a casa y lloraba durante mucho tiempo. Pensaba que tenía que ser todas las cosas que la gente decía, las cosas que me llamaban. Desde ser acosada, menospreciada y tener toda mi personalidad, apariencia física desmenuzada, he llegado a despreciar cada aspecto de mí misma».*

¿De Dónde Proviene el Autoodio?

RESPUESTA 8: *«Tan atrás como puedo recordar. (No recuerdo un momento en que no experimentara autodesprecio)».*

RESPUESTA 9: *«Desde que puedo recordar, tengo un concepto de mí misma (alrededor de los 5 años)».*

Estas son nueve personas diferentes que comparten una experiencia común de autodesprecio. No se conocen entre sí, no están conectadas de ninguna manera, son personas con las que he trabajado durante los últimos 20 años, y sin embargo, sus historias trascienden tiempo, geografía, grupo socioeconómico, cualquier otro demográfico, aunque la mayoría son mujeres. Lo que destaca es que para las nueve, con edades entre finales de la adolescencia y principios de los 30 años, la experiencia de este inamovible autoodio comienza muy joven, tan joven como en el jardín de infantes o incluso antes.

Muchas personas que experimentan autodesprecio no recuerdan un momento claro en que se amaron a sí mismas, o si lo hacen, fue cuando eran muy jóvenes. Eso es mucho tiempo para vivir con una percepción de sí mismas tan dolorosamente distorsionada.

EJERCICIO

Para prepararte para este ejercicio, si puedes, intenta obtener una foto de cada cumpleaños, y tal vez incluso del día en que naciste. Idealmente, tienes una de cada cumpleaños y una de tu propio cumpleaños. Entonces, si tienes 18 años, tendrías 19 fotos. Si tienes 32, tendrías 33 fotos. Este ejercicio funciona incluso si hay huecos, así que no te preocupes si no las tienes todas. Ahora imprime las fotos y colócalas una al lado de la otra en el suelo. Tómate un momento para notar realmente cuánto has cambiado con el tiempo, desde niño a adolescente y luego a adulto.

Para el ejercicio de reflexión: ¿Cuándo comenzó tu autoodio? Digamos que piensas que fue a los cinco años. ¿Puedes mirar una foto tuya a esa edad, o las fotos posteriores, y honestamente decir que odias a la persona que eras entonces? ¿Puedes tener compasión por el niño que sufrió? ¿Puedes ver que no hay un yo permanente para odiar, que hay una persona cambiante a lo largo de una vida? Estás cambiando a cada momento. ¿Por qué cargas el autoodio contigo como si fuera algo permanente? Por supuesto, una versión de ti conduce a la siguiente versión de ti, pero también estás cambiando constantemente, y llevar contigo el autoodio es tan insoportable e innecesario.

EJERCICIO

¿Cómo comenzó tu autodesprecio? ¿Cómo comenzaron las lecciones en el autoodio? ¿Quiénes fueron tus maestros?

____

____

____

____

____

____

¿Cómo se Desarrolla el Autoodio?

«Este diálogo interno negativo es algo de lo que probablemente ni siquiera eres consciente, pero te va consumiendo poco a poco y erosiona esa confianza en ti mismo que necesitas para enfrentar tu ansiedad»

—Robert Duff

Los pacientes encuentran esta pregunta difícil, porque implica un «tiempo antes» del autoodio, y no siempre lo pueden recordar. Luego, la mayoría no puede pensar en un solo incidente que los llevó a odiarse, y en parte, esto se debe a que sienten que nacieron defectuosos.

Un paciente compartió esta reflexión: «No puedo recordar un incidente específico, pero sí recuerdo que los sentimientos se desarrollaron e intensificaron con el tiempo. Creo que los sentimientos comenzaron al interiorizar las expectativas de los demás hacia mí desde una edad temprana, y establecer desde el principio la creencia central de que mi valor personal estaba directamente ligado a mi capacidad de cumplir con las expectativas de los demás y hacerlos felices. Creo que, como un niño altamente sensible, las experiencias de castigo (verbal o físico), ira violenta y trauma intergeneracional me afectaron en un grado mucho mayor que a la mayoría de las personas».

Teoría e Investigación

Esta reflexión es claramente una idea considerada, y probablemente tiene un gran mérito. Revisé los estudios disponibles para ver si existían investigaciones que pudieran ayudar a responder la pregunta y descubrí que existen cuatro teorías principales sobre cómo se desarrolla y se mantiene el autoodio persistente. La primera teoría es la más desarrollada y la analizaré de manera más exhaustiva. Las otras tres teorías están menos desarrolladas e investigadas.

TEORÍA 1: Una de las personas que ha pensado en esto es el psiquiatra australiano Roy Krawitz. Propone que una combinación de la *postura emocional actitudinal* de una persona junto con la vergüenza conduce a la evolución del autoodio. A continuación te comparto un ejemplo redactado de manera más sencilla. Digamos que percibes que eres una mala persona porque olvidaste el cumpleaños de un amigo. Entonces experimentas desprecio y autocrítica, lo que a su vez te hace sentir aún peor contigo mismo. Tu postura actitudinal es la creencia de que eres una mala persona junto con la autocrítica y el autojuicio. Esto puede llevarte a estar enojado contigo mismo y sentir que necesitas ser castigado.

Imagina una postura actitudinal diferente: «Olvidé el cumpleaños de mi amiga. Estoy triste por haberlo hecho y, sin embargo, he estado tan ocupado y agotado en el trabajo que simplemente se me pasó. Soy un buen amigo para ella, y lo compensaré llevándola a cenar».

La mayoría de las personas que no experimentan un autodesprecio persistente tienen una postura actitudinal positiva, o al menos más neutral, y así, incluso si hay algún incidente que perciben como desafortunado o negativo, no se acumula una evaluación crítica de sí mismo. En cambio, pueden mantener una perspectiva equilibrada y evitar dejar que las inevitables experiencias negativas de la vida definan su valor personal general.

¿Cuál es mi Postura Actitudinal?

«Sí, Eleanor se despreciaba a sí misma y, sin embargo, requería elogios, que luego nunca creía».

—Hanif Kureishi

EJERCICIO

Piensa en un ejemplo en el que experimentes una interacción o un resultado negativo. Por ejemplo, un amigo no te devolvió la llamada, sacaste una B en un trabajo en el que esperabas una A, tu jefe te hizo algunos comentarios en el trabajo. O incluso considera lo que a otros puede parecer una interacción normal con otra persona, digamos que estás en la fila para comprar un café y la fila se mueve muy lentamente cuando necesitas llegar al trabajo.

Describe la situación a continuación:

MI RESPUESTA EMOCIONAL/ACTITUDINAL:

¿Qué pensamientos tienes sobre ti mismo en la situación anterior?:

¿Me autocritico?

¿Me autojuzgo?

¿Me siento disgustado conmigo mismo?

¿Siento que soy un fracaso?

¿Pienso en el peor escenario posible?

¿Siento que los demás no me toman en serio porque no soy importante?

RESPUESTAS ALTERNATIVAS: Dado que las personas que no se odian pueden haber estado en exactamente la misma situación, pero no traen respuestas actitudinales autocríticas a la situación, ¿puedes:

Hacer una declaración que se valide a sí misma? (Realmente estudié para el examen. Hice lo mejor que pude, y el tema es difícil para mí).

85

Hacer una declaración más amable, o al menos más neutral, sobre ti mismo? (Solo porque mi jefe hizo algunas sugerencias sobre cómo podría ser más productivo, no significa que me odie ni que sea el peor empleado de todos).

Ver esto como un revés temporal en el curso de un día? (Mi amigo no me devolvió la llamada y estoy decepcionado, sin embargo, es un buen amigo, y vamos a cenar más tarde).

Pensar en razones alternativas para el comportamiento de la otra persona? (Por ejemplo, el barista puede ser nuevo en su trabajo, o haber trabajado un turno doble, o tener pedidos complicados que llenar).

Al practicar algunas de estas respuestas alternativas, comienzas a cultivar una perspectiva más equilibrada y autocuidada hacia ti mismo. No todos los resultados negativos son porque has hecho algo mal; y de hecho, muchos de los resultados negativos en la vida rara vez son exclusivamente tu culpa, incluso si crees que lo son. Practicar la autovalidación, hacer evaluaciones más precisas de ti mismo, ver los contratiempos como temporales, y considerar razones alternativas para los comportamientos de los demás es otro camino para reducir el autoodio. Este enfoque no solo ayuda a abordar y disminuir la reacción al autoodio como un comportamiento, sino que también fomenta la resiliencia y una imagen propia más saludable, constructiva y adaptativa.

TEORÍA 2: La Dra. Rottraut Ille (2014) propuso un segundo camino posible hacia la evolución del autoodio. La Dra. sugirió que el autoodio se desarrolla a través de la emoción del disgusto. En su teoría plantea que una persona tiene un deseo intenso de distanciarse de algo que es repugnante, que en este caso es ella misma. Algunas personas encuentran aspectos de sí mismas repulsivos, y luego lo que quieren es deshacerse de esos aspectos.

Piénsalo de esta manera. Imagina que saliste a caminar con tu nuevo par de zapatillas de diseñador, y pisas caca de perro. Notas la emoción de disgusto, y luego inmediatamente te das la vuelta y vas a casa a lavar la caca del zapato con tu manguera de jardín. Sin embargo, imagina que fueras alguien que, después de haber pisado caca de perro, creía que todo el zapato estaba manchado para siempre y que tenías que deshacerte de los zapatos. Para las personas que experimentan un autodesprecio intenso, ciertos comportamientos y experiencias traumáticas de la infancia los hacen sentir repugnancia hacia sí mismos en su totalidad, como si la experiencia traumática hubiera manchado todo su ser. Se sienten repelidos por el yo que fue maltratado y quieren deshacerse de él. No pueden ver que sus abusadores les causaron un gran daño psicológico y sienten en cambio que hicieron algo malo y que su abuso fue merecido por ser defectuosos.

Advertencia de Contenido: Si el evento que te hizo experimentar autorrechazo fue abuso infantil y aún no lo has abordado, ya sea en terapia o en otro lugar, escribir sobre ello ahora puede desencadenar sentimientos poderosos. Si esto sucede, es la forma en que tu cerebro y cuerpo te indican que necesitas abordarlo. Si la respuesta es demasiado dolorosa, omite este ejercicio hasta que puedas abordarlo con una persona de confianza.

EJERCICIO

¿Te sientes disgustado contigo mismo? ¿Cuándo comenzó el autorrechazo? ¿Ocurrió algo específico para desencadenar los sentimientos de autorrechazo?

RESPUESTA:

____

____

____

____

____

TEORÍA 3: Una idea en la que algunos colegas y yo hemos trabajado se deriva del modelo biosocial que la Dra. Marsha Linehan propuso cuando desarrolló el tratamiento conocido como terapia dialéctico-conductual (DBT, por sus siglas en inglés) (1993). Su teoría biosocial postuló que la disfunción emocional crónica emerge de transacciones repetidas entre la vulnerabilidad emocional biológica de un niño y un entorno de desarrollo invalidante (más información sobre la invalidación en el siguiente párrafo).

Los bebés humanos nacen con la capacidad innata de atraer el tipo de cuidado que asegurará su supervivencia. Piensa en la respuesta que la mayoría de las personas tienen al anuncio de un recién nacido. Normalmente, se les da una cantidad tremenda de cuidados para satisfacer todas sus necesidades, y esto es cierto ya sea que el niño resulte ser emocionalmente sensible o no. A medida que los niños se desarrollan, necesitarán diferentes grados de apoyo emocional para prosperar. Algunos estarán bien con una simple palmada en la espalda, mientras que otros solo se sentirán apoyados si su expresión de la experiencia emocional es validada.

Si, a medida que el niño crece, resulta ser más emocionalmente sensible, el entorno necesitará estar más sintonizado con sus necesidades emocionales que si es menos sensible. Pero ¿qué pasa si las necesidades emocionales no solo no se satisfacen, sino que el niño además experimenta el rechazo de quién es y de la forma en que responde al mundo? La teoría de Linehan decía que la patología y la destrucción del sentido del yo eran una consecuencia directa de esta sensibilidad emocional y rechazo.

Retomaremos este tema con más detalle en las páginas siguientes; sin embargo, en mi experiencia clínica, respaldada por la investigación, los niños que sufren invalidación crónica se sienten insuficientes, que no valen lo suficiente, tienen una autoestima más baja y tienen mayor riesgo de desarrollar enfermedades mentales. La injusticia de todo esto es que debido a que sus sistemas cerebrales cognitivos y emocionales están en medio de una evolución masiva, los niños concluyen que tienen la culpa de la forma en que se sienten, y esta es una receta perfecta para el desarrollo del autoodio. Para agravar todo esto, en un entorno que se siente no receptivo o despectivo hacia sus necesidades, los mecanismos de afrontamiento desadaptativos y autodestructivos actúan rápidamente para reducir el dolor emocional, por lo que se refuerzan. Lo importante es que si un sistema familiar es consciente de esta dinámica, puede aprovechar el rápido desarrollo cognitivo y emocional y, mediante la práctica de la validación, comenzar a revertir los efectos cicatrizantes de la invalidación.

Una Palabra Sobre la Invalidación

Linehan dijo que la invalidación ocurre cuando una persona intenta comunicar sus pensamientos y experiencias privadas a otros, y si esta comunicación se encuentra con respuestas erráticas, impredecibles, de rechazo, punitivas o extremas, la persona interpreta que le están diciendo que su experiencia no es válida. Cuando estas experiencias privadas son trivializadas o castigadas, deja a la persona sintiéndose menospreciada, desestimada, defectuosa e inadecuada.

Experimento Mental Sobre la Invalidación

Imagina que te encuentras con tres amigos. Uno tiene un fuerte dolor de cabeza, otro tuvo una noche terrible de sueño y está exhausto, y el tercero está bien. Propones una caminata de cinco millas cuesta arriba. Obviamente, no puedes ver el dolor de cabeza de alguien más, el cansancio de alguien más, o que alguien más esté bien. Tomarías su palabra de que están experimentando lo que te digan que están experimentando. Si, por otro lado, uno tuviera una pierna rota, verías visiblemente una pierna enyesada, pero los pensamientos privados o experiencias emocionales no son visibles para los demás.

Ahora imagina que insistes en ir de excursión, diciéndoles que les hará bien. Cuando se quejan del dolor de cabeza o de estar cansados, les dices que están exagerando y que deberían tener la misma actitud que el tercer amigo, el que está bien y dispuesto a caminar. Tu rechazo de las experiencias de los dos primeros amigos sería una invalidación. Estarías trivializando, descartando o desestimando lo que están diciendo. Incluso si tienes una buena intención (en este caso, tu deseo de estar con tus amigos, estar al aire libre y hacer ejercicio), desde el punto de vista de los otros, estás siendo invalidante. Imagina, en cambio, que estuvieras exhausto y necesitaras dormir, o que tuvieras un dolor de cabeza agudo. ¿Cómo te sentirías si te dijeran que estás exagerando?

La invalidación tiene dos características principales. En primer lugar, le dice a la otra persona que están equivocados en la descripción, interpretación

¿De Dónde Proviene el Autoodio?

o evaluación de su propia experiencia. En segundo lugar, atribuye sus experiencias a características de personalidad consideradas socialmente inaceptables. En el ejemplo, imagina que les dijiste a tus dos amigos que estaban pasando un mal momento: «Ustedes dos solo están poniendo excusas y siendo flojos».

Continuemos con este ejemplo. Imagina que tu amiga con el dolor de cabeza se enoja contigo, una respuesta comprensible. Luego la etiquetas como negativa, hipersensible y simplemente negándose a adoptar una actitud más positiva. Incluso podrías pensar que está siendo manipuladora, que quiere la simpatía de los demás, simplemente porque tu plan de hacer una caminata con tus tres amigos está comprometido. Cualquiera de las etiquetas que le apliques sería invalidante para ella, porque a menos que conozcas las características para ser fácticamente correctas, estás desestimando su experiencia. Entonces, el fracaso, o cualquier desviación de algún comportamiento socialmente definido como aceptable (en este caso ir de excursión) se atribuye a ser flojo, carecer de motivación o no esforzarse lo suficiente.

Invalidación del Desarrollo

¿Cómo impacta la invalidación en un niño sensible? No todos los niños nacen con el mismo temperamento biológico. Algunos son más sensibles que otros. Si un niño: (i) tiene una predisposición biológica a ser emocionalmente sensible, lo que significa que experimenta emociones intensamente, frecuentemente, debido a razones aparentemente triviales, y luego tarda más tiempo que otros en recuperarse de las experiencias emocionales, y (ii) se encuentra con invalidación crónica de los cuidadores y otras personas significativas en su vida, el niño aprende que necesita trabajar mucho más para poder cumplir sus necesidades emocionales. Pueden redoblar sus esfuerzos para obtener la aprobación y aceptación de los demás y tratar de comportarse de maneras que otros encuentren aceptables, pero cuando las emociones son altas, el «comportamiento adecuado» puede ser difícil.

Si la invalidación persiste, el niño internaliza la invalidación y cree que debe ser culpable por sus fuertes emociones y respuestas de comportamiento inaceptables. Cuando esto sucede, puede llevar a una experiencia persistente de vergüenza, y luego a la creencia de que ella es responsable de ser quien es. Con el tiempo, su vergüenza se fortalece porque siente que no puede controlar ninguna de las emociones o comportamientos que los padres y otros etiquetan como «malos».

Para hacer frente a la debilitante emoción de la vergüenza, muchas personas recurren a comportamientos que la reducen rápidamente. Desafortunadamente, muchos de los comportamientos que funcionan rápidamente son desadaptativos, incluso si son efectivos a corto plazo. Estos comportamientos incluyen evadir situaciones, la autolesión, las conductas suicidas y, a largo plazo, tienden a dañar a la persona que los usa porque no abordan la vergüenza y la invalidación subyacentes. Además, estos comportamientos refuerzan la creencia de que no merecen nada bueno, que tienen algo «malo» y que no son dignos de ser queridos.

Le pregunté a una paciente qué pensaba de la teoría biosocial, y aquí está su respuesta:

«Psicológicamente tiene sentido que las experiencias de la infancia temprana con los cuidadores influyan en el desarrollo del autodesprecio; SIN EMBARGO, ¿esto dependería aún más de cuán sensible es el niño? Me hace cuestionar mi propia experiencia; crecí con mi hermana mayor (mayor por un año y medio), pero aquí está la cuestión: Tuvimos los mismos padres, vivimos en el mismo hogar, con las mismas reglas y los mismos estímulos.

»Entonces, ¿cómo explicas que mi hermana sea genuinamente la persona más amorosa y segura de sí misma que he conocido? Sí, el autodesprecio está ligado a mi imagen corporal. Mi hermana, por otro lado, es increíblemente neutral con su cuerpo y siempre ha comido de forma intuitiva. Ella discute abiertamente las cosas que le gustan de sí misma y rara vez es autocrítica (especialmente no de manera muy negativa). Como sabes, yo no soy así. ¿Cómo sucede esto? Nos criaron los mismos cuidadores en el mismo entorno. Obviamente, soy consciente de que somos personas diferentes y, por lo tanto, a veces nuestros padres

¿De Dónde Proviene el Autoodio?

nos trataron de manera diferente (especialmente en torno a la comida o a cuestiones del cuerpo), pero con eso me pregunto si simplemente me trataron de manera diferente debido a la presencia de mi autoodio. Entonces, ¿cómo se desarrolló el mío tan fuertemente?».

Esta reflexión lleva a una pregunta interesante. ¿Por qué es que dos niños nacidos en la misma familia pueden experimentar su sentido de sí mismos tan diferente? Uno se odia a sí mismo y el otro no. El experto en desarrollo, el Dr. Gabor Mate dice: «Los padres no son los mismos con cada hijo». Con esto quiere decir que cuando los padres tienen un segundo hijo, son personas diferentes de las que eran cuando tuvieron a su primer hijo. Además, debido a que los niños son diferentes biológica, emocional y temperamentalmente, la forma en que los padres actúan hacia sus distintos hijos es diferente. Por ejemplo, los padres pueden ser más reactivos, críticos e invalidantes con un niño más emocional y más tranquilos, menos críticos y más tolerantes con su hijo menos reactivo.

EJERCICIO

Piensa en el concepto de invalidación. ¿Con qué frecuencia te decían que lo que sentías estaba mal, que estabas exagerando o que no deberías sentir lo que sentías? ¿Con qué frecuencia te han dicho que «simplemente superes» las cosas?

RESPUESTA: Escribe las formas en que has sido invalidado.

____

____

____

____

____

TEORÍA 4: Un Modelo Psicodinámico para el Desarrollo del Autoodio en el Trastorno Límite de la Personalidad

Esta teoría podría resultar un poco más difícil de entender porque la teoría psicodinámica puede parecer complicada. El modelo psicodinámico para el desarrollo del autoodio es muy diferente del modelo biosocial de DBT. La teoría y las terapias psicodinámicas se centran y exploran las creencias y deseos duraderos de una persona. Según la teoría, estos son causados por experiencias de vida tempranas y además que muchas de estas causas no están en la conciencia de una persona. En otras palabras, las causas radican en el inconsciente. Por lo tanto, el constructo del yo como uno para ser despreciado tendría sus raíces ocultas en las profundidades de las experiencias de la infancia temprana.

La psicóloga Margaret Singer (1977) propuso la idea de que una persona con trastorno límite de la personalidad (BPD, por sus siglas en inglés) que experimenta su propio núcleo como defectuoso encuentra casi imposible integrar diferentes partes de sí misma en un todo que tenga sentido para ellas. Ella dijo que esto era especialmente cierto si esas partes parecían estar en conflicto entre sí. Por ejemplo, digamos que eres amable con los demás y luego dices algo malo a un amigo. Para las personas con BPD, mantener la idea de que el «yo amable» y el «yo malo» coexisten es una tarea difícil. De manera similar, también les resulta difícil reconciliar diferentes partes de otras personas, lo que dificulta ver a los demás en nada más que en términos de todo o nada.

¿Cuál es la consecuencia de esta lucha para integrar ideas opuestas? Por ejemplo, digamos que un ser querido está enojado porque dejaste la cocina desordenada, pero luego ofrece ayudarte a limpiar y luego expresa gratitud. Para aquellos que se ven a sí mismos como defectuosos, la muestra de ira y amabilidad en una persona es confusa, y les resulta difícil ver cómo una persona puede tener ambas cualidades.

Margaret Mahler (1975), psiquiatra y pediatra interesada en el desarrollo infantil, sugirió que las dificultades en las etapas tempranas de desarrollo podrían llevar a un sentido de vacío. Describió una fase conocida como acercamiento, que ocurre entre los 15 y 24 meses. Durante esta etapa, el bebé, que ahora se mueve con mayor autonomía y ya no necesita que lo carguen, empieza a reconocer que está separado de su madre. Mahler argumentó que si el niño no logra navegar con éxito esta etapa

93

y se vuelve incierto sobre su separación, podría llevar a una ansiedad duradera y a un miedo al abandono, especialmente si la madre responde con impaciencia, irritación o falta de disponibilidad. En este contexto, el niño encuentra difícil reconciliar tanto los aspectos negativos como positivos de la madre, lo que lleva a un apego fracturado y un sentido de vacío resultante.

En un artículo sobre el vacío, el psiquiatra Stephen Levy (1984) definió este vacío como la «pérdida del tono de fondo normal de los sentimientos garantizado por la cohesión de las relaciones de objeto internalizadas». Esto significa que la sensación típica y predecible de seguridad que la mayoría de los niños siente porque simplemente «saben» que su «objeto», es decir, el cuidador, una persona constantemente confiable, responderá de manera predecible, no es lo que experimenta la persona con BPD. Levy sugirió que el niño con BPD no puede predecir que su padre será confiable, ya que no lo ha sido. Debido a que el niño con BPD es incapaz de integrar las diversas respuestas parentales, los aspectos «buenos» y «malos» de su madre, el niño luego lucharía e intentaría identificarse solo con las partes buenas o deseadas de la madre e intentaría «repudiar» o «eliminar» las partes negativas o no deseadas.

A muchas personas les cuesta entender estas ideas porque, en general, no son conscientes de haber vivido a sus padres de esta manera. Con estos conceptos psicoanalíticos en mente, el camino hacia el autoodio puede entenderse de la siguiente manera: la dolorosa experiencia de vacío, particularmente común en pacientes con BPD (consultar el Capítulo 8), impide la posibilidad de autoaceptación. Esto se debe a que la autoaceptación puede sentirse repulsiva y profundamente provocadora de ansiedad, lo que lleva a pensamientos como: «¿Cómo puedo aceptar a un yo repulsivo?» Cuando los terapeutas fomentan una visión más compasiva de uno mismo, los pacientes pueden fijarse en sus defectos percibidos y sentirse fundamentalmente diferentes y rotos. Este enfoque en sus defectos perpetúa e intensifica su autoodio.

La división interna entre el deseo de sentirse «normal» y la experiencia de sentirse defectuoso puede llevar a una guerra interior implacable entre los lados opuestos del yo. Un lado quiere mejorar y reconoce todo el trabajo arduo que requerirá, y el otro lado simplemente quiere libertad inmediata del dolor del autoodio, y en este contexto, el suicidio puede entenderse como la máxima protección contra tal sufrimiento. Nuevamente, el suicidio nunca es la solución correcta.

Y así, a través del lente de la teoría psicodinámica, el autoodio en el BPD se concibe esencialmente como un síntoma de trastorno de apego. El autodesprecio refleja los rechazos percibidos por un niño no deseado y se desarrolla durante la infancia temprana. El rechazo del yo no deseado se ve como un mecanismo de defensa inconsciente y adaptativo en el sentido de que al repudiar la parte del yo que fue rechazada, abandonada, abusada, o vista como demasiado emocional o sensible, la parte deseada del yo podría ser algo atractivo, incluso digno de elogio para la familia, amigos y parejas. Desafortunadamente, si esta dificultad no se aborda en terapia, el autoodio internalizado conduce a un sufrimiento persistente e intolerable y, entonces, como proponen todas las teorías, surge la idea del suicidio como la solución definitiva al sufrimiento continuo.

Aquí está la conclusión: Todos los pacientes que han compartido sus experiencias conmigo han dicho que su autodesprecio comenzó en la infancia. Todas las teorías sobre el desarrollo del autoodio sugieren que el niño internaliza un sentido de que son defectuosos, y este sentido crece para infectar aspectos del yo. Para mí, importa menos cómo se desarrolló. Comprender por qué un huevo se rompe cuando cae al suelo de granito no lo hace menos roto. Por supuesto, es útil entender que las semillas del autoodio se plantaron a partir de experiencias que no elegiste, ya que reconocer esto es fundamental para la autovalidación. Sin embargo, el tú que es autodespectivo ahora es el tú que eres y esa es la persona que necesita ayuda, no la niña o el niño que experimentó el trauma. Puedes tener compasión por ese niño y, en el futuro, puedes comprometerte a defenderte contra los elementos tóxicos que infestan las mentes de otros niños, pero tu tarea ahora es comenzar a deshacer el daño que las experiencias dañinas de tu pasado crearon.

Reflexión de una Paciente Sobre Cómo se Desarrolló su Autoodio

Cuando sugiero a los pacientes que el autoodio se aprende en lugar de ser un defecto con el que nacen, muchos se quedan pensando. Una paciente encontró esta idea tan novedosa que decidió mapear el desarrollo de su autoodio, y me envió el siguiente correo electrónico.

«Fue como una epifanía y luego cuanto más pensaba en ello, más trataba de unirlo todo, así que aquí va:

«Pregunta: ¿Cuáles son los aspectos biosociales del desarrollo de tu autoodio, paso a paso?

a. *Predisposición biológica*

Tengo una vulnerabilidad genética y predisposición epigenética. Durante generaciones, en la familia materna se han presentado enfermedades mentales, adicción y traumas que han afectado a mi madre, mi abuela y hasta donde sabemos, a otras.

b. *Invalidación*

Al crecer, me parecía que mi mamá era la única en nuestra casa que tenía permitido tener sentimientos. Estaba muy enferma mentalmente y a menudo tenía arrebatos emocionales aterradores, y muchos de estos iban dirigidos hacia mí. Lo que más recuerdo es que, una y otra vez, me decía que era la causa de todos sus problemas. Pequeñas cosas, como olvidar mi almuerzo escolar en casa cuando estaba en tercer grado, llevarían a que dijera que yo debía querer que su vida fuera totalmente miserable, que debería secuestrar a mi hermano menor y desaparecer para siempre, o que la hacía querer golpearse la cara. Recuerdo que todo esto empezó cuando yo tenía unos ocho años.

c. *Aumento en el comportamiento de búsqueda de aceptación*

La única manera de controlar los arrebatos de mi mamá era trabajar muy duro para apaciguarla y ayudarla a regular sus sentimientos. La calmaba diciéndole que la amaba y que no quería hacerla sentir así, y que sería muy cuidadosa en el futuro para asegurarme de no volver a hacer lo que hice para molestarla, como olvidar mi almuerzo escolar, o lo que fuera. Cuando se sentía culpable después del hecho, me decía que le dijera que era una buena madre, que yo estaba equivocada, y que sus reacciones no la hacían una mala persona. Entre arrebatos, iba a extremos para tratar de mantenerla feliz y de buen humor. Estos esfuerzos para aumentar la aceptación de mis comportamientos y de mi existencia se basaban en gran medida en el miedo, aunque algunos también provenían de un deseo de ser amada y aceptada. Quiero decir, ¿quién no querría que su madre la amara?

d. *Más invalidación*

A pesar de mis mejores esfuerzos por mantener a mi mamá feliz y calmada, los arrebatos seguían ocurriendo. A medida que crecí, comencé a intentar controlar menos sus reacciones y, en su lugar, esperaba que ella actuara de manera más adulta o trataba de ser honesta sobre cómo me afectaba a mí. Esto solo lograba que se enojara más y empeoraba su sentido de ser la víctima. Una vez le dije que su comportamiento y la forma en que actuaba como una niña pequeña me hacían sentir que no tenía una madre real. Su respuesta inmediata fue: «Eso es lo más cruel que alguien me haya dicho». No hubo reflexión sobre los eventos que llevaron al arrebato ni validación de mis experiencias. Ella experimentó que compartiera mi experiencia como un ataque personal hacia ella, siendo ella la víctima y yo la villana.

e. *Internalización*

Pero nada nunca cambió y, con el tiempo, comencé a pensar que tal vez ella tenía razón y a culparme por el comportamiento de mi mamá. A menudo lamentaba la forma en que reaccionaba, pensando que si no la hubiera instigado y provocado a veces, o si hubiera hecho un mejor trabajo calmándola, mi infancia habría sido menos traumática y no estaría tan jodida como adulta.

f. *Vergüenza*

Siento una intensa vergüenza por cómo actué alrededor de mi madre y por quien soy como persona.

g. *Comportamientos reforzados*

Participar en autolesiones, pellizcos compulsivos de la piel, planes e intentos de suicidio, y trastornos alimentarios como la restricción y provocarme el vómito me traen aún más vergüenza y refuerzan mis sentimientos de que soy una persona repugnante y desordenada y que merezco que me sucedan cosas malas.

h. *Autoodio*

Mis experiencias, la vergüenza que siento en torno a ellas, particularmente porque comenzaron a una edad tan temprana, y la enfermedad mental y los comportamientos desadaptativos que han resultado de ellas han influido fundamentalmente en mi identidad y autoconcepto. Siento que soy repugnante, loca, manipuladora, incapaz de hacer algo significativo, y que no merezco que me amen ni cosas buenas. En mi núcleo, me odio profundamente a mí misma y a mis acciones y a menudo pienso que le haría un favor al mundo si terminara con mi vida».

Como esta reflexión demuestra, la paciente no es responsable de la enfermedad mental de su madre ni hay nada que pueda hacer, o podría haber hecho, al respecto. Pero no entender esto a una edad temprana llevó al desarrollo de comportamientos desadaptativos y autoodio. La invalidación repetida y la imposibilidad de satisfacer las necesidades emocionales de su madre fomentaron una profunda sensación de insuficiencia y autodesprecio, moldeando su identidad y salud mental de manera profundamente negativa. Los comportamientos de su madre nunca fueron culpa suya, y no fue hasta que le dimos este ejercicio que pudimos explorar esta percepción. Me dijo que al desglosarlo de esta manera, ver cómo evolucionó, la ayudó a suavizar su postura hacia sí misma, y tal vez sea un ejercicio que encuentres útil.

¿De Dónde Proviene el Autoodio?

Capítulo 7

¿Se Debe al Carácter o a la Biología?

Hace unos meses, una terapeuta me contactó por correo electrónico y me contó que había visto uno de mis videos sobre cómo superar el autoodio. Comentó que le había resultado conceptualmente útil y que mi enfoque en el desarrollo y en el camino a partir de las experiencias de la infancia temprana estaba claramente explicado. Luego me preguntó algo en lo que no había pensado: «¿Podría el autoodio tener un origen biológico o genético?». En otras palabras, ¿podría el autoodio ser algo que se hereda, o tal vez existen ciertos factores biológicos que pueden hacer que una persona sea más propensa a odiarse a sí misma? Esta es una pregunta muy interesante, por lo que consulté la literatura de investigación. No existen estudios en los que se confirme un componente genético o de carácter en el autoodio. Sin embargo, en un estudio se combinaron algunos de los temas que hemos revisado anteriormente y se sugiere la posibilidad de que existan factores de riesgo genéticos y biológicos.

ADVERTENCIA: En este libro combino relatos personales con hallazgos de investigación sobre el suicidio. Para las personas que tienen pensamientos suicidas, leer estas historias podría hacer que esos pensamientos vuelvan a su mente. Quizás te canses de oírme repetirlo, pero EL SUICIDIO NO ES LA SOLUCIÓN. Estos relatos personales y los hallazgos de investigación resaltan la urgente necesidad de abordar todos los factores de riesgo vinculados al suicidio.

En un estudio (Smith et al. 2012) se investigaron las contribuciones ambientales y genéticas al comportamiento suicida en gemelos masculinos. Los investigadores señalaron que, en todos los estudios previos, se había observado que la genética representaba entre el 40 % y el 50 % del comportamiento suicida. Aunque esto indica una fuerte influencia genética, también señalaron que los factores psicológicos y ambientales constituyen entre el 50 % y el 60 % restante. Al analizar los aspectos psicológicos fundamentales de la Teoría Psicológica Interpersonal del Suicidio (IPTS), se identifican tres factores causales que aumentan el riesgo de suicidio:

1. Percepción errónea de «carga»: Esto se refiere a cuando llegas a la conclusión errónea de que tu muerte tendría más valor para los demás que tu vida.

2. Sentido de pertenencia frustrado: Esto se refiere a sentimientos de soledad y la percepción de que a nadie le importas.

3. La capacidad adquirida para el suicidio: Esto se refiere a la falta de miedo a la muerte y al dolor físico, una capacidad que se desarrolla con el tiempo mediante la exposición repetida a experiencias dolorosas o que inducen miedo.

La idea del impacto de la biología resonó profundamente en uno de mis pacientes, una persona con trastorno límite de la personalidad (TLP) y un trastorno alimenticio, y me dijo lo siguiente:

«Me diagnosticaron una enfermedad genética del tejido conectivo cuando tenía 20 años. Alrededor de esa época, también me detectaron varias comorbilidades que requirieron tratamientos importantes. A los 21 años, mi movilidad comenzó a deteriorarse notablemente, y a veces necesitaba usar un bastón o una silla de ruedas. En ese momento, la terapia me ayudó a aceptar la ayuda de mi papá, aunque sentía una gran culpa y desarrollé un fuerte complejo de carga. Sentía que, para él, mi discapacidad era una carga y que mis limitaciones físicas resultaban molestas y vergonzosas. Creía que no querría que lo vieran en público conmigo, que el tiempo y el cuidado extra que me tomaba para navegar por mi entorno físico eran una pérdida de

su tiempo, y que no merecía la carga psicológica de tener que preocuparse por mí y mi salud.

Durante el período de diagnóstico y la progresión de mi deterioro físico, mi autoodio cambió y aumentó significativamente debido a los fenómenos descritos anteriormente. Sentía que mi cuerpo era una molestia, defectuoso, inútil y una carga para mi familia y la sociedad. Esto, en combinación con la forma en que mi discapacidad afectó mi vida social y mi sentido de pertenencia en la infancia, ha tenido un efecto significativo en odiarme a mí mismo, en tener pensamientos suicidas y en el uso de habilidades de afrontamiento desadaptativas, como autolesiones y comportamientos de trastorno alimenticio. Hubo una correlación significativa entre la rápida pérdida de mi movilidad y una de mis recaídas más graves del trastorno alimenticio, y luego, cuando esto hizo que me odie aún más, el suicidio parecía la única salida. Sin embargo, nunca actué en consecuencia; de lo contrario, no estaría aquí para contártelo. Quiero que reflexiones sobre esto, ya que estás interesado en el odio hacia uno mismo, lo que destaca el impacto biológico del dolor y de la enfermedad crónica».

La teoría IPTS establece que para que una persona muera por suicidio, debe desear hacerlo. Luego, cuando (i) percibe la carga y (ii) siente la falta de pertenencia simultáneamente, estas experiencias generan un deseo intenso de suicidio. Además, si la persona tiene (iii) la capacidad y los medios para llevarlo a cabo, la combinación de estos tres factores aumenta significativamente el riesgo de que la persona materialice el suicidio.

Los investigadores plantearon que la capacidad adquirida para el suicidio probablemente tiene un fuerte componente genético, ya que implica tolerancia al dolor y ausencia de miedo ante la idea de la muerte. La capacidad de tolerar altos niveles de dolor y la falta de miedo a la muerte se desarrollan a partir de experiencias repetidas y de la exposición al dolor. En investigaciones previas se ha demostrado que la capacidad de tolerar el dolor tiene un fuerte componente genético.

¿Se Debe al Carácter o a la Biología?

Dolor y Suicidio

Aquí hay un hallazgo interesante y que parece contradictorio: Por un lado, las personas que experimentan dolor físico crónico tienen el doble de probabilidades de intentar suicidarse (Calati 2015). Por otro lado, los pacientes que se autolesionan, por ejemplo, cortándose, y no sienten dolor, tienen un mayor riesgo de conductas suicidas (Van Orden 2010). Según teorías que abordan la ideación y la acción suicida, solo las personas con una tolerancia al dolor bastante alta enfrentan un mayor riesgo de intentar un suicidio que pueda resultar en la muerte o que esté muy cerca de ella (Klonsky 2015). Esto se debe a que las personas que consideran el suicidio deben poder tolerar el dolor durante el intento. Muchas personas a las que he atendido y que han pensado en el suicidio me han dicho que no lo intentarán por temor al dolor.

Para las personas con las que he trabajado que han intentado suicidarse, el dolor es menos preocupante. Como me dijo un paciente: «Puedo tolerar mucho más dolor que la mayoría de las personas. Comenzó cuando la gente solía lastimarme. Aprendí a lidiar con ello. El dolor no me asusta». Entonces, ¿qué explica la aparente contradicción de que las personas que experimentan dolor crónico tienen más probabilidades de intentarlo, y que aquellas que se autolesionan y no sienten dolor también tienen más probabilidades de intentarlo? La respuesta es que las personas que se autolesionan a menudo lo hacen durante estados de dolor emocional intenso y que, cuando sienten dolor emocional, el dolor físico no se percibe como doloroso, o al menos no tan doloroso. Para las mismas personas que se autolesionan, cuando no sienten dolor emocional y se cortan o se cortan accidentalmente, sí sienten dolor físico. Por lo tanto, la aparente contradicción se aclara al entender que, ya sea que una persona sufra altos niveles de dolor físico o emocional, o ambos, si puede soportar esos niveles altos de dolor, su riesgo de suicidio es mucho mayor.

Retomando el estudio de Smith, los investigadores esperaban que, además de la alta tolerancia al dolor, los factores ambientales tendrían un papel importante en la sensación fallida de no pertenencia, atribuible a la ausencia de relaciones recíprocamente significativas. También esperaban que estos factores ambientales influirían en su percepción de la carga. Otra aparente contradicción en el estudio es: Si una persona no cree que pertenece, entonces ¿cómo puede sentir que es una carga? Un clínico me preguntó: «¿Cómo es posible que una persona sienta que a nadie le importa y aun así sienta que es una carga para los demás? ¿Cómo puede alguien ser una carga si a nadie le importa?» Lo expliqué de esta manera: Imagina que vives en casa y sientes que a nadie en tu familia le importas, esa es la falta de pertenencia. Sin embargo, estás usando los recursos de tu familia, su dinero, su comida, su tiempo, y así sucesivamente. Entonces, esta persona que siente que no le importa a nadie, además, siente que es una carga para su familia. Ambas condiciones pueden ser verdaderas al mismo tiempo.

El equipo de Smith concluyó que para reducir el riesgo de suicidio, la falta de pertenencia y la carga tenían que ser el foco de la terapia. Esto era más importante que centrarse en si una persona era capaz de suicidarse, porque sentir la desconexión y ser una carga son más propensos a cambiar que el componente biológico de la tolerancia al dolor.

Aunque esto no aborda directamente la cuestión de si el autoodio podría tener un origen biológico o de carácter, sí considera que algunas de las experiencias de las personas que se odian a sí mismas, como la capacidad de tolerar un dolor emocional significativo, podrían tener componentes biológicos.

EJERCICIO

¿Te sientes conectado con otros, incluso con tu familia y tus amigos? ¿Sientes que eres una carga para los demás? Escribe sobre tus experiencias de conexión y carga y el impacto de estas en el odio hacia ti mismo.

RESPUESTA:

____

____

____

____

¿Se Debe al Carácter o a la Biología?

____

____

____

____

REFLEXIÓN: Reflexiona sobre tu respuesta y considera a las personas que se preocupan por ti , así como la forma en que eres amable con los demás. ¿Cómo concilias tu respuesta con tu verdadera amabilidad y con la apreciación que los demás tienen de ti?

En los próximos capítulos, veremos condiciones y diagnósticos de salud mental en los que las personas experimentan un nivel desproporcionado de autoodio.

El Autoodio en la Salud Mental

Trastorno Límite de la Personalidad (TLP) y Autoodio

Este no es un libro sobre el trastorno límite de la personalidad (TLP), y si este capítulo no es relevante para ti, puedes saltarlo. No obstante, lo incluyo porque, en comparación con otras enfermedades mentales, las personas con TLP experimentan niveles más altos de autoodio persistente que en otras condiciones de salud mental, por lo que es importante destacarlo. Además, en el pasado, no había tratamientos dedicados para el TLP y se consideraba un trastorno difícil de tratar. Esto significaba que las personas con TLP soportaban sus síntomas, incluido el autoodio, durante muchos años. Hoy en día, los nuevos tratamientos para el TLP han tenido un impacto significativo en la reducción del sufrimiento que causa el TLP. El autoodio no es uno de los criterios diagnósticos para el TLP, y sin embargo, a pesar de su impacto significativo en causar dolor emocional severo, sigue siendo la experiencia más importante no abordada en el TLP (Wilner et al. 2024).

En este capítulo NO he incluido ejercicios. Es muy importante que no te autodiagnostiques; sin embargo, si muchos de estos criterios parecen aplicarse a ti, te recomiendo que consultes con un especialista en salud mental, especialmente uno con experiencia en TLP.

Durante los últimos 25 años, he dedicado mi práctica clínica a trabajar con una población predominantemente con TLP. Muchos de mis pacientes, tanto pasados como actuales, suelen reconocer el síntoma de autoodio cuando les pregunto, y ese sentimiento de autoodio profundo es especialmente marcado en quienes también han vivido un maltrato infantil importante. Aunque los tratamientos contemporáneos para el TLP no incluyen un enfoque en el autoodio, espero que estos tratamientos y algunas de las ideas en este libro puedan integrarse para abordar no solo los síntomas diagnósticos habituales y tradicionales del TLP, sino también el autoodio.

¿Qué es el TLP?

Aunque el TLP no es una condición muy conocida, ocurre con mayor frecuencia que muchos otros trastornos psiquiátricos y es muy conocido en los círculos de salud mental. En la investigación formal se demostró que el TLP ocurre en un rango del 2 % al 6 % de la población general. En las clínicas ambulatorias, casi el 20 % de las personas tienen TLP, y en las unidades psiquiátricas de internación, casi el 40 % de los pacientes tienen la condición.

Recientemente, ha habido algunos casos de alto perfil en los que celebridades han revelado el diagnóstico de TLP. Esto generó un aumento importante en la comprensión del tema, y en una encuesta informal de sitios de medios populares, el hashtag TLP (#TLP), apareció más de cuatro mil millones de veces; el trastorno bipolar, más conocido, tuvo más de dos mil millones de vistas.

Alguien con TLP suele tener dificultades en las siguientes cinco áreas de funcionamiento. Pueden tener problemas para: (i) regular sus emociones, (ii) mantener relaciones estables, (iii) manejar la impulsividad y los comportamientos autodestructivos, (iv) experimentar distorsiones significativas en la forma en que piensan, y (v) no tener un sentido consistente de sí mismos.

Estas no son experiencias transitorias, sino que ocurren con regularidad. Una de las principales diferencias entre los síntomas del TLP y los momentos difíciles comunes de la vida radica en cómo estos síntomas afectan el funcionamiento general de una persona. Por ejemplo, muchas personas pueden tener días malos y se sienten tristes o irritables. Para las personas con TLP, cuando las emociones las abruman, hacer cualquier cosa parece casi imposible. Por otro lado, como con todos los demás, cuando están de buen humor, la vida es más fácil. Para muchas personas con TLP, el comportamiento y la capacidad para realizar tareas dependen del estado de ánimo. Como puedes imaginar, el comportamiento dependiente del estado de ánimo puede afectar significativamente la calidad de vida.

Me Odio

A continuación te comparto los criterios del TLP. Puede que no te identifiques con todos ellos, pero algunos podrían resultarte familiares. Para diagnosticar a una persona con TLP, necesita cumplir al menos cinco de los siguientes nueve criterios. Se ha calculado que hay 256 combinaciones diferentes de estos síntomas que pueden cumplir con los criterios para el TLP, por lo que, incluso si encuentras a alguien más con TLP, es teóricamente posible que solo compartas un síntoma.

1. **Las personas con TLP están aterrorizadas ante la posibilidad de ser abandonadas por las personas más importantes para ellas, y este temor existe ya sea que la amenaza de abandono sea real o no.** Esto significa que, a veces, la persona con TLP podría estar experimentando la pérdida de un amigo cercano o de una pareja romántica, pero en otras ocasiones el temor a la pérdida solo es real en su mente. La manifestación de este miedo puede volverse problemática cuando, en su desesperación por no ser abandonadas, realizan comportamientos que pueden parecer excesivos, o incluso frenéticos, para que el temido abandono no ocurra. Por supuesto, nadie quiere que lo abandonen, especialmente las personas que nos importan. Para las personas con TLP, este miedo puede ser tan insoportable que sus pensamientos se vuelven hacia el suicidio.

   Cuando la persona con TLP también experimenta un autoodio severo, el miedo al abandono puede parecer tan real porque no puede imaginar que otra persona pueda amar a alguien como ella. A veces puede suceder que la persona con TLP actúa de manera frenética, o como lo expresó uno de mis pacientes: «Huelo a desesperación», para evitar que ocurra el abandono. Estos comportamientos frenéticos pueden incluir acciones como hacer llamadas telefónicas constantes, enviar cientos de mensajes de texto, suplicar por la seguridad de que el otro no se irá, o aparecer en momentos irregulares en su hogar o lugar de trabajo. Cuando todo lo demás falla, la persona con TLP a veces siente que el miedo al abandono es tan insoportable que recurre a comportamientos autodestructivos, incluidos el autolesionarse y los intentos de suicidio. A veces, estos comportamientos dan como

111

Trastorno Límite de la Personalidad (TLP) y Autoodio

resultado que los demás los cuiden, y entonces el problema es que estos comportamientos se refuerzan. Esto significa que, si estos comportamientos generan que otros muestren atención o preocupación, la persona puede repetir los comportamientos cada vez que sienten que el otro está a punto de alejarse.

Aquí es donde estos esfuerzos frenéticos terminan resultando contraproducentes. Si puedes imaginar a alguien llamándote o enviándote mensajes de texto sin cesar, o que aparece en tu hogar o en tu lugar de trabajo todo el tiempo, o que intenta suicidarse, puedes imaginar que estos comportamientos pueden ser demasiado para ti y desgastarte. Y así, el problema con estos comportamientos desadaptativos es que pueden conducir al resultado que la persona con TLP teme. Incluso si el ser querido no tenía intención de irse, a menudo experimentan estos comportamientos excesivos como necesitados, pegajosos e intrusivos y luego concluyen que las demandas relacionales son simplemente demasiado, y luego determinan que irse es lo mejor para su propia salud mental.

2. **Las personas con TLP experimentan relaciones intensas e inestables que oscilan entre idealizar a otras personas.** Por ejemplo, creen que el otro es perfecto en algunas ocasiones y, en otras, menosprecian a esa misma persona y no ven nada bueno en ella en absoluto. Esto se explica por un concepto importante, conocido como escisión, que proviene de la teoría psicodinámica, el tipo de terapia que fue famosa por Freud. La escisión se considera un mecanismo de defensa inconsciente en el que una persona experimenta visiones polarizadas de sí misma o de los demás. La escisión se manifiesta en la persona con TLP idealizando a su pareja en un momento y luego menospreciándola en otro. La teoría es que la escisión permite a la persona con TLP tolerar visiones negativas intensas sobre sí misma y sobre otras personas, al verlas como buenas o malas, pero no ambas a la vez. El problema es que cuando la persona solo experimenta el yo negativo, termina experimentando la parte más oscura y menos agradable de quienes son y esto puede llevar al autoodio.

3. **Las personas con TLP pueden experimentar un sentido de sí mismas marcado, inestable y persistentemente fluctuante, o incluso una falta de cualquier sentido sólido de sí mismas.** Esto significa que reconocen que sus objetivos, sueños laborales, creencias religiosas, aspiraciones académicas, identidad de género o preferencia sexual, etc., están en constante cambio. Su sentido de sí mismas puede sentirse destrozado o fragmentado. Uno de mis pacientes me dijo: *«Siento que soy un rompecabezas, pero que las piezas no forman la imagen en la caja y es peor, porque siento que alguien simplemente tiró un montón de piezas de diferentes rompecabezas en la caja, así que nunca estaré completo».* Una de las formas en que veo esto manifestarse es que la persona con TLP mira alrededor y ve a su grupo de pares graduarse de la universidad en cuatro años, seguros de sus aspiraciones laborales y en relaciones relativamente estables. La persona con TLP, por otro lado, podría tomarse tiempo libre, cambiar de carrera, cambiar de universidad, decidir un camino profesional y sentirse muy insatisfecha con la elección, y luego luchar por encontrar una pareja o con pensar si incluso quieren una pareja. El problema no es que las personas con TLP tengan dificultades para tomar decisiones, sino que no tienen un sentido estable de quiénes son y no saben dónde o cómo, o incluso si, encajan. Sentirse como un «inadaptado» puede alimentar el autoodio.

4. **Las personas con TLP experimentan episodios de comportamiento impulsivo y potencialmente riesgoso.** Estos pueden incluir juegos de azar o compras excesivas, conducción imprudente, sexo sin protección, incluso peligroso, con múltiples parejas o desconocidos, atracones y vómitos alimentarios, o el uso indebido de drogas. Estos comportamientos típicamente sirven para reducir las emociones intensamente dolorosas que van acompañadas de sentimientos de soledad. A veces, las personas con TLP dicen que se sienten entumecidas, y estos comportamientos también pueden ayudarlas a sentirse vivas o conectadas con otros. La impulsividad también puede incluir la reuencia. Las personas con autoodio pueden sentirse tan mal

113

consigo mismas que creen que merecen lo que les sucede. Un paciente me contó sobre una relación que había establecido con otro hombre. *«Lo conocí en línea. Es algo divertido y me gusta que le guste darme bofetadas durante el sexo, pero recientemente comenzó a golpearme en la cara»,* me dijo. Me sorprendió escuchar esto y le pedí que me contara más al respecto, especialmente considerando su pasado y el abuso infantil que sufrió. Le pregunté por qué continuaba en una relación tan dolorosa. *«Soy inútil y lo merezco»,* continuó. *«Y no es todo malo, ¿y quién más podría conseguir?»* El autoodio puede llevar a la persona con TLP a participar en comportamientos impulsivos y potencialmente peligrosos porque la persona siente que lo merece, o porque se siente tan poco querible que aceptará a cualquiera, sin importar cuán dolorosa sea la persona.

5. **El comportamiento suicida y el comportamiento autolesivo, como cortarse, son ambos características del TLP.** El TLP es una condición con una alta tasa de suicidio, aunque afortunadamente con nuevos métodos de tratamiento, la tasa de suicidio está disminuyendo. Cuando las personas con TLP sufren emocionalmente, el sufrimiento puede ser tan insoportable que el suicidio parece una solución viable. Alternativamente, las personas con TLP se autolesionan como forma de reducir su dolor emocional, porque se sienten entumecidas o porque sienten que deben ser castigadas.

Como menciono a lo largo de este libro, y como muestra la investigación, el autoodio es un factor de riesgo significativo para el suicidio en personas con TLP, y en parte es porque sienten que son una carga para las personas en sus vidas y para el mundo en general. No puedo enfatizar lo maravillosas que son la mayoría de las personas con TLP. La mayoría de las personas con TLP son altamente sensibles y luchan con cómo se ven a sí mismas, y a menudo prefieren evitar situaciones en lugar de lastimar a otros.

Volveré a decirlo, como lo hago a lo largo del libro. El suicidio no es la respuesta al autoodio ni al sufrimiento emocional. Si tienes TLP y puedes aprender a ver cuán maravillosa eres, verás que el suicidio no tiene sentido. Muchas de las personas que me ayudaron a pensar sobre la experiencia del autoodio, aquellas que han vivido con autoodio durante años y que creían que nunca cambiaría, ahora son personas profesionalmente exitosas, con relaciones saludables y cuyos desafíos son los de la vida cotidiana, y sienten que son manejables.

6. **Las personas con TLP a menudo sienten que están en una montaña rusa emocional, y experimentan episodios de cambios de humor frecuentes e intensos.** Estos típicamente se desencadenan por interacciones con otras personas o por un diálogo interno negativo persistente. Aunque muchas personas pueden notar cambios de humor a lo largo del día, para las personas con TLP estos cambios pueden desencadenarse por eventos y pensamientos que, para otros, parecen triviales. Por ejemplo, tal vez alguien no dijo buenos días. Tal vez un amigo no devolvió la llamada. Tal vez un jefe cuestionó una decisión. Aunque estos incidentes pueden ser molestos o levemente perturbadores para otros, para la persona con TLP pueden causar tormentas emocionales y, si no sabe cómo manejar las emociones, la consecuencia puede ser reacciones emocionales y conductuales significativas. Estas reacciones también pueden ser desencadenadas por un diálogo interno negativo que incluye pensamientos de autoodio, autocrítica y pensamientos poco amables.

Para quienes no entienden cómo algo trivial podría provocar una fuerte reacción, analicemos la alergia al maní. Las personas que no son alérgicas al maní pueden comer maní todo el día, completamente inconscientes de cuántos productos incluso contienen maní como ingrediente. Sin embargo, quienes son alérgicos pueden tener una reacción masiva solo al exponerse a un solo maní o a un solo ingrediente de maní. Para otros con alergia extrema, un solo maní puede provocar la muerte. Con esta analogía, es importante recordar que las personas reaccionan de manera diferente; un rechazo o una crítica aparentemente pequeño para la persona con TLP puede provocar una gran reacción emocional, de la misma manera que un maní puede provocar una gran reacción física en la persona alérgica.

7. **Las personas con TLP describen sentirse vacías o desconectadas o solitarias la mayor parte del tiempo.** Este sentimiento de vacío puede parecer confuso para quienes no lo experimentan. Tiene que ver con no sentirse conectado y se presenta como un deseo profundo o un anhelo de que alguien llene un vacío en sus vidas. Para las personas con TLP, no es la ausencia de personas lo que las hace sentir solas. Pueden sentirse solas incluso en una multitud si no hay una persona con la que se sientan conectadas. Muchas personas tendrán la experiencia de sentirse desconectadas y solas en ciertas situaciones, como ser dejadas en la universidad durante su primera estancia, comenzar en una nueva escuela secundaria, mudarse a una nueva ciudad, etc. Sin embargo, la mayoría de las personas luego hacen conexiones, y se sienten menos solas. Debido a que las personas con TLP experimentan emociones y relaciones de forma tan intensa, a menudo sienten que son incomprendidas o que no pueden comprenderlas. Imagina que te dejen en una aldea en la jungla donde no hablas el idioma, no comes la comida y no entiendes la cultura. Imagina cuán solo y extraño te sentirías. Las personas con TLP a menudo sienten que son un extraño en su mundo porque no entienden completamente las reacciones de los demás y no entienden que los demás no vean su perspectiva. En mi analogía, es aún más complicado para las personas con TLP porque no tienen que imaginar una aldea en la jungla. De hecho, hablan el idioma y entienden la cultura. Sin embargo, lo que otros a menudo pasan por alto es el intenso sentido de desconexión y soledad que experimentan las personas con TLP, lo que puede ser difícil de expresar en palabras. Debido a esto, a menudo se sienten defectuosos, experimentan autoodio y el comprensible profundo deseo de poder «ser como otras personas».

8. **Las personas con TLP a menudo experimentan ira excesiva e intensa, pueden parecer perder su temperamento rápidamente, y en situaciones extremas, esto puede llevar a la destrucción de propiedad y en ocasiones, peleas físicas.** Puede haber ataques

verbales hirientes, llenos de sarcasmo y crueldad, dirigidos a otras personas. El problema con los comportamientos asociados a la ira, además de lo obvio, es que los ataques físicos y emocionales rara vez son consistentes con el sistema de valores de la persona. Las personas con TLP reconocen que los ataques verbales pueden sentirse bien temporalmente, pero pronto sienten una culpa y una vergüenza profundas, emociones que pueden magnificar cualquier autoodio preexistente. Además, este tipo de ataques basados en la ira a menudo dejan a las personas con TLP sintiendo que estos ataques son más evidencia de que son inútiles y no merecen amor.

9. **Las personas con TLP, especialmente si han experimentado el trauma de abuso físico, sexual o emocional, a menudo experimentan disociación, que es la sensación de no sentirse reales o de sentir que el resto del mundo no es real.** En momentos de emoción intensa, que pueden ser desencadenados por recuerdos de trauma, su cuerpo se siente desconectado de sus emociones y puede sentirse como si el cuerpo y las emociones fueran entidades separadas. Cuando hablo con personas que han sido víctimas de abuso, especialmente cuando ocurrió en la infancia, me dicen que la conexión con el autoodio es que sienten que deben ser defectuosas o inútiles porque qué otra cosa explica lo fácil que fueron maltratadas o abandonadas, especialmente si el otro era alguien que se suponía debía cuidar de ellas.

Otra distorsión de la realidad que puede presentarse es la sensación de paranoia. La paranoia tiende a aparecer durante momentos de estrés y puede incluir sentir que otros tienen intenciones malvadas hacia ti, que están hablando de ti, que todos tienen pensamientos negativos sobre ti o que están conspirando contra ti.

Entender el TLP y sus síntomas comunes proporciona información sobre los desafíos que enfrentan quienes padecen la condición. Las personas con TLP luchan con la inestabilidad emocional, la regulación de las relaciones interpersonales y un sentido de sí mismas fluctuante, todo esto puede contribuir a los sentimientos de autoodio. Estos síntomas crean el tipo de dolor emocional y autoodio que puede sentirse insoportable.

Nuevamente, es importante reconocer que este capítulo no está destinado a que realices un autodiagnóstico. En cambio, su propósito es iluminar la relación entre el TLP y el autoodio, destacando la importancia del apoyo compasivo e informado para los afectados. Al comprender mejor estas conexiones, podemos fomentar una mayor empatía y desarrollar estrategias más efectivas para ayudar a afrontar los desafíos. Es importante notar que la ayuda profesional y la terapia pueden marcar una diferencia significativa en el manejo del TLP y encontrar alivio del autoodio que lo acompaña. Aunque el autoodio es una experiencia muy común en el TLP, el autoodio se aprende y es una conclusión falsa. Si tienes TLP, este libro abordará formas de superar el autoodio.

Capítulo 9

Otros Diagnósticos Psiquiátricos y Autoodio

Acabamos de revisar el trastorno límite de la personalidad (TLP) como una condición de salud mental con un significativo autodesprecio, pero ciertamente no es el único diagnóstico que causa que el autoodio se integre en uno mismo. En este capítulo revisaremos otras condiciones en las que el autoodio puede presentarse como parte del perfil clínico y afecta el funcionamiento de una persona. Nuevamente, en este capítulo, no asignaré ejercicios relacionados con el autodiagnóstico, y cualquier ejercicio que se incluya es con el propósito de reflexión, y no para diagnosticarse uno mismo. Si sientes fuertemente que estos diagnósticos se aplican a ti, como recomendé en el capítulo anterior, es importante que hables con un especialista en salud mental para recibir, o descartar, un diagnóstico específico.

Trastornos Alimentarios

Recientemente, una colega me pidió si podía ayudarla en su unidad residencial. Mientras yo trabajo principalmente con personas con TLP, en su unidad se atienden a personas con trastornos alimentarios (TA). Aunque muchos de mis pacientes tienen problemas con la alimentación, hasta hace poco estaba menos familiarizado con los TA como categoría diagnóstica. Durante el tiempo que pasé trabajando con ella, desarrollé un conocimiento más completo sobre los trastornos de la conducta alimentaria, como la anorexia, el trastorno de atracón y la bulimia.

Casi todos los pacientes de la unidad estaban insatisfechos consigo mismos y, debido a mi interés en ayudar a personas que luchan con el autodesprecio, más allá de las preguntas sobre conductas alimentarias, les pregunté a los pacientes más sobre cómo se veían a sí mismos y sobre su autoimagen. Algunos pacientes me contaron cómo la insatisfacción con sus cuerpos se había convertido en un odio hacia sí mismos y, luego, para algunos, este odio corporal había evolucionado hacia un autoodio general.

Con cada nueva entrevista, descubrí que muchos pacientes con TA tenían altos niveles de autoodio. Me hizo pensar: Dado que el autodesprecio puede aparecer de manera tan persistente en personas con TLP y ahora, parecía, en TA, me pregunté sobre la comorbilidad, o presencia simultánea, de TA y TLP. En las investigaciones, se demostró que alrededor del 54 % de las personas con TLP también presentan antecedentes de trastorno alimentario (Khosravi 2020). Aproximadamente el 25 % de las personas con anorexia nerviosa y el 28 % de las personas con bulimia nerviosa tienen TLP comórbido.

¿Qué sucede con la investigación sobre las creencias fundamentales en los TA? En un estudio (Fairchild y Cooper 2010) se examinaron los ítems de creencias fundamentales en 500 participantes femeninas. También se pidió a las participantes que completaran autoinformes de síntomas de trastorno alimentario, depresión, ansiedad y autoestima. Los investigadores encontraron que las personas que obtenían puntuaciones altas en autodesprecio eran más propensas a ser diagnosticadas con un trastorno alimentario formal, mientras que las que obtenían puntuaciones altas en sentimientos de abandono y privación eran más propensas a recibir diagnósticos de ansiedad y depresión. Los investigadores concluyeron que las creencias fundamentales negativas sobre uno mismo, relevantes para quienes tienen un trastorno alimentario, eran un constructo multidimensional y que el autodesprecio, como creencia fundamental, merecía más investigación y atención clínica. No podría estar más de acuerdo y, lamentablemente, esta recomendación ha sido ignorada por muchos de nosotros que trabajamos como terapeutas.

Autoculpa y trastornos alimentarios: En una investigación (Petersson et al. 2021) que analizó los factores que predicen la remisión de los TA en un grupo de 60 pacientes, 41 de ellos lograron la remisión. Lo sorprendente es que, de todas las posibles razones por las que alcanzaron la remisión, el único predictor significativo de la remisión diagnóstica después de nueve años fueron los niveles iniciales de autoculpa. Cuando los investigadores profundizaron en los resultados, encontraron una diferencia significativa entre quienes presentaban trastorno de atracón, la mayoría de los cuales se habían recuperado, y quienes presentaban anorexia nerviosa, que obtuvieron el peor resultado, en los que poco más de la mitad de los pacientes se recuperaron después de nueve años. Los investigadores formularon la hipótesis de que debido a que las conductas de trastorno alimentario a veces se utilizan para regular emociones negativas y pensamientos no deseados, y además porque las conductas alimentarias mejoran subjetivamente los defectos percibidos de una persona (por ejemplo, si sentían que tenían sobrepeso, el hecho de que su cuerpo se adelgazara al no comer les hacía sentir mejor), entonces porque se sienten mejor temporalmente, la autoculpa refuerza la conducta alimentaria. «Si al dejar de comer me estoy deshaciendo del pensamiento de que soy gordo y luego, cuando dejo de comer, pierdo peso, entonces eso es bueno». En otras palabras, si una persona tiene pensamientos negativos sobre sí misma y luego siente que es físicamente defectuosa, al castigarse y culparse a sí misma por esos pensamientos y por los defectos, «se esfuerza más» en su conducta alimentaria desordenada.

Dado que la autoculpa es un síntoma relacionado con el autoodio, exponer las formas en que puede secuestrar procesos de pensamiento más saludables permite un enfoque más directo para orientar la autoculpa como síntoma. Los autores del estudio concluyeron: «Vista en un contexto clínico, centrarse en la autocrítica puede ser esencial para lograr la recuperación a largo plazo de los TA. De hecho, la imagen negativa inicial de uno mismo (es decir, altos niveles de autoculpa y autoodio) puede reducirse a niveles normales después del tratamiento del TA. El camino hacia la recuperación a largo plazo en los TA puede, por lo tanto, no solo requerir intervenciones centradas en los síntomas, sino también técnicas terapéuticas que aumenten la autocompasión, lo opuesto a la autoculpa».

Aunque hay mucho más por investigar, este estudio destaca el papel crítico de la autoculpa en la persistencia de las conductas de trastorno alimentario. Esta investigación reflejó mi experiencia en el trabajo con pacientes con TA. Al reconocer que la autoculpa, estrechamente vinculada al autoodio, puede interferir con patrones de pensamiento más saludables, se identifica la necesidad de técnicas terapéuticas orientadas a reducir la

121

autocrítica y a promover la autocompasión, además de abordar los síntomas de los TA. Este enfoque integral podría ser clave para lograr la recuperación a largo plazo y mejorar el bienestar general de las personas con TA.

Experiencias Reales

Cuando le pregunté a una paciente cómo su autoodio y su trastorno alimentario estaban conectados, me respondió: *«Mi anorexia está estrechamente ligada a mi autoodio. Ambos se alimentan mutuamente en un ciclo vicioso. El autoodio rompe mi conexión mente-cuerpo y quiebra mi confianza y respeto hacia mi cuerpo. La restricción y el ejercicio se convierten entonces en un medio para controlar mi cuerpo y castigarme por tener necesidades y por ocupar demasiado espacio, física y metafóricamente. Mi anorexia también alimenta mi autoodio porque mientras mi TA cumple una función vital en mi vida, a menudo me siento ambivalente acerca de dejarlo ir, y por ello siento una inmensa vergüenza alrededor de mi TA. Siento que no tengo una razón válida para tener un TA y me avergüenzo de las decisiones que he tomado en el servicio de mi TA que no se alinean con mis valores. Entonces, ¿cómo puedo amar a la persona que soy?»*.

Otra paciente dijo esto sobre el autoodio y la anorexia: *«Para mí son las comparaciones. Las comparaciones definitivamente impactan mi autoodio porque casi siempre me dejan sintiéndome inadecuada, que no tengo valor e incompetente. Por ejemplo, cuando comparo mi cuerpo con el de otra persona, siempre intensifico mi odio hacia mi apariencia porque veo a otros como si se vieran mejor que yo. Al mismo tiempo, el hecho de que estoy teniendo estos pensamientos comparativos que no se alinean con mis valores me causa una inmensa vergüenza, lo que perpetúa aún más mi autoodio»*.

Estos testimonios refuerzan aún más que el autoodio debe ser evaluado en pacientes con TA.

Trastorno Dismórfico Corporal

«Si eres lo suficientemente delgada, entonces no tienes ese trasero que todos quieren. Pero si tienes suficiente peso para tener un trasero, tu estómago no es lo suficientemente plano. Todo

—Taylor Swift

En la unidad de trastornos alimentarios, muchos pacientes también luchan con una mala imagen corporal y con el trastorno dismórfico corporal (TDC). Aunque muchos pacientes con TA tienen una mala imagen corporal, no todos los que la tienen sufren un trastorno alimentario formal, incluso si presentan una alimentación desordenada. Lo que descubrí fue que muchas personas que luchaban con una imagen corporal muy deficiente también tenían un autodesprecio profundo. Cuando describían el autoodio, parecía similar en su presentación al grupo de pacientes que suelo tratar. Aunque había cierto solapamiento en el desarrollo del autoodio, también había algunas diferencias. Sin embargo, el autoodio parecía ser igual de impactante en sus vidas.

Esto es lo que me dijo uno de los pacientes: *«Odio mi cuerpo, y eso me ha causado tener una autoestima terrible. Paso mucho tiempo mirándome el cuerpo cada vez que paso por una ventana, cada vez que estoy en el baño y me veo en el espejo. Es casi como si mirarme tantas veces me hiciera cambiar o me motivara a hacer algo para cambiar. Pienso que soy tan asquerosa, y luego pienso que soy tan fea, y luego me pregunto quién podría querer a alguien tan gorda y fea. Y luego, cuanto más me gusta alguien, más me obsesiono con lo que piensa de mí y cómo me ve. También me afecta mucho cómo me visto, porque algunas prendas me hacen parecer tan gorda. Intenté hacer dieta, y restringí lo que comía, y una vez estaba tan delgada y la gente me decía que me veía muy bien, pero luego no podía salir a cenar porque estaba aterrorizada de ganar peso. Tenía tanta hambre y estaba miserable; alguien me dijo que era como un esqueleto y entonces comencé a comer, pero nadie me dijo que me veía bien. Esto llevó a un ciclo de autodesprecio que no ha terminado».*

El Concepto de Imagen Corporal

La imagen corporal no es un concepto objetivo. Mientras que los atributos físicos de una persona, como la estatura, el peso y el color de los ojos, son medibles, la imagen corporal es un constructo multidimensional. Afecta a

123

todos, ya sea que tengan una percepción saludable o no de su cuerpo, y está influida por tendencias culturales, nacionalidad, raza, etnicidad y otros factores. Los componentes de la imagen corporal incluyen:

- **Cognitivo:** Esto incluye todos los pensamientos y creencias que tienes sobre tu cuerpo.

- **Perceptual:** Esto se refiere a cómo percibes el tamaño y la forma de tu cuerpo y de sus partes.

- **Afectivo:** Esto abarca los sentimientos y emociones que tienes sobre tu cuerpo.

- **Conductual:** Esto incluye las acciones que tomas para examinar, alterar u ocultar tu cuerpo.

Comprender la complejidad de la imagen corporal es crucial para crear una relación más saludable con tu propio cuerpo. Fomentar una imagen corporal menos negativa implica ser más amable contigo mismo y apoyar el desarrollo de una visión equilibrada de tu cuerpo. En última instancia, abrazar la naturaleza multidimensional de la imagen corporal te llevará a una mayor autoaceptación.

EJERCICIO

Si experimentas problemas debido a una mala imagen corporal, describe las maneras en que:

1. Piensas sobre tu cuerpo y las creencias que tienes sobre tu cuerpo,

2. Percibes la forma y el tamaño de tu cuerpo,

3. Sientes sobre tu cuerpo, es decir, las emociones que aparecen para ti cuando piensas en tu cuerpo,

4. Los comportamientos que adoptas para revisar tu cuerpo o cambiar su forma.

Relacionado con la mala imagen corporal está el diagnóstico de TDC. Con el TDC, la persona lucha con un énfasis o enfoque excesivos en una parte específica del cuerpo, lo cual es diferente de una insatisfacción general con toda la forma o tamaño del cuerpo en personas con mala imagen corporal. Para las personas con TDC, la vida puede resultar debilitante. Te concentras intensamente en tu apariencia e imagen corporal, pasas horas frente a espejos, arreglándote, buscando la más mínima imperfección o buscando la confirmación de los demás. Tu defecto percibido y la revisión repetitiva de estos defectos pueden causarte un estrés significativo e impactar tu capacidad para funcionar.

Un paciente con TDC llegaba con frecuencia tarde a nuestras citas de terapia. *«Simplemente nunca puedo encontrar el atuendo exacto que me haga sentir perfecta. Tengo cientos de atuendos y gasto todo mi dinero en ellos, pero ninguno es perfecto».* Sabía que realmente quería trabajar en esto y quería tener sesiones adicionales para abordarlo; sin embargo, estaba casi paralizada por su indecisión semanal sobre el atuendo. Trabajé con ella para modificar el comportamiento de «llegar tarde a la terapia» mediante principios de refuerzo. Porque sabía que quería más tiempo, le dije que si podía usar ropa deportiva y presentarse a tiempo durante un mes, aumentaría sus sesiones a dos veces por semana. Esto no funciona para todos, pero para ella, se volvió más cómoda consigo misma y con sus elecciones de ropa.

Otra paciente me dijo que estaba investigando sobre cirugía plástica porque sus párpados «caían». «Odio mis ojos», se quejó. Tenía un rostro agradable con ojos bonitos y no podía ver ningún defecto en ellos. Me costaba creer que alguien viera un problema con sus propios ojos, pero la confirmación no era la respuesta, porque su «defecto» era percibido y no importaba lo que otros le dijeran mientras ella lo percibiera.

Tomó un tiempo fuera de la terapia y regresó después de seis semanas. «Me hice la cirugía», me dijo. No podía notar en absoluto y no veía ninguna diferencia en ella. *«Creo que tienes razón. Siempre estuvo en mi cabeza, y costó mucho dinero. Pero tal vez lo que necesito hacer es aceptar que me percibo de manera diferente de cómo lo hacen los demás».* Y fue este acto inicial de aceptación, este primer paso hacia la autocompasión, lo que condujo a su recuperación final. Al principio, noté que me sentía enojado con un cirujano plástico que aceptaba el dinero de una persona para hacer cambios innecesarios, pero luego me di cuenta de que, si no hubiera pasado por el procedimiento, tal vez nunca habría aprendido a aceptarse a sí misma.

125

Otros Diagnósticos Psiquiátricos y Autoodio

En resumen, las personas con TA, mala imagen corporal o TDC a menudo experimentan luchas significativas debido al autoodio. Cuando estas condiciones coexisten con TLP, el autodesprecio puede resultar particularmente difícil de abordar. El origen del autodesprecio puede variar; en el TLP, a menudo se origina en la invalidación y el maltrato durante la infancia, mientras que en los TA puede surgir de una insatisfacción corporal significativa. Además, una persona con estas condiciones comórbidas puede haber experimentado tanto una invalidación y un maltrato temprano como una insatisfacción corporal profunda. Esto significa que los enfoques de tratamiento pueden necesitar diferir si se añaden elementos de otros enfoques a la terapia, y el concepto de uno mismo debe ser uno de los temas centrales del tratamiento.

Si estás luchando con todos estos diagnósticos, podría sentirse como si tuvieras que abordar el autoodio cuando tienes TLP, un trastorno alimentario, TDC, una mala imagen corporal y así sucesivamente; puede sentirse como solo una cosa más. Curiosamente, cuanto más puedes encontrar compasión hacia ti mismo, más probable es que estos otros diagnósticos pierdan el control sobre tu vida.

Trastorno Obsesivo Compulsivo (TOC)

El trastorno obsesivo compulsivo (TOC) es un trastorno de salud mental que hace que las personas experimenten pensamientos, imágenes o impulsos recurrentes, intrusivos y no deseados. Estos se llaman obsesiones. También presentan conductas repetitivas, conocidas como compulsiones. Estas obsesiones y compulsiones consumen tiempo, generan un estrés significativo o interfieren con la vida diaria. En las investigaciones se ha encontrado evidencia de una relación entre el TOC y el miedo a uno mismo. En un estudio que analizó la asociación entre el TOC y la percepción de incompetencia en los dominios de uno mismo (la forma en que una persona se ve a sí misma en diferentes contextos), (Doron et al. 2008), los investigadores encontraron que las personas con TOC eran más propensas a sacar una conclusión negativa sobre sí mismas. Si el dominio de la moralidad era importante para ellos, tendían a considerarse a sí mismos más «inmorales, malvados y locos en base a sus pensamientos no deseados» en comparación con personas sin TOC.

Me Odio

En resumen, los pensamientos no deseados y aleatorios que todos experimentamos a menudo son interpretados por personas con TOC como evidencia de que pueden ser defectuosos o incluso peligrosos. Los investigadores propusieron la siguiente idea: cuando una persona con TOC no piensa que sea una persona buena o moral, se vuelve hipervigilante y luego busca pistas en su entorno que respalden su construcción de sí mismo como inmoral. Cuando la persona se vuelve hipervigilante, comienza a tener pensamientos «inmorales» como querer hacer daño a otros. (Para ser claros, estos pensamientos en personas con TOC no son deseados ni intrusivos.) Cuando esto sucede, concluyen que porque tienen tales pensamientos, deben ser personas malas o poco éticas. «Tengo estos pensamientos porque debo haber querido hacer daño a la otra persona». Internalizan la idea y concluyen que son malos y el ciclo se repite.

Como me dijo un paciente con TOC: *«Tengo una idea ilógica, internalizada, cierta y subjetiva de quién soy, y eso es que soy un ser humano malo e inmoral. Esto se basa en cero hechos objetivos, y sin embargo, estos pensamientos ilógicos me dicen que soy una mala persona y pesan más que la idea lógica y objetiva de que soy compasivo y ayudo a los demás».*

Aunque las personas con TOC pueden creer que no son buenas personas, cuando les pregunto sobre el autoodio, generalmente no lo respaldan, como me dijo un paciente: *«No, no me odio. Los pensamientos son terribles, pero sé que es mi TOC. Si odio algo, odio los pensamientos del TOC que me dicen estas cosas».*

Aunque las personas con TOC pueden percibirse a sí mismas como «malas», no he encontrado investigaciones que indiquen tasas más altas de autoodio en ellas. Típicamente, si surge el pensamiento de «me odio», se percibe como intrusivo y no deseado, lo cual difiere de aquellos con autodesprecio fundamental, que experimentan el autoodio como intrínseco e inevitable.

Depresión

EL AUTODESPRECIO NO ES DEPRESIÓN: Algunos profesionales de la salud mental me dicen que cuando hablo de autoodio fundamental, estoy hablando de depresión, pero el autodesprecio y la depresión son experiencias muy diferentes. La mayoría de las personas con depresión NO se odian a sí mismas y el autodesprecio no es un criterio del trastorno depresivo mayor.

A continuación, te comparto una revisión de los síntomas necesarios para diagnosticar a una persona con trastorno depresivo mayor, más comúnmente conocido como depresión. Según el DSM (Asociación Psiquiátrica Americana, 2022), una persona debe presentar cinco o más de los siguientes síntomas. Los síntomas deben haber estado presentes durante el mismo período de dos semanas y representar un cambio respecto al funcionamiento anterior. Además, al menos uno de los síntomas es (i) un estado de ánimo deprimido o (ii) una pérdida de interés o de placer.

1. Estado de ánimo deprimido la mayor parte del día, casi todos los días, como lo indica ya sea un informe subjetivo (por ejemplo, se siente triste, vacío, desesperanzado) u observaciones de otros (por ejemplo, se ve conmovido).

2. Interés o placer marcadamente disminuidos en todas o casi todas las actividades durante la mayor parte del día, casi todos los días (como lo indica un relato subjetivo o una observación).

3. Pérdida de peso significativa cuando no se está a dieta, o aumento de peso (por ejemplo, un cambio de más del 5 % del peso corporal en un mes), o disminución o aumento del apetito casi todos los días.

4. Insomnio o hipersomnia casi todos los días.

5. Agitación o retraso psicomotor casi todos los días (observable por otros, no solo sentimientos subjetivos de inquietud o lentitud).

6. Fatiga o pérdida de energía casi todos los días.

7. Sentimientos de inutilidad o de culpa excesiva o inapropiada (que pueden ser delirantes) casi todos los días (no solo autorreproche o culpa por estar enfermo).

8. Capacidad disminuida para pensar o concentrarse, o indecisión, casi todos los días (por su relato subjetivo u observado por otros).

9. Pensamientos recurrentes de muerte (no solo miedo a morir), ideación suicida recurrente sin un plan específico ni intento de suicidio, ni plan específico para cometer suicidio.

128

Me Odio

El único síntoma que podría asociarse con el autoodio es el criterio 7: Sentimientos de inutilidad o de culpa excesiva o inapropiada casi todos los días. Lo que es diferente entre el autoodio y la depresión, sin embargo, es que cuando se trata el criterio de depresión, todos los síntomas anteriores tienden a resolverse.

De mis pacientes que experimentan autoodio, algunos han sido diagnosticados con depresión y otros no. De los que tenían depresión, cuando la depresión se trató con éxito, el sentimiento de inutilidad se alivió, pero el autodesprecio no. Es cierto que muchas personas con autodesprecio también se sienten inútiles y desesperanzadas, pero la mayoría no cumple con los criterios clínicos para la depresión mayor. Incluso en los casos en que lo hacen y la depresión se trata, el autodesprecio no responde al tratamiento de la depresión. La medicación no trata el autodesprecio.

Le pregunté a una paciente con TLP que diferenciara entre su experiencia de autoodio y depresión, y entre su autoodio y TLP. Le pregunté: «Has experimentado autoodio y depresión durante mucho tiempo. Reflexiona sobre el autoodio en episodios depresivos frente al autoodio fundamental relacionado con tu TLP». Esta fue su respuesta:

«Me llevó mucho tiempo que me diagnosticaran ambos, TLP y depresión, en parte debido al solapamiento en algunos síntomas, y por ello fue difícil desentrañarlo. Uno de los síntomas principales que he encontrado en ambas enfermedades es el autoodio. El autoodio que siento durante los episodios depresivos es muy diferente al autoodio que siento por el TLP. Una de las diferencias más obvias es que el autoodio relacionado con la depresión es episódico y solo se presenta durante los episodios de estado de ánimo, mientras que el autoodio del TLP es continuo. El autoodio de la depresión también es modificable, mientras que el autoodio del TLP se puede sobrellevar, pero en mi punto actual de vida no ha sido modificable. Las mismas habilidades de afrontamiento, principalmente obtenidas de la TDC, que uso para ayudar a aliviar el autoodio de la depresión solo ayudan a evitar o tolerar el autoodio del TLP. El autoodio del TLP es increíblemente

Otros Diagnósticos Psiquiátricos y Autoodio

insidioso. Permanece en el fondo y puede aparentemente suprimirse durante largos períodos de tiempo, mientras manipula secretamente y arruina tu vida al afectar silenciosamente tu sentido de identidad. El autoodio de la depresión se presenta como un síntoma. Cuando siento autoodio por la depresión, siento que es algo que estoy experimentando, en lugar de algo que soy. Cuando despojo todo y llego al núcleo de mi identidad y de mi concepto de mí misma, ahí es donde vive el autoodio del TLP. He vivido y superado el autoodio de la depresión en múltiples episodios y he salido más fuerte por ello. El autoodio del TLP es algo de lo que no siento que podría vivir sin ello. Es quien soy y quien seré, y no creo que alguna vez pueda escapar de ello».

Esta es una de las reflexiones más detalladas sobre la distinción entre el autoodio fundamental y el autoodio relacionado con el estado de ánimo, y el impacto y la experiencia quedan claramente expuestos.

En el próximo capítulo analizaré otros rasgos de personalidad asociados con el autoodio. Mientras que el autoodio relacionado con la depresión es episódico y puede mejorar con el tratamiento, el autoodio fundamental y continuo es persistente y profundamente arraigado y afecta de manera significativa la forma en que te ves a ti mismo. Esta distinción es crucial para comprender y tratar estas condiciones. Reconocer y abordar las características únicas del autoodio en diferentes contextos es esencial para ofrecer una atención integral y efectiva en salud mental.

Capítulo 10

Otros Rasgos de Personalidad y Autoodio

En esta sección del libro, analizo otros temas o estudios publicados que abordan el problema del autoodio. Incluyo este capítulo para ofrecer un panorama completo, aunque la literatura disponible sobre estos temas es limitada. Cuando los siguientes temas se mencionan en la práctica clínica, suelen ir acompañados de conversaciones sobre el autoodio. Al igual que en otros capítulos sobre diagnósticos, este no está destinado a realizar un autodiagnóstico. Si te identificas con algunas de las ideas presentadas en esta sección, es importante que consultes con un experto en salud mental.

Narcisismo y Autoodio

«Al analizar el narcisismo desde la perspectiva de la vulnerabilidad, percibo un miedo fundado en la vergüenza de ser ordinario. Es el temor constante a no ser lo suficientemente extraordinario como para ser visto, amado, aceptado o tener un propósito».

—Brené Brown

En la mitología griega, el cazador Narciso, famoso por su belleza inigualable, rechaza todos los intentos de acercamiento románticos. Un día, ve su reflejo en un estanque de agua; se enamora de esa imagen. Sin entender que era su propio reflejo, es seducido por la imagen, cae en el agua y se ahoga.

En psicología, el trastorno de la personalidad narcisista es una condición de salud mental en la que una persona tiene un sentido desmesurado de su propia importancia, desea ser vista y quiere que la gente la admire.

Se colocan en el centro de todas sus interacciones sociales. En cuanto a la presentación clínica, se describen como personas con niveles tóxicos de amor propio. Esto significa que aparentan amarse a sí mismos en exclusión de los demás y, en este contexto, se ponen por encima de todos. Son personas que tienden a mencionar contactos importantes, presumir de sí mismas y de sus capacidades y proclamar su brillantez, lo cual generalmente resulta molesto para quienes las rodean.

Entonces, ¿por qué agregar una sección sobre el amor propio narcisista en este libro? Parece que, a diferencia del mítico Narciso que se miró y luego se ahogó en el estanque, muchos narcisistas no están realmente enamorados de sí mismos. De hecho, podría ser todo lo contrario. En nuevas investigaciones (Kowalchyk et al. 2021) se cuestionó la idea del narcisista que se ama a sí mismo. En su investigación con 270 personas con narcisismo (40 % hombres, 60 % mujeres), los autores concluyeron que «el narcisismo se puede entender mejor como una estrategia compensatoria que busca superar y ocultar una baja autoestima, en lugar de reflejar un genuino sentimiento de superioridad o importancia». Los autores realizaron una distinción más detallada entre las personas con rasgos psicopáticos que «tienden a creer genuinamente en su propia superioridad y no presentan signos de inseguridad» en comparación con aquellos que tienen narcisismo vulnerable con inseguridades considerables, autoodio y usan la apariencia de superioridad como un mecanismo de defensa o compensación.

En la práctica clínica, es importante que los clínicos diferencien entre «narcisismo de superioridad» y «narcisismo vulnerable». El narcisismo de superioridad a menudo se caracteriza por comportamientos que se alinean más estrechamente con la psicopatía, como una falta de empatía y compasión y un sentido exagerado de importancia personal. En contraste, el narcisismo vulnerable involucra a individuos que buscan seguridad y atención positiva en lugar de poder o dominio. Estos individuos trabajan con esfuerzo para superarse porque se sienten profundamente inferiores. Entender esta distinción es crucial para ofrecer estrategias de tratamiento adecuadas y efectivas.

El problema es que, en muchos casos, la necesidad de aprobación externa constante de otros eventualmente resulta contraproducente. Al principio, puede que otros le brinden a la persona la aprobación y admiración que desea, pero con el tiempo, algunos se sienten incómodos con estas demandas y terminan gustando cada vez menos de esa persona. Y luego, cuando la persona con narcisismo vulnerable se siente menos admirada, tiene que luchar aún más para obtener el elogio de los demás. Se convierte en un ciclo vicioso de buscar y exigir elogios externos para superar el autoodio que sienten en un nivel fundamental. Irónicamente, a largo plazo, la persona con narcisismo no recibe recompensas por buscar constantemente la admiración. Sin embargo, como los elogios son intermitentes, aún buscan la aprobación de otros. La validación externa nunca genera autocompasión; esta debe surgir desde el interior.

Si te han diagnosticado con narcisismo y aun así el concepto de autoodio resuena contigo, es posible que algunas de las ideas en este libro puedan ser beneficiosas. Apuntar a las inseguridades profundas, en lugar de desafiar el narcisismo en sí mismo, probablemente será un enfoque terapéutico más beneficioso.

Perfeccionismo y Autoodio

El perfeccionismo podría parecer otro tema extraño para analizar en un libro sobre autoodio y, sin embargo, algunas personas con perfeccionismo reconocen la experiencia del autoodio. Para muchas personas que buscan tratamiento, el perfeccionismo es un síntoma doloroso porque interfiere con la satisfacción en las actividades cotidianas. Por lo general, las personas perfeccionistas nunca están satisfechas de haber hecho algo a la altura de sus expectativas. Imagina pasar el día constantemente insatisfecho y molesto por haber hecho las cosas de manera «imperfecta». Para un perfeccionista, hacer las cosas bien puede convertirse tanto en una obsesión como en una compulsión, y algunas personas con perfeccionismo cumplen los criterios para el trastorno obsesivo-compulsivo (TOC) (analizar el TOC excede el alcance y los objetivos de este libro).

Las personas con perfeccionismo pueden quedar tan atrapadas en hacer las cosas perfectamente que experimentan un nivel de ansiedad casi sin precedentes, y típicamente esto se debe a cómo los demás los juzgarán.

Otros Rasgos de Personalidad y Autoodio

En el contexto de pensar en su trabajo como imperfecto, comienzan a anticipar la humillación y la vergüenza, e irónicamente, esto a veces puede llevar a que las cosas no se hagan en absoluto. *«Si no estaba seguro de que obtendría un 100 % en mis trabajos de ensayo, nunca los entregaba. Los escribía, pero simplemente no los entregaba. Prefería tener un incompleto en mi historial académico a que mi profesor piense que soy estúpido o promedio»*, es lo que me dijo un estudiante de tercer año de universidad que lucha con el perfeccionismo. Entró en un ciclo en el que se quedó cada vez más atrás, ¡aunque había hecho la mayor parte del trabajo! Simplemente no lo entregó. *«Siento que no solo mi profesor creyera que soy estúpido, sino que también me rechazaría por completo. No puedo soportar esa idea. Dedico horas a trabajar y a rehacer cada párrafo, cada oración, cada palabra»*. Esto evidencia la experiencia de muchas personas con perfeccionismo que luchan en las relaciones interpersonales porque la idea de cualquier tipo de crítica o rechazo resulta intolerable.

Al mismo tiempo, la idea de acercarse a alguien también es aterradora porque temen que sus defectos e imperfecciones percibidos sean expuestos. En un estudio con más de 700 estudiantes que enfrentaban problemas de procrastinación (Rozental et al. 2022), los investigadores descubrieron que, cuando el perfeccionismo era la causa de la procrastinación, había una correlación muy fuerte entre el perfeccionismo emocional (preocupaciones por cometer errores y por no cumplir con ciertos estándares) y la tendencia a procrastinar. El problema con el perfeccionismo emocional es que está vinculado a pensamientos de autocrítica (que hemos revisado en otras partes del libro). Estos incluyen pensamientos como: «No debería sentirme triste, asustado o insuficiente», o «No puedo dejar que la gente sepa cuando estoy luchando, pensarán que estoy loco y débil», o «Necesito ser feliz y positivo todo el tiempo, para no molestar a las personas a mi alrededor, y para que pueda ser una fuente de consuelo para los demás». Todas estas declaraciones son autoinvalidantes y, en última instancia, imposibles de cumplir, y así la persona con perfeccionismo, incapaz de cumplir con un estándar imposible, puede comenzar a ver esto como un defecto y, cuando esto es lo suficientemente grave, puede comenzar a establecerse el autoodio.

Me Odio

El Deseo de Agradar a los Demás y el Odio Hacia Uno Mismo

«No te preocuparías tanto por lo que piensan los demás de ti si te dieras cuenta de lo poco que en realidad les importa».

—Eleanor Roosevelt

El deseo de agradar a los demás es un comportamiento que encierra elementos tanto del narcisismo vulnerable como del perfeccionismo. Refleja el deseo de seguridad y de atención positiva, características del narcisismo vulnerable, junto con los altos estándares y el miedo al fracaso que se observan en el perfeccionismo. Si te gusta agradarles a los demás, lo aprendiste en la infancia, cuando tú u otras personas establecían estándares y expectativas poco realistas, y la necesidad de hacer felices a los demás se volvió más importante que ser auténtico y fiel a ti mismo. Debido a que estos estándares y estas expectativas son tan imposibles de cumplir de manera persistente, podrías comenzar a juzgarte a ti mismo por ser incapaz de hacer feliz a la otra persona e intentar aún más, pero cuando percibes su insatisfacción, comienzas a odiarte a ti mismo.

Quienes buscan complacer a las personas suelen ser extremadamente sensibles y observadores de las reacciones ajenas y perciben cualquier expresión negativa como una señal de desaprobación o crítica. Luego tienden a cambiar su comportamiento para provocar una reacción positiva en el otro.

La complacencia de las personas se moldea por una combinación de refuerzos positivos y negativos intermitentes. El refuerzo positivo ocurre cuando ven que están haciendo felices a los demás, y así continúan haciendo todo lo posible para complacerlos y recibir su elogio. Por otro lado, el refuerzo negativo ocurre (recuerda que el refuerzo negativo es el aumento del comportamiento que se produce cuando se elimina una experiencia no deseada) cuando se percibe cualquier crítica real tan aversiva que intentan aún más complacer a la otra persona, para evitar el rechazo o la insatisfacción percibida.

En un estudio (Otani et al. 2018) en el que se comparó la diferencia en las creencias centrales sobre uno mismo y los demás en más de 300 voluntarios sanos, los investigadores encontraron una correlación significativa entre las puntuaciones de «sociotropía» (definida como comportamientos complacientes) y las puntuaciones de la percepción negativa de uno mismo. Se llegó a la conclusión de que estas creencias centrales negativas sobre uno mismo estaban en el corazón de los comportamientos complacientes y se sugirió que estas creencias centrales también estaban implicadas en convertirse en complacientes de otras personas. Los investigadores dieron el siguiente ejemplo, una experiencia con la que muchos lectores de este libro se identificarán: «No soy amado» da lugar al constructo personal: «Es importante ser querido y aprobado por los demás» y, en este contexto, se embarcan en la búsqueda incesante de la aprobación ajena como una forma de descartar el yo no amado.

EJERCICIO 1

¿Busco constantemente complacer a los demás?

Soy excesivamente apologético: S/N

Asumo la responsabilidad por los sentimientos de otras personas: S/N

Suelo estar de acuerdo con las personas y decir sí, incluso cuando no estoy de acuerdo, para evitar conflictos: S/N

EJERCICIO 2

Cómo dejar de complacer a los demás:

Identifica tus Valores: Tómate el tiempo necesario para definir claramente tus valores fundamentales. Reflexiona sobre lo que más te importa y sobre lo que deseas vivir.

Practica Establecer Límites: Cuando te enfrentes a solicitudes o situaciones que entren en conflicto con tus valores, practica decir no. Siéntete orgulloso de mantener tus valores al decir que no y de preservar tu integridad.

Maneja la Culpa: Si te sientes culpable después de decir que no, revisa tus valores y reflexiona sobre la importancia de mantenerlos.

Evalúa tu Progreso: Revisa regularmente tu comportamiento para ver si sigues complaciendo a las personas. Si encuentras que sigues luchando con comportamientos complacientes, considera buscar ayuda profesional para superar estos desafíos.

Comportamiento de Acoso y Autoodio

En diferentes investigaciones se ha demostrado que los niños abusados tienen muchas más probabilidades de convertirse en acosadores en la escuela. En un artículo (Ma 2023) que incluyó diversas formas de acoso (acoso físico, acoso verbal, acoso relacional y ciberacoso), los autores querían confirmar investigaciones previas en las que se demostró que el abuso predecía el acoso escolar y, además, hipotetizaron que el autoodio era un factor en el acoso.

Los autores compartieron las siguientes reflexiones sobre el autoodio: «Se trata de una tendencia a rechazar de manera prolongada o reiterada ciertos aspectos de uno mismo, lo que resulta en una serie de reacciones negativas de evitación y rechazo», así como en una «emoción negativa de autoconciencia, una parte negativa e incierta del autoconcepto». Reconocieron que el abuso infantil distorsiona el sentido de sí mismo de un niño, y que esto era en parte porque creían que habían causado el abuso, se sentían culpables de haberlo hecho, no podían dejar de lado la culpa, y debido a esto, entonces se odiaban a sí mismos. Su investigación incluyó a 587 estudiantes (262 niños y 325 niñas), de los cuales 358 iban a la secundaria y 229 a la preparatoria.

Encontraron que el efecto del abuso infantil sobre el autoodio fue significativo. No resulta sorprendente que los niños que sufrieron más abuso presenten niveles más altos de autoodio. Sin embargo, en el estudio, el autoodio por sí solo no predijo el comportamiento de acoso.

Según los investigadores, si el abusador intenta «justificar» su conducta al explicarle al niño por qué lo había abusado, el niño podría asumir que está bien herir a otros siempre que haya una justificación. En cambio, cuando el niño asumía la creencia de que fue abusado porque él era «malo», desarrollaba el autoodio; esta experiencia no predeciría conductas de acoso hacia otros.

Lo que esto significa es que muchos acosadores han sido abusados en su infancia, pero no todos los niños abusados son acosadores. Los niños abusados que escuchan justificaciones de su abusador sobre por qué el abuso está «justificado» tienen más probabilidades de ser acosadores y de usar justificaciones para acosar a otros. Los niños abusados que terminan creyendo que son malos tienen muchas más probabilidades de odiarse a sí mismos.

Avanza: Enfrenta el Odio Hacia Ti Mismo

Durante los primeros 10 capítulos, has leído sobre la naturaleza del autoodio, su origen y la experiencia de quienes lo padecen. Espero que lo leído hasta este momento te haya convencido de que no fuiste culpable de las cosas que te sucedieron, que lo que te ocurrió te enseñó a odiarte a ti mismo y que puedes revertir lo que aprendiste. A continuación, revisaremos los enfoques considerados para abordar el autoodio: los que han funcionado, los que no han ayudado y los que muestran cierto potencial.

Tratamiento y cómo Superar las Barreras del Tratamiento

Cómo Trabajar el Autoodio

«La manera en que te ves a ti mismo define tu realidad. No son las opiniones de los demás las que te dañan, sino cómo tú las interpretas. Muchas de esas personas reflejan cómo piensas sobre ti».

—Shannon L. Alder

Aunque existen terapias que tratan los síntomas de la anorexia, el trastorno obsesivo-compulsivo (TOC), el trastorno de estrés postraumático (TEPT) y otras condiciones, no existe una terapia que se enfoque específicamente en el autoodio. En el Capítulo 14, analizaremos las experiencias de algunas personas que comparten que les ayudó. Aunque las terapias y enfoques que analizo en este capítulo no tienen evidencia sólida para enfocarse en el autoodio, son aquellas en las que estoy capacitado y tienen el potencial de reducir la experiencia de autoodio. Tener una comprensión amplia de estas terapias reforzará las bases para los ejercicios del Capítulo 14.

Aunque cubro los principales tipos de terapia, este no es un libro sobre este tema. La revisión de estas terapias la realizo para que comprendas qué son. No incluyo demasiados ejercicios en este capítulo, aunque hay algunos cuando el tema está directamente relacionado con el autoodio, o si reflexionar sobre el tema podría ayudarte a cambiar la creencia fundamental. No entro en detalle en cada tipo ni ofrezco la variedad de técnicas que cada uno enseña. Si alguno de ellos te interesa, existen recursos en línea donde puedes encontrar terapeutas que practican estas terapias.

Abordar las Creencias Fundamentales

«La lucha interna que mantienes contigo mismo puede no ser visible para los demás, pero tú siempre la puedes ver y sentir».

—Lorraine Nilon

Las creencias fundamentales son creencias sólidas y a largo plazo que todos tenemos y que nos ayudan a entender quiénes somos y cómo funciona el mundo. Estas creencias comienzan a formarse en nuestra infancia temprana e influyen en nuestra personalidad, nuestros comportamientos, las decisiones que tomamos, así como en nuestra salud mental. En algunos sentidos, actúan como reglas sobre cómo interactuar con los demás y con el mundo, y dictan el comportamiento que aceptaremos y toleraremos. Se forman a partir de nuestras familias, nuestra cultura, nuestra fe y nuestras experiencias.

1. **Normas Universales o Valores Éticos:** Estos son ampliamente aceptados y acordados por la sociedad en general.

   La mayoría de las creencias fundamentales son aquellas con las que muchas otras personas en la sociedad están de acuerdo; por ejemplo, creo que:

   - Matar es malo.

   - Deberíamos ser amables con los demás.

   - No deberíamos robar.

2. **Creencias Prácticas Comunes o Normas Sociales:** Estas creencias son sensatas y ampliamente compartidas, reflejan responsabilidades y normas cotidianas.

   Existen otras creencias que tienen mucho sentido a nivel individual, pero son compartidas por muchos otros; como, creo que:

   - Debo cepillarme los dientes regularmente.

   - Debo llegar a tiempo al trabajo.

   - Debo respetar el límite de velocidad.

   - Las relaciones necesitan una comunicación efectiva.

3. Creencias Fundamentales Personales: Estas creencias son profundamente personales y pueden ser compartidas o no por otros.

Existen otras creencias que son mucho más personales y pueden ser compartidas o no por otros, pero son verdaderas para ti; como, creo que:

- Soy digno de confianza.

- Soy confiable.

- Soy querible.

4. Creencias Fundamentales Dañinas: Estas creencias causan una angustia significativa y pueden ser perjudiciales para el bienestar de uno.

Y luego existen creencias fundamentales que causan angustia y daño a uno mismo; como, creo que:

- No pertenezco.

- La gente está en mi contra.

- Todos son egoístas.

- Nunca seré lo suficientemente bueno para alguien más.

EJERCICIO

Antes de continuar leyendo, comienza a reflexionar sobre tus creencias fundamentales, tanto generales como específicas.

RESPUESTA: Mis creencias fundamentales son:

____

____

____

____

REFLEXIÓN: Una vez que hayas considerado tus creencias fundamentales, piensa en las circunstancias y experiencias que te llevaron a desarrollarlas.

Cómo Trabajar el Autoodio

Creencias Fundamentales y Depresión: Existe una teoría sobre cómo se desarrolla la depresión, conocida como el modelo cognitivo de la depresión. El Dr. Aaron Beck, un destacado investigador y clínico en psicología cognitiva, la formuló (1987). Esta teoría propone que los síntomas depresivos se generan y mantienen por una interacción de cogniciones inadaptadas. Según el modelo, las personas con depresión tienden a enfocarse en pensamientos y experiencias negativas, a ver los eventos de la vida como más negativos, a reflexionar sobre pensamientos negativos, a recordar más los aspectos negativos que los positivos y a desarrollar una visión pesimista de sí mismas. Es lógico pensar que si se vive de esta manera, la depresión sería una consecuencia natural.

Su teoría también resuena para las personas con ansiedad, por ejemplo, si tienes ansiedad y tienes una creencia fundamental de que no podrás manejar experiencias negativas, una creencia fundamental que podría sonar como: «Soy una persona débil»o «todo lo que hago sale mal», es menos probable que pruebes cosas nuevas y más probable que estés nervioso en situaciones nuevas.

Entonces, si las creencias centrales son fundamentales para la ansiedad y la depresión, ¿pueden cambiarse? Recuerda que, por lo general, son persistentes y profundos, y, sin embargo, para muchas la investigación ha demostrado que, aunque puede ser un desafío, una vez que las identificas, con paciencia, práctica y autocompasión, comienzan a cambiar. Tienes que reconocer que existe y luego nombrarlas. Ese es el primer paso para cambiarlo. El siguiente paso es revisar cómo la creencia fundamental está impactando tu vida e incluso imaginar cómo sería tu vida si no la tuvieras. Por ejemplo, imaginemos que te has dado cuenta de que crees firmemente que no es posible trabajar en un turno nocturno en un hospital y mantener una relación saludable en casa. Esta creencia fundamental puede impedir que solicites un trabajo que puede ser ideal para ti, para el cual te has capacitado y en el que eres hábil. Si no tuvieras esta creencia fundamental, podrías solicitar ese trabajo de enfermería mientras confirmas que tienes una pareja amorosa y solidaria en casa.

¿Es el Autoodio una Creencia Fundamental?

En el sentido más estricto de la definición, sí. Sin embargo, a diferencia del ejemplo anterior, las personas con autoodio no ven el autoodio como una creencia fundamental. Lo ven como parte de quiénes son, y aunque pueden estar abiertos a la idea de que pueden hacer un trabajo difícil en terapia, no creen que puedan hacer algo sobre el autoodio.

Un paciente una vez bromeó: *«¿No dijo Freud que: "a veces un pedazo de basuraes solo un pedazo de basura"?»*

Debo admitir que me reí con esto. Muchas de las personas con las que trabajo y he trabajado durante tanto tiempo son profundamente reflexivas, simpáticas y divertidas.

A otra paciente, nueva en nuestro tratamiento, la remitieron a mi consulta por autoodio. Le pedí que revisara su yo pasado y que considerara si odiaba a la niña que fue. También le pregunté si su conclusión de autoodio podía cambiar. Estas es su respuesta:

«Me pidieron que considerara la posibilidad de que podría estar equivocada. Que el diálogo que con tanto esfuerzo mantuve podría ser defectuoso. Defectuoso tanto en el razonamiento como en la premisa misma. Me pidieron que mirara a la niña que solía ser. Se miró en el espejo y se ahogó en el deseo de cortarse el estómago con tijeras. ¿Le daría esas tijeras hoy? No, por supuesto que no. Pero hoy, ¿me ahogo en el mismo deseo desesperado? Sí, y si fuera una posibilidad racional, también actuaría en consecuencia.

«¿Cómo es que siempre estamos cambiando, pero el diálogo que creé hace tanto tiempo parece permanecer constante? ¿Cómo es posible que la niña que una vez fui ya cargara con el peso de una vergüenza inevitable de una culpa que aún no se había descubierto?

«Sin daño, no hay falta, ¿verdad? Aparentemente no.

«¿Dónde estaba el daño? ¿Era el mero hecho de mi existencia? Pero al mirar a esa niña, ¿cómo podría decir eso? No la odio hoy, así que ¿por qué la odiaba entonces? Sin embargo, ahora

145

me odio profundamente. En 20 años, cuando mire fotos mías de ahora, ¿sentiré lo mismo que siento al mirar a mi yo de 5 años? Si en 20 años miro atrás y me pregunto «¿cómo pudiste odiar a esa joven?», ¿cuál es el punto y por qué estoy tan atrapada en este diálogo que cada vez parece menos lógico?

«Mi diálogo de autoodio sin que yo lo notara y se fortaleció sin querer durante años de invalidación, dolor infligido y agresiones directas. El problema es que, sin importar cómo se creó este diálogo, lo mantuve conscientemente con cada fibra de mi ser. Cada pensamiento, seguido de muchos sentimientos y demasiados comportamientos, han actuado como pruebas para ayudar a que el desprecio crezca.

«El odio es una palabra fuerte. Pero no se acerca a describir cómo llegué a sentirme respecto de mí misma. El diálogo que se creó, se mantuvo y se fortaleció es más dañino que cualquier otra cosa que haya conocido. El dolor es insoportable.

«Sin embargo, aquí estoy. Todavía me odio. Y me odio tanto que me resulta difícil creer que no debería odiarme. ¿Me seguiré odiando en el futuro?

«Me gustaría preguntarte a ti también. Si es algo fundamental para mí, ¿cómo es posible que cambie?».

Lo que no Funciona

«En medio del dolor de mi corazón y del frenético esfuerzo por mantener mis principios, llegué a odiarme. No tenía consuelo en la aprobación propia: ninguno, ni siquiera, en el autorrespeto. Había herido, había dañado y dejado a mi maestro. Me odiaba ante mis propios ojos».

—*Jane Eyre* por Charlotte Brontë

En esta cita, Jane expresa sus sentimientos de autoodio y conflicto interno después de dejar al Sr. Rochester, su empleador y el hombre que ama, después de darse cuenta de que está casado. Jane lucha con el dolor de su decisión y siente un profundo arrepentimiento y autoodio por dejar a Rochester, a pesar de saber que fue la elección moralmente correcta. El camino lejos del autoodio no es simple. Simplemente decir cosas aprobatorias sobre sí misma no es suficiente para reducir el autoodio de Jane Eyre. Pero si ser amable contigo mismo no funciona, ¿entonces qué?

El encabezado «Lo Que No Funciona» es un poco engañoso, ya que algunas de las ideas que funcionarán provienen de los enfoques listados a continuación. El problema radica en cómo se aplican estas terapias y que ninguna de las terapias aborda explícitamente el autoodio, por lo que no se ofrecen prácticas ni protocolos específicos para abordarlo. De hecho, si se usan sin considerar el panorama más amplio del autoodio, estas terapias pueden hacer que te sientas invalidado y, en algunos casos, que experimentes más autoodio. Esto se debe a que, incluso cuando aplicas las recomendaciones a tu vida, si cambian otros aspectos de tu vida, no cambia el autoodio. Entonces puede parecer que esto «prueba» que nada ayudará.

Una razón para esto es lo que hemos analizado anteriormente en este libro: muchos terapeutas no reconocen el autoodio como una entidad propia, sino más bien como un síntoma de algún otro diagnóstico, e imaginan que si se trata el trastorno, como la depresión o el TEPT, el autoodio desaparecerá. Sin embargo, esta estrategia no siempre es efectiva para el autoodio y puede incluso funcionar al revés, lo que puede llevara un aumento de los sentimientos de insuficiencia y autoodio. Si un terapeuta sugiere que una terapia ayudará y no lo hace, puedes concluir que eres aún más defectuoso de lo que pensabas y luego experimentarás aún más autoodio.

Una vez sugerí a un paciente que solo él podría cambiar su autoodio, lo que significaba que podría darle ciertas herramientas e ideas para practicar, pero que solo él mismo podría hacer el trabajo y hacer los cambios necesarios para cambiar cualquier creencia negativa del núcleo de sí mismo. Le dije que tenía que hacer el trabajo y que tenía que comenzar desafiando la certeza del autoodio.

Volvió a la sesión la semana siguiente y dijo: *«Sí, puede que tengas razón, y tal vez sea cierto, pero aquí está el problema: me odio tan profundamente y pienso que soy una persona tan asquerosa y desagradable que no querría «gustar» de este yo. Por eso estoy constantemente tratando de*

Cómo Trabajar el Autoodio

cambiarme para convertirme en alguien que considere digno de aceptar o incluso de gustar. Pero mira a dónde me ha llevado tratar de cambiar. Como tenía sobrepeso terminé hundiéndome en la pobreza. Sí, no tuve suerte ahí. Entonces, de hecho, estoy atrapado conmigo mismo para el resto de mi vida. Así que entiendo que depende de mí dejar de odiarme a mí mismo, pero la idea de aceptarme tal como soy ahora es mi peor miedo. Estoy tan asqueado por mi persona, pero al mismo tiempo creo que esa es la forma correcta de sentirme sobre mí, dado cuánto me odio. Esa es la ironía. Odiarme a mí mismo es lo único que estoy haciendo bien. Entonces, ¿cómo se supone que debo dejar de hacer lo único que estoy haciendo bien y, de repente, decidir que es hora de intentar gustar de mí? Simplemente no parece una opción viable. . . Entonces, ¿no tengo solución?».

Este concepto resuena mucho con las personas que experimentan autoodio. Durante el año de investigación para este libro, mis maravillosos colaboradores pacientes han compartido lo que funciona y lo que no funciona al abordar el autoodio.

EJERCICIO

¿Alguna vez has intentado abordar el autoodio? ¿Los terapeutas te han sugerido ideas para abordar tu autoodio? ¿Cuál ha sido tu experiencia? ¿Alguna de las ideas ha funcionado? Y si es así, ¿cuáles? ¿Qué ideas no han funcionado?

RESPUESTA:

____

____

____

____

____

____

Enfoques Psicoterapéuticos

En la práctica, existen dos enfoques principales que utilizan terapias tradicionales para abordar el autoodio. Estas son las terapias centradas en la aceptación y las centradas en el cambio. Las estrategias centradas en la aceptación son aquellas que son validadoras, compasivas y reconocen profundamente el sufrimiento de la persona. Puedes imaginar a un terapeuta amable y atento que te acepta por quién eres y valida tus experiencias, incluidas las de autoodio. Las experiencias de los pacientes con tales terapias a menudo los dejan sintiéndose profundamente comprendidos por un lado, pero por otro lado los dejan sintiéndose atrapados en el autoodio y con una falta persistente de autoestima, preguntándose a sí mismos: «Tengo un gran terapeuta que se preocupa por mí, pero todavía me odio. ¿Cómo cambio eso?» Simplemente que te escuchen, que te cuiden y te comprendan no es una solución para superar el autoodio.

Las estrategias centradas en el cambio suelen señalar los defectos en el pensamiento y comportamiento de una persona y recomiendan estrategias para cambiar la forma en que una persona piensa o actúa; sin embargo, para las personas con autoodio, estas estrategias a menudo dejan a los pacientes sintiéndose invalidados porque técnicas como la recomendación de que la persona practique la autocompasión amorosa hacen que el paciente sienta que no han sido escuchados, «Me estás pidiendo que haga lo imposible» o «¿Piensas que es tan fácil? ¿Me estás diciendo que todo lo que tengo que hacer para superar cuánto me odio es decirme cuánto me amo?»

Una paciente me dijo: «*Me pediste que pensara en esto, y al principio parecía absurdo, pero aquí están mis reflexiones: Me ha sido difícil incluso pensar en practicar la autocompasión o el amor propio porque siento que no lo merezco. Me siento como una persona horrible por siquiera considerarlo algo que se me permite hacer, porque siento que eso me hace egocéntrica y vanidosa de una manera que causa daño a los demás. La autocompasión y el amor propio también me parecen imposibles de practicar porque va tan en contra de mi diálogo interno que no puedo internalizar mensajes positivos hacia mí misma. Si tuviera que elegir entre la autocompasión y el amor propio, optaría por la autocompasión porque me parece más realista y se alinea con mis valores*».

Cómo Trabajar el Autoodio

Su escritura expresa el desafío con tanta claridad.

El Dr. Roy Krawitz (2012) teorizó que el fomento bien intencionado de los clínicos, como tratar de que sus pacientes trabajaran en cultivar una autoestima positiva, a menudo resultaba contraproducente y dejaba a sus pacientes con pensamientos de autoodio aún mayores. Esto se debe a que los terapeutas pueden hacer que parezca tan fácil de hacer, pero luego cuando el paciente encuentra que es casi imposible, siente que esto resalta cuán defectuoso es, y luego experimenta aún más autoodio.

Las terapias psicodinámicas, más basadas en las relaciones, intentarían abordar el autoodio mediante la generación de una comprensión profunda de los problemas tempranos con sus cuidadores, los cuales llevaron a una imagen propia distorsionada y autocrítica. El problema con estos enfoques es que no puedes retroceder en el tiempo y corregir lo que ya ocurrió. Muchas personas luego pasan mucho tiempo pensando en el maltrato que recibieron y terminan odiándose más, sintiendo que debe haber sido debido por lo débiles que eran. Debes preguntarte menos «¿qué puede hacer mi terapeuta?» y más «¿qué puedo hacer yo?» En última instancia, el poder está en tus manos para cambiar el autoodio. Un terapeuta relacional podría señalar el patrón de maltrato, pero requiere tu arduo trabajo para reconocer que eso llevó a una creencia sobre ti mismo falsa.

Antes de considerar las ideas que funcionan, a continuación te comparto los resultados de la investigación limitada sobre abordar el autoodio. Aunque no hay investigaciones que demuestren que los enfoques mencionados anteriormente han sido de ayuda, dado que cualquier enfoque para abordar el autoodio se deriva de estas terapias, es importante que las entiendas y que conozcas lo que la literatura dice sobre ellas.

Autocompasión

«El amor propio genuino es la experiencia más profunda en el universo. Sin embargo, generalmente requiere tiempo, dedicación sincera y disciplina para desarrollarlo. Estamos rodeados de tantas imágenes, creencias y comportamientos que refuerzan la

En muchos sentidos, centrarse en la autocompasión parece ser la forma más obvia de abordar el autoodio. Después de todo, si te odias a ti mismo, parece lógico que debas cultivarel amor propio. Lo que la investigación muestra sobre la práctica de la autocompasión es que ayuda a reducir los síntomas de la depresión. Por lo general, esta forma de autocompasión se manifiesta mediante comportamientos cariñosos hacia uno mismo, así como la expresión y comunicación de sentimientos de calidez y seguridad. Varios estudios también han explorado la relación entre la autocompasión y el bienestar. Las personas con mucha autocompasión presentan menos síntomas psiquiátricos, mayor bienestar general y una mejor calidad de vida (Neff et al. 2007; Neely et al. 2009; Van Dam et al. 2011).

Es importante subrayar lo que leíste anteriormente en el libro: el autoodio y la depresión no son lo mismo. Aunque pueden coexistir, son experiencias distintas que típicamente requieren enfoques diferentes, si bien muchos de los enfoques compartirán conceptos comunes. La depresión a menudo implica un estado generalizado de tristeza, pérdida de interés y falta de energía, que puede aliviarse mediante la terapia cognitivo-conductual y la medicación. Por otro lado, el autoodio se caracteriza por una visión negativa profunda y persistente de uno mismo, que es más resistente a simples actos de autocuidado y compasión, y no cede en absoluto ante la medicación. Aunque es ideal adoptar una postura de cuidado y compasión hacia uno mismo, abordar el autoodio requiere una exploración más profunda de las raíces cognitivas y emocionales de esta percepción negativa de uno mismo, y los tratamientos deben diseñarse para desafiar y transformar estas creencias fundamentales.

Los desarrolladores de tratamientos han creado muchas terapias centradas en la compasión (CFT) que leerás en breve. Para las personas con autoodio central persistente, ninguna de ellas ha funcionado, al menos no en los pacientes con los que he trabajado. De hecho, muchos me han dicho que si prescribo ejercicios de autocompasión, no los harán. *«¿Has escuchado*

151

*a las personas en los podcasts que intentan que practiques? En primer lugar,
su voz me desagrada. Es tan dulce y suave, y «ámate a ti mismo e invita a
la amabilidad a tu corazón», y toda esa tontería. Quiero decir, en serio,
escuchar algunas de sus voces me hace odiarme más porque no puedo imaginar que alguien haya vivido una vida tan maravillosa como para hablar
así. Odio las voces de los terapeutas, ya sabes, las que no suenan naturales
y solo usan en la oficina, y nunca hablarían a otro ser humano de esa manera. Y no, no me preguntes cómo me hace sentir eso»,* advirtió una paciente
escéptica, lista para abordar su escepticismo. Sin embargo, mi objetivo es
que comiences a cuidarte, por lo menos un poco, antes de poder cuidarte
plenamente y por eso vale la pena considerar esas terapias. **Entonces,
aunque ninguno de los siguientes enfoques ha demostrado reducir
el autoodio, es en gran parte porque ninguno se estudió para el autoodio, y, ciertamente, el autoodio debería ser un objetivo de estos
enfoques.**

Existen tres terapias principales que consideran la autocompasión en
su enfoque. Analizo la terapia dialéctico-conductual (DBT) por separado:

1. La CFT es una forma de terapia desarrollada para personas cuyas
   condiciones de salud mental están vinculadas a una alta vergüenza
   y a la autocrítica. Busca ayudar a las personas a responder a la autocrítica con amabilidad y compasión hacia sí mismas. En una revisión
   (Leaviss y Uttley 2015) de 14 artículos sobre la CFT, los autores concluyeron: «Los hallazgos de los estudios incluidos fueron, en su
   mayoría, favorables a la CFT y, en particular, pareció ser efectiva
   para personas con alta autocrítica». (Consulte la sección sobre autocrítica en el Capítulo 3). No obstante, los autores reconocieron que
   la calidad de los ensayos no era excelente y que la CFT parecía
   funcionar mejor con trastornos del estado de ánimo, como la depresión. No encontré estudios que usaran la CFT para el autoodio.

2. La terapia de aceptación y compromiso (ACT) es una terapia que se
   enfoca en ayudar a las personas a dejar de evitar, negar y luchar con
   sus emociones internas y, en cambio, aceptar que estos sentimientos

más profundos están presentes, y que incluso si los sentimientos son negativos, no son una razón para que una persona no tenga éxito y avance en sus vidas. En la ACT, las personas se enfocan en aceptar las dificultades de sus vidas y se comprometen a realizar los cambios necesarios para modificar el comportamiento que las mantiene estancadas. La ACT utiliza la atención plena, incluida la atención plena compasiva, así como habilidades de aceptación para abordar los obstáculos que se interponen en el camino de lo que es importante para la persona. Sin embargo, al igual que con la CFT, no existen investigaciones sobre el uso de la ACT en el autoodio.

3. La terapia cognitiva basada en la atención plena (MBCT) es una forma modificada de la terapia cognitiva (Consulte la siguiente sección) que incorpora prácticas de atención plena, meditación y ejercicios de respiración. Se desarrolló para abordar la depresión y enseña a los pacientes a estar en el aquí y ahora en lugar de continuar en un pasado doloroso. Les enseña a identificar y liberarse de los patrones de pensamiento negativos que pueden llevar a la depresión. En las versiones más recientes, plantea de manera explícita que la terapia tiene como objetivo fomentar la autocompasión y se destaca que la mejora de la autocompasión actúa como un mecanismo de cambio, especialmente en personas con depresión. Y nuevamente, no existen estudios que demuestren que la MBCT reduce el autoodio.

Pregunté a algunos pacientes si alguna vez habían oído hablar de la práctica de la autocompasión y si la habían considerado. Aquí están algunas de sus respuestas:

RESPUESTA 1: «Sí, lo he intentado muchas veces. Comencé y abandoné muchas veces los tratamientos en los centros desde que tenía 13 años. Estuve en 15 instalaciones diferentes. Intenté con todas mis fuerzas decirme cosas positivas y que me amo, pero eso se sentía tan falso. Dicen que finjas hasta que lo logres y ciertamente fingí. Simplemente nunca pude lograrlo. Esto fue hasta que aprendí DBT y realmente me adentré en ello. Conozco las habilidades desde que me internaron por primera vez a los 13 años. Honestamente, pensé que eran tontas e inútiles. Pero al menos al intentarlas, comprendí que podía cambiar y que este era simplemente un lenguaje que podía reemplazar por otro. Aunque es difícil; no solo tengo que aprender un nuevo lenguaje, sino que también trabajaré en mis traumas para facilitar ese proceso».

RESPUESTA 2: «Pensé en ello, pero no funciona y se siente muy inútil. Nunca funciona porque soy demasiado bueno convenciéndome de que merezco odiarme a mí mismo o ser odiado. Se siente imposible creer cosas buenas sobre mí mismo. La autocompasión nunca se mantiene».

RESPUESTA 3: ¿Alguna vez pensé en ello? No. ¿Mi terapeuta anterior? Sí. Él estaba completamente enfocado en las autoafirmaciones. Intenté poner notas adhesivas en mi habitación con afirmaciones positivas. Estoy tratando de idear una forma de explicar esto que realmente resalte el punto, pero no creo que pueda. Si simplemente repites algo que sabes que no es cierto, no forzará a tu cerebro a creerlo. No importa cuántas veces lo digas. Tiene que haber alguna parte de ti que sea receptiva a la información y esté dispuesta a considerarla. Ninguna de esas cosas se aplica a mí. El mayor obstáculo para practicar la autocompasión es creer que lo mereces.

«Así que es todo un dilema, ¿verdad? ¿Cómo convences a alguien que se odia a sí mismo de que merece amarse? Nadie pudo resolver eso por mí. Casi nadie».

RESPUESTA 4: «Entiendo la idea, pero ¿dónde empieza uno? ¿Cómo encuentras esas pequeñas partes para ser compasivo cuando el autoodio está tan extendido?»

RESPUESTA 5: «Sé que me has pedido que practique esto durante unos meses. Honestamente, no he podido practicar la autocompasión con éxito. Creo que es porque mi «sentimiento» de autoodio está tan arraigado e inherente que lo vi como una verdad en lugar de algo que podría desafiar, cuestionar o incluso dejar de lado».

RESPUESTA 6: «Escuché sobre practicar la autocompasión o el amor propio en terapia ambulatoria, particularmente en DBT. Me pareció un concepto muy ridículo y he sido muy reacio a intentarlo, en parte porque siento que es algo imposible para mí lograr».

Terapia Cognitivo-Conductual (CBT)

«Quizás el momento más liberador de mi vida fue cuando me di cuenta de que mi autoodio no era un producto de mi insuficiencia, sino más bien, un producto de mis pensamientos».

—Vironika Tugaleva

¿Qué es la terapia cognitivo-conductual (CBT)? A continuación te comparto una descripción general rápida:

La CBT es una forma de terapia que ha demostrado ser efectiva en muchos trastornos psiquiátricos, como la depresión, los trastornos de ansiedad, los problemas de uso de sustancias, los trastornos alimentarios y muchos otros. Es una intervención poderosa y, en muchos estudios, la CBT ha demostrado ser tan efectiva, o incluso más efectiva que, otras formas de psicoterapia o medicamentos psiquiátricos.

Principios Centrales de la Teoría de la CBT

La teoría detrás de la CBT es que los problemas psicológicos son:

1. En cierta medida, basados en formas erróneas o poco útiles de pensar.

2. En parte, basados en patrones de comportamiento poco útiles aprendidos.

Y luego, basado en lo anterior, que:

3. Las personas que luchan con estos problemas pueden aprender formas más hábiles y útiles de lidiar con ellos, lo que, a su vez, alivia los problemas y favorece un funcionamiento más efectivo en la vida.

Aunque el tratamiento CBT también se enfoca en el comportamiento (la B en CBT), la C en CBT se refiere a lo cognitivo, es decir, pensar, y, por lo tanto, el tratamiento CBT tiende a enfocarse en lograr que las personas cambien los patrones de pensamiento, utilizando las siguientes estrategias generales. Ellos:

a. Aprenden a reconocer las distorsiones particulares en su forma de pensar que conducen a problemas y luego a reevaluar los pensamientos a través del lente de la realidad.

Por ejemplo, existe una distorsión conocida como filtrado. El filtrado es la forma en que una persona ignora todo lo positivo en su vida para centrarse únicamente en lo negativo. Es una trampa cognitiva que lleva a centrarse en un solo aspecto negativo de una situación y a filtrar todos los aspectos positivos. Un ejemplo de esto es una antigua paciente mía que durante muchos años entraba y salía de hospitales. Eventualmente, a través de mucho trabajo, dejó de usar comportamientos autodestructivos, dejó la práctica anual de estar internada cada otoño, el aniversario de un trauma significativo, se casó con su novio de mucho tiempo, tuvo dos hijos maravillosos (lo sé porque trajo a su familia a conocerme) y fue a la escuela de posgrado y eventualmente se convirtió en terapeuta. Ahora, en su primer semestre, obtuvo una calificación de B en dos materias. Había sido una estudiante A en la escuela secundaria y en el pregrado, antes de los años de hospitalización. Me llamó, muy molesta por sus «terribles calificaciones» y por cómo era una prueba de que «nunca debería haber solicitado ser terapeuta» y de que estaba considerando abandonar la escuela. Su esposo le dijo que había hecho bien y que era un pequeño bache en el camino. Debido a su estado emocional, interpretó su comportamiento como un intento de apaciguarla, aunque «sabía» que él «creía que era estúpida». Le señalé cómo había caído en una trampa de filtrado. En lugar de alejarse y ver todo lo que había logrado, y además, reconocer que estaba un poco oxidada por haber perdido tanta escuela y tener hijos pequeños en su vida, filtró el inmenso trabajo que había hecho y se centró solo en lo negativo percibido.

b. Aprenden cómo los pensamientos, las emociones y los comportamientos están interconectados.

Continuando con el ejemplo anterior, su pensamiento «obtuve calificaciones terribles» derivó en la experiencia emocional de tristeza y desesperación, lo que a su vez dio lugar al deseo de abandonar la escuela.

c. Ganan más perspectiva sobre el comportamiento y la motivación de los demás.

Mi paciente pudo dar un paso atrás y reconocer que su amoroso esposo siempre había la apoyaba y que sus fuertes emociones la habían llevado a malinterpretar sus motivaciones.

d. Aprenden, y luego usan, nuevas habilidades de resolución de problemas adaptativas para lidiar con situaciones difíciles.

En el caso de mi paciente, conocía las trampas del pensamiento y las habilidades para superarlas. Reconoció que había caído en un patrón de pensamiento automático y pudo usar la reestructuración cognitiva, una técnica en la que reconoce la naturaleza destructiva de su pensamiento y ve lo sucedido desde un punto de vista más afirmativo y menos destructivo.

e. Generalizan las nuevas habilidades a situaciones cotidianas y, al hacerlo, desarrollan una mayor confianza en sus propias capacidades.

Mi paciente pudo enfrentar los desafíos de estar de vuelta en la escuela, como estudiante grande y con una familia, y de ser menos crítica consigo misma en otras situaciones en las que los resultados no eran perfectos.

157

Cómo Trabajar el Autoodio

Lo que Puede Ayudar: Cuando la Autoculpa Es una Parte Central de tu Autoodio

Si eres alguien que suele culparse mucho, aquí hay algunas prácticas útiles de la terapia cognitivo-conductual:

- **Descentrarse mediante la conciencia plena.** Esta es la capacidad de retroceder y ver un pensamiento como un evento cognitivo: como una opinión, y no necesariamente un hecho. Tu tarea es etiquetar el proceso presente en el pensamiento, en lugar de involucrarte en su contenido. Si te estás culpando, intenta decir «Me estoy culpando nuevamente». Quieres captar el comportamiento de culparte a ti mismo y luego etiquetarlo, en lugar de involucrarse con el pensamiento y entrar en la cadena de atribución negativa.

- **Reatribución.** Esta es la práctica de identificar los factores que pueden haber contribuido a un resultado negativo, los que no son tú. Luego, considera cuánto contribuyó cada uno de esos factores al resultado. Por ejemplo, supongamos que fuiste a una fiesta y alguien puso algo en tu bebida, y te enfermaste tanto que tuviste que ir al hospital. Sí, fuiste a la fiesta. Sin embargo, alguien puso una droga en tu bebida. Nunca pediste eso ni lo querías. La persona que puso algo en tu bebida tuvo mucha responsabilidad en lo que sucedió, y luego la droga también causó que te enfermaras. El punto aquí es no culparte por absolutamente todo lo que sucedió; e incluso si puedes asumir alguna responsabilidad, estás haciendo un cambio de pasar a asumir la responsabilidad total a optar por una visión más equilibrada que incluya muchos otros factores.

- **Reestructuración cognitiva mediante registros de pensamientos.** Un registro de pensamientos es un ejercicio común utilizado por los terapeutas cognitivo-conductuales y es una forma práctica de capturar cómo piensas sobre una situación específica. Por lo general, es una práctica escrita y es algo así: Imagina que invitas a personas a cenar y el restaurante está muy lleno. (Deberías hacer este ejercicio con una experiencia específica y real de tu vida). Ese es el evento que provoca lo que sucede a continuación. Por ejemplo, podrías tener pensamientos automáticos como: «Soy responsable de todo». Tu tarea entonces es reevaluar el pensamiento y considerar todas las pruebas de que apoyen tu conclusión, y luego llegar a conclusiones diferentes.

EJERCICIO

Por ejemplo, además de concluir que eres responsable de todo, podrías preguntarte:

1. «¿Hay otras explicaciones para lo que sucedió?»
2. «¿Podría estar pasando por alto otros factores contribuyentes o minimizando alguno de ellos?»
3. «Si un observador neutral entendiera lo que estaba sucediendo, ¿diría que fui totalmente responsable?»
4. Alternativamente, «Si la situación del restaurante le hubiera sucedido a uno de mis amigos, ¿diría que fue completamente responsable?»
5. «¿Puedo usar un lenguaje no crítico ni preciso para describir lo que sucedió?»
6. Incluso si reconoces que en parte tienes la culpa, pregúntate: «¿Cuáles eran mis intenciones? ¿Normalmente tengo la intención de incomodar a mis amigos haciéndolos esperar en un restaurante lleno que ha sobrevendido?»

EJERCICIO

Poner a prueba tus creencias y suposiciones. ¿Crees que culparte a ti mismo te da más control? ¿O quieres adelantarte a los demás?, «Si me culpo a mí mismo, es menos probable que otros me culpen» Siempre puedes poner a prueba estas ideas para ver si son precisas. Por ejemplo, podrías escribir: Todos me culparán si no me culpo a mí mismo. Luego, observa qué sucede si la próxima vez que algo negativo suceda no te culpas a ti mismo. ¿De repente todos te culparán? Anota el resultado y analiza si tu expectativa de que te van a culpar se cumple o no.

¿Esto sirve? Como se mencionó anteriormente, si estás juzgando tu comportamiento y tus acciones como la razón por la que algo falló, culparte a ti mismo podría tener el beneficio de aprender de la experiencia y luego hacer algo diferente la próxima vez. «Al culparme a mí mismo, no cometeré el mismo error nuevamente, y comenzaré a estudiar para el examen más temprano la próxima vez». Si, por otro lado, la autoculpa se utiliza para afianzar atributos negativos que no tienen base en hechos o en la realidad, entonces no es útil.

Abordar el Autoodio

> *«Porque no soy mucho de querer aprender de mis errores*
> *Tiendo a esconderme detrás de los hábitos que debería sacudir*
> *Si realmente me conocieras, no estoy seguro de que te gustaría*
> *Así que permaneceré oculto en el arrepentimiento»*
> —Letra de Self Loathing por Days n' Daze

En el Capítulo 1 revisamos cómo el autodesprecio presenta algunas diferencias significativas, así como algunas similitudes con el autoodio. Al enfocarse en el autodesprecio, los investigadores (Sallin et al. 2021) examinaron el papel del autodesprecio expresado durante la terapia en pacientes con trastorno límite de la personalidad (TLP). Encontraron dos resultados interesantes. El primero es que el autoodio expresado no cambió durante el tratamiento. Una vez más, vemos un fracaso de la terapia al abordar una experiencia relacionada con el autoodio. Lo que es más sorprendente es la desconexión entre las percepciones de los terapeutas y sus pacientes; las personas con alto autoodio calificaron su alianza terapéutica con sus terapeutas como débil, mientras que los terapeutas calificaron su alianza terapéutica con sus pacientes como fuerte.

Los investigadores plantearon la hipótesis de que los pacientes con autoodio podrían ser menos confiados al participar en una relación terapéutica, con su cercanía implícita y que esto se debe a una autopercepción devaluadora de ser inadecuado y sentir que es probable que sean rechazados. Pero entonces, ¿cómo es que los terapeutas sintieron que la alianza terapéutica era fuerte? Ellos plantearon la hipótesis de que cuando los pacientes expresaban autoodio, esto era interpretado por el terapeuta como que el paciente estaba siendo vulnerable e indicaba que los pacientes confiaban en la relación. También teorizaron que cuando los pacientes expresaban autoodio, esto podría provocar una reacción empática en el terapeuta, que podría ver el propio tratamiento severo y doloroso de su paciente como una manifestación de su sufrimiento y sentirse más cercano a su paciente.

Los investigadores concluyeron que sus resultados destacaban la necesidad de comprender mejor el autoodio y estar atentos a su efecto en la sintomatología clínica y la relación terapéutica durante la terapia, que no es muy diferente de lo que son mis metas para este libro.

Terapia Dialéctico-Conductual (DBT)

Aunque estudié los otros enfoques terapéuticos que menciono en este libro, el que he estado practicando durante casi 20 años es la DBT. Se deriva de la CBT y se desarrolló para personas suicidas cuyos pensamientos y comportamientos suicidas se deben al dolor de emociones abrumadoras y a pensamientos autocríticos. La Dra. Marsha Linehan (1993), psicóloga de la Universidad de Washington, desarrolló la DBT. Linehan reconoció que cuando a los niños emocionalmente sensibles se los invalidaba, es decir, cuando sus experiencias privadas eran rechazadas por otros, comenzaban a invalidarse a sí mismos y luego se veían a sí mismos como defectuosos. Antes de la DBT, las formas tradicionales de terapia eran la CBT y las terapias psicodinámicas. De todas las formas de terapia para personas suicidas, la DBT cuenta con la mayor evidencia que respalda su uso como un enfoque que reduce la tendencia suicida y la autodestrucción.

La palabra «dialéctico» en el contexto de la DBT implica que hay diferentes verdades desde distintas perspectivas y que la tarea es integrarlas, incluso si parecen opuestas.

161

Cómo Trabajar el Autoodio

Por ejemplo, muchas personas que experimentan emociones dolorosas encuentran que la autolesión mediante cortes ayuda a reducir el dolor emocional. Ahora, si le dijeras a alguien que te estás cortando, la mayoría diría que tienes un problema. Sin embargo, para ti el corte no es necesariamente un problema. Es una solución al sufrimiento intenso. El corte es un problema y una solución al mismo tiempo. En esta situación, lo que un extraño ve como un problema (una verdad), en realidad se ve como una solución (otra verdad) para la persona que se corta. ¿Cómo puedes sintetizar estas ideas aparentemente opuestas? La síntesis es que el corte es una solución efectiva a corto plazo, pero a largo plazo un problema inadaptado, a la experiencia de emociones intensas y dolorosas. Se pueden usar otras formas más saludables para abordar el problema de las emociones dolorosas, aunque tal vez no sean tan efectivas de inmediato. Ver ambos lados conducea una comprensión más completa del comportamiento de corte.

La dialéctica consiste en combinar ideas opuestas en una nueva idea. Las oposiciones abundan en la DBT, incluso la integración de la filosofía de aceptación oriental, derivada del Zen, con las técnicas de cambio occidentales, derivadas de la CBT. La más fundamental de estas verdades aparentemente opuestas es que para ayudar a alguien a cambiar quién es o cómo se ve a sí mismo, primero debe aceptar a la otra persona o aceptarse a sí mismo, tal como son.

En la DBT, el cambio se integra con la aceptación. Lo que la DBT ha demostrado es que una vez que una persona siente que es aceptada y comprendida por su terapeuta, entonces puede aprender la habilidad y hacer los cambios necesarios para lidiar con las cosas de la vida que causan sufrimiento.

¿Para Qué Tipo de Problemas Es Útil la DBT?

La DBT es especialmente efectiva para personas que tienen dificultad para manejar y regular sus emociones. Muchas personas que se benefician de la DBT reconocen que son emocionalmente sensibles: Si eres una persona que suele sentir las cosas más profundamente que otros, más rápido que otros, y cuando tienes una reacción emocional, suele tardar más en volver a su línea de base emocional. Si estás buscando una terapia, la

DBT podría ser para ti. Ser emocionalmente sensible no es el problema. En cambio, los problemas surgen cuando los comportamientos en los que te involucras dependen de tu estado de ánimo. Imagina que cuando estás de buen humor, puedes hacer cualquier cosa, pero cuando estás de mal humor, no puedes completar las cosas que son necesarias para hacer. Para las personas con emociones que son difíciles de controlar, esto significa que muchas actividades necesarias no se realizan, o toman mucho más tiempo para hacerse. Esto podría afectarte a ti, pero podría afectar a otros también. Imagina que un piloto solo pudiera volar cuando estuviera de buen humor, pero no cuando estuviera de mal humor. Podría crear una situación peligrosa si a mitad del vuelo su estado de ánimo pasara de bueno a malo.

La conclusión es que la DBT puede proporcionar las herramientas para ayudarte a manejar tus emociones más efectivamente y asegurar que tu estado de ánimo no dicte tu capacidad para funcionar y realizar tareas esenciales.

El Concepto de Duelo Inhibido

En la DBT hay un enfoque de tratamiento donde se dirige el duelo inhibido. El duelo inhibido incluye todas las formas activas y pasivas que las personas utilizan para evitar o escapar de sus pensamientos o emociones y, en particular, los pensamientos y emociones relacionados con el duelo.

Le pregunté a un paciente sobre su autoodio, y dijo: «*Nunca he querido ni siquiera pensar en ello. Simplemente está ahí*». Cuando le pregunté por qué no quería explorarlo, dijo: «*Fui adoptado. Alguien me abandonó, y luego las personas que me adoptaron me trataron muy mal, especialmente cuando tuvieron a su propio hijo biológico. Entonces, ¿qué debo concluir? Que mi madre biológica no me quería y que mis padres adoptivos me veían como defectuoso. Estaba roto. Estoy roto. Soy el niño roto que nadie quiere. Por supuesto que me odio a mí mismo. ¿Y quieres que mire todo eso?*»

Se me llenaron los ojos de lágrimas, era una persona joven maravillosa. Necesitaba examinar el duelo del rechazo, pero sentía que era una tarea demasiado dolorosa. Cuando la vida no ha sido amable, cuando las

Cómo Trabajar el Autoodio

personas nos han decepcionado, cuando sentimos que nos han privado de las cosas que otros obtuvieron, la mayoría de las personas se sienten tristes. Pero para algunos, la tristeza puede parecer tan insoportable que simplemente no queremos examinarla. En lugar de llorar el pasado, algunas personas inhiben ese duelo, y esto puede ser particularmente cierto cuando examinar las pérdidas en tu vida significa exponerse a comentarios y relaciones que te enseñaron a odiarte a ti mismo. La forma más efectiva de estar triste es estar triste, experimentar los sentimientos de tristeza a medida que surgen y a medida que se recuerdan, buscar apoyo y validación, involucrarte en la trama de tu vida y ser amable contigo mismo. Al involucrarte en el duelo, pueden surgir pensamientos y otras emociones. También puedes experimentar el arrepentimiento de no haber hecho más para luchar por ti mismo y juzgarte por haber sido débil en algunos momentos. Estas son todas reacciones comunes cuando te enfocas en el duelo inhibido.

EJERCICIO

Piensa en las cosas que te parecen injustas de tu infancia. Las formas en que no se cumplieron tus necesidades. Las formas en que te trataron. Las cosas que te perdiste.

RESPUESTA: Escribe estas cosas y con cada respuesta, escribe las emociones que cada una de estas experiencias provocó.

____

____

____

____

____

____

____

Habilidades Específicas para el Sufrimiento

La DBT se enfoca en cuatro conjuntos específicos de habilidades. Las habilidades tienen sentido dados los problemas que llevan a las personas a la DBT:

Conciencia plena: Esta es la práctica de estar completamente presente y consciente, y hacerlo sin quedar atrapado en juicios. La idea de enfocar la mente en el momento presente es mucho más difícil de lo que puede parecer al principio, pero, como con la mayoría de las cosas, cuanto más prácticas, más fácil se vuelve. La conciencia plena es la práctica central de la DBT porque muchas personas que prueban la DBT pasan mucho tiempo habitando en el sufrimiento de heridas y traumas pasados, o preocupándose por un futuro que aún no ha sucedido. También se golpean a sí mismos con autocríticas negativas. Lo que la investigación sobre la conciencia plena muestra es que a través de la práctica de estar presente y más consciente, lidiar con problemas futuros se vuelve más fácil. La atención plena también ayuda a reducir emociones fuertes y mejorar o sanar relaciones dañadas, incluida la relación dañada contigo mismo.

Tolerancia al malestar: Para las personas que acuden a la DBT, sus emociones y pensamientos sobre sí mismas pueden resultar insoportables. Es comprensible que si estás en un dolor emocional severo, quieras alivio inmediato. Desafortunadamente, en muchas situaciones no hay muchas respuestas inmediatas, o al menos pocas que sean saludables, y esto sucede a menudo cuando muchos recurren a respuestas efectivas pero inadaptadas. Con esto quiero decir que recurren a soluciones que, en realidad, funcionan, aunque solo a corto plazo, y que luego tienen consecuencias negativas a largo plazo. Soluciones como las drogas, los encuentros sexuales peligrosos o las autolesiones son efectivas. Muchas personas no se dan cuenta de que estas soluciones realmente funcionan, pero solo temporalmente. Las soluciones, sin embargo, generalmente duran solo unos minutos y, a menudo, dejan a la persona sintiéndose peor a largo plazo. Las soluciones con efectos tan efímeros no son ideales. Imagina que necesitas que te quiten el apéndice o las amígdalas. Ahora imagina que tu cirujano dice:

«Tu operación fue un éxito. ¿Por qué no vuelves la próxima semana y te las saco de nuevo?» Lamentablemente, las personas con autoodio crónico a menudo participan en comportamientos que terminan lastimándose a sí mismas y, además, sienten que merecen las consecuencias negativas de estos comportamientos.

Dado que la vida puede presentar muchas situaciones que no se pueden solucionar en el momento, la DBT incluye un módulo de habilidades de tolerancia al malestar para ayudarte a superar esos momentos. Las habilidades te enseñan a manejar los momentos estresantes de manera más efectiva, preservando tu autorrespeto y dignidad. La idea es que te ayuden a superar el momento hasta que puedas aplicar otras habilidades más duraderas o resolver el problema por completo.

Efectividad interpersonal: Para las personas que han soportado una invalidación extensa compuesta por emociones intensas, puede ser difícil defenderse a sí mismas, establecer límites, reparar relaciones y considerar las perspectivas de los demás. Esta dificultad surge porque sus intentos anteriores generalmente no han tenido éxito. Por ejemplo, imagina que alguna interacción te afecta, se lo dices a la otra persona, y lo minimiza e ignora. No has logrado transmitir tu punto de vista o, si lo hiciste, no les importó. Estás más molesto, porque la situación era importante para ti. Entonces, levantas la voz y te expresas con más énfasis. La otra persona te pregunta por qué le estás gritando. Sientes que no puedes ganar, así que te cierras. Luego el otro te pregunta por qué no estás hablando. Este tipo de interacciones tienden a reforzar la idea de que hay algo malo contigo, lo que con el tiempo, es parte del camino hacia el autoodio, y lleva a dificultades para navegar las relaciones de manera efectiva.

Debido a que los déficits interpersonales generalmente surgen de la invalidación crónica, tu tarea más importante es la autovalidación. Reconoces que tu sufrimiento tiene sentido, dado tu sensibilidad emocional y tus experiencias tempranas, y que puedes tener compasión por ti mismo y preservar tu autorrespeto, incluso cuando otros dicen que estás exagerando o rechazan tu perspectiva.

Las habilidades de efectividad interpersonal de la DBT se centran en lograr más de lo que deseas. Te permite establecer límites o fronteras firmes que no comprometan tus valores, reparar relaciones y te enseña a evaluar y considerar con precisión las perspectivas de otras personas sin destruirlas, especialmente si su comportamiento es confuso para ti, con el fin de reducir el conflicto.

Regulación emocional: ¿Cómo aprende una persona a regular sus emociones? A diferencia de habilidades como caminar o andar en bicicleta, que se enseñan y se practican comúnmente en la infancia, la regulación emocional rara vez se aborda directamente en la escuela, en los cursos en línea o incluso en el hogar. Considera los hitos del desarrollo que los padres celebran: aprender a caminar, dominar el uso de una cuchara o, finalmente, andar en bicicleta sin ruedas de entrenamiento. Estos logros son recibidos con orgullo y aliento por los padres. Sin embargo, cuando se trata de manejar emociones, como el miedo o la tristeza, a menudo hay una falta de orientación y reconocimiento similar. Imagina a un niño que tiene miedo a la oscuridad o está triste por un abuelo enfermo. Rara vez vemos el mismo nivel de aliento para afrontarcon éxito estos desafíos emocionales.

Además, los padres pueden, intencionalmente o no, usar las emociones de su hijo para provocar los comportamientos que desean, lo que complica aún más el desarrollo de una regulación emocional saludable. La ausencia de apoyo estructurado para la regulación emocional puede hacerte luchar por navegar tus sentimientos de manera efectiva.

Las personas que no tienen dificultad para regular su tristeza, enojo, envidia, etc., se confunden con quienes no saben cómo hacerlo. Si no has aprendido cómo manejar las emociones, aprender a hacerlo puede ser vital. El conjunto de habilidades de regulación emocional te enseña los aspectos principales de la regulación emocional:

1. Enseña sobre las emociones, qué son y por qué las tenemos en primer lugar.

2. Enseña cómo se manifiestan.

3. Enseña a validar cómo te sientes.

4. Enseña a discernir entre cuándo las emociones están justificadas y cuándo no lo están. Esto significa si las emociones se ajustan a los

Cómo Trabajar el Autoodio

hechos o no. Por ejemplo, temer a una serpiente de cascabel en un sendero de caminata es un miedo justificado, porque si te muerde, podrías enfermarte gravemente. Temer a una serpiente de cascabel en un recinto de vidrio protegido en el zoológico no está justificado, ya que no puede morderte, por lo que el miedo no se ajusta a los hechos. Ahora, si temes a la serpiente de cascabel en cada circunstancia, ese miedo refleja lo que sientes, por lo que es válido. Sin embargo, solo está justificado en la primera situación y no lo está en la segunda.

5. Enseña cómo reducir tu vulnerabilidad a emociones dolorosas y cómo mejorar las emociones deseadas. Por ejemplo, reconocer que no dormir lo suficiente y beber alcohol en exceso es un factor de vulnerabilidad para la depresión puede parecer obvio, pero pocos de nosotros realmente reconocemos el vínculo entre estos factores de vulnerabilidad y nuestro estado emocional.

6. Enseña que la claridad y precisión son importantes para aprender a regular tus emociones. Por ejemplo, decir que sientes enojo, tristeza o alegría es claro. Decir que te sientes «abrumado» le dice a los demás que no te gusta cómo te sientes; sin embargo, es menos preciso y es una idea que representa una mezcla de diferentes emociones.

7. Finalmente, enseña qué hacer cuando experimentas una emoción no deseada. Un ejemplo de tal habilidad es la llamada habilidad de acción opuesta. Así es como funciona: Digamos que te sientes triste y quieres aislarte y quedarte en la cama. El comportamiento de quedarse en la cama generalmente no hace que nadie se sienta feliz, y ciertamente no a largo plazo. Hacer acción opuesta es hacer lo opuesto a tu impulso, en este caso el impulso de quedarse en la cama y aislarse, y así lo opuesto sería levantarse, ducharte y llamar a un amigo.

LA HABILIDAD DE ACCIÓN OPUESTA: Quiero destacarla, ya que es una de las habilidades más poderosas de la DBT. ¿Podría aplicarse para abordar el autoodio? Conceptualmente, podría funcionar. Por ejemplo, imaginemos que debido a que sientes autoodio, también sientes que ninguna persona decente podría gustarte. Vas a una aplicación de citas y aceptas a cualquiera que exprese algún interés en ti y luego sales con esa persona, incluso si te trata mal. Sientes que es lo mejor que puedes hacer, y que mereces un mal trato. La acción opuesta sería rechazar a las personas irrespetuosas y salir con quienes comparten valores e intereses. La acción opuesta incluiría vestirse bien para tu cita y aceptar cualquier amabilidad como genuina. También significaría alejarte de cualquier solicitud de comportamiento que contravenga tus valores. Creo que hay mérito en la práctica de la acción opuesta para el autoodio; sin embargo, en mi experiencia clínica, no ayuda de la misma manera que lo hace con otras emociones. Esto se debe a que, si bien la habilidad funciona en instancias específicas de experiencia emocional, como un estallido repentino de enojo, tristeza, disgusto, envidia, etc., debido a que el autoodio está tan profundamente arraigado, rara vez viene con un comportamiento claramente discernible, y por lo tanto, la forma en que podría funcionar es ser muy claro sobre los comportamientos específicos que aparecen cuando el autoodio está activo.

EJERCICIO

Reflexiona sobre los comportamientos que aparecen cuando experimentas un autoodio particularmente fuerte.

RESPUESTA: Escribe estos comportamientos y, para cada uno, indica cómo sería la acción opuesta.

____

____

____

____

____

____

____

Espero que para cuando hayas llegado a esta parte del libro, estés al menos abierto a la idea de que el autoodio es un constructo que puede cambiar un poco e incluso comenzar a cambiar. Una práctica que podrías hacer, basada en la idea de la acción opuesta, es hacer algo bueno por ti mismo cada día. Si estás dispuesto a considerar que no eres un ser terrible y que mereces un grado de amabilidad, comienza siendo amable contigo mismo haciendo algo que te haga sentir mejor. ¿Un baño de burbujas? ¿Una taza de chocolate caliente? ¿Salir a caminar? ¿Darte un gusto con una nueva prenda de ropa?

EJERCICIO

¿Cuáles son algunas cosas que no haces por ti mismo porque sientes que no lo mereces?

TU RESPUESTA:

____

____

____

TAREA: Elige de la lista de actividades de autoamabilidad y haz algo bueno por ti mismo al menos una vez a la semana y, si puedes, cada día.

Es importante entender que la DBT no es un elixir mágico; ofrece herramientas valiosas, pero no aborda por sí sola todos los aspectos del malestar emocional. A continuación, te comparto las reflexiones de un paciente:

«Realicé mucha terapia ambulatoria de DBT. Veo las habilidades de DBT como un paradigma de «finge hasta que lo logres». Las habilidades me ayudan a regular mis emociones en el momento y a tomar mejores decisiones en torno al uso de habilidades de afrontamiento inadaptadas; sin embargo, aún no han modificado los problemas centrales que desencadenan mis síntomas de TLP. Atribuyo a la DBT el haberme dado la capacidad de ser un adulto humano funcional, pero no me ha hecho feliz ni satisfecho,

y ciertamente no ha tocado mi autoodio de manera duradera. Debido a esto, a menudo siento que mi vida y mi progreso en mi salud mental son completamente falsos, como si estuviera enga-ñando a todos haciéndoles creer que soy estable y normal, mientras vivo secretamente una doble vida como una persona loca e inestable. Me preocupa que nunca pueda ser normal o feliz en la vida y que esté condenado a fingir constantemente que todo funcione, mientras, secretamente, estoy en un estado de apenas aguantar, a un movimiento en falso de un futuro en el que estoy destinado a matarme o a volverme loco»

Mientras que la idea de «finge hasta que lo logres» puede funcionar para muchas habilidades y contextos, la aplicación de la DBT al autoodio central no ayudó a este paciente y esto es consistente con mi experiencia clínica. La DBT ha ayudado a muchas de las personas que han venido a nuestro programa, pero no ha afectado al autoodio. Es posible que esto se deba en parte a que no se ha abordado directamente. Las habilidades son críticas para cualquiera que esté sufriendo, pero no bastan. Hay esperanza en integrar enfoques terapéuticos adicionales que aborden el autoodio más directamente, pero es importante reconocer que la DBT por sí sola no es una solución completa.

Terapia Basada en la Mentalización (MBT)

La terapia basada en la mentalización (MBT) es un tratamiento basado en evidencia que ha demostrado ser útil para las personas con TLP. La desarrollaron los doctores Peter Fonagy y Anthony Bateman, quienes publicaron los resultados de su primer ensayo en 1999 (Bateman y Fonagy 1999). El enfoque se basa en la idea de que puedes reconocer y entender cómo tu estado mental y el estado mental de otras personas influyen en tu comportamiento y el de ellas, y además, distinguir entre tu propio estado emocional y el de los demás.

Por ejemplo, imaginemos que trabajas como asistente de enfermería y vives cerca del hospital. Estás en tu departamento y acabas de cenar.

Escuchas un golpe en la puerta y tu amiga enfermera aparece de forma inesperada. Apenas dice hola, que está hambrienta y, de manera extraña, se dirige directamente a tu refrigerador y devora las sobras de lasaña que estabas guardando para el almuerzo de mañana. Por un lado, podrías considerar este comportamiento muy grosero y poco respetuoso. Un enfoque de mentalización reconocerá que el estado mental de tu amiga hace comprensible su comportamiento. Sabemos que tu amiga es enfermera. Una posible explicación es que, aunque su comportamiento parezca grosero, no es habitual en ella. Otra explicación podría ser que tuvo un turno extremadamente largo y ocupado, no tuvo un descanso para comer y estaba demasiado agotada para cocinar, y como estaba demasiado cansada y hambrienta para ir a casa, decidió ir a la tuya. Su comportamiento tendría más sentido si consideramos su estado mental. La MBT se enfoca en ayudar a las personas a conocer y a diferenciar su estado mental del de otra persona.

Existe muy poca literatura sobre cómo la MBT aborda el autoodio; sin embargo, en un estudio de caso se detalló su uso en una paciente, a quien describieron de la siguiente manera (Drozek y Unruh 2022):

Claire era una doctora de 30 años cuyas emociones y comportamiento. . .

«oscilaron de manera impredecible entre la ira intensa hacia los demás y el autoodio, declarando una vez: «Soy mala, repugnante, fea e inútil. Nadie quiere estar conmigo, y eso nunca va a cambiar». Claire fantaseaba con el suicidio en estos momentos. Incluso escribió cartas de suicidio a su familia que permanecieron sin enviar. Para el momento en que llegó a la residencia, había comenzado a cortarse con cuchillas».

Los autores reflexionaron sobre el progreso que Claire había logrado y concluyeron: «Una comprensión más profunda de su búsqueda de cuidado llevó a Claire a comenzar a imaginar cómo podría expresar necesidades emocionales sin enfermarse psiquiátricamente. Cuando estaba con amigos, Claire hablaba menos de sus síntomas psiquiátricos y más sobre el trabajo, las relaciones y los intereses compartidos. Claire creó un perfil en una aplicación de citas y, para su gran sorpresa, fue inundada de solicitudes.

Reanudar las citas después de muchos años le levantó el ánimo y le proporcionó una sensación de satisfacción al avanzar hacia su objetivo de tener una relación estable a largo plazo. Tiró las cuchillas que una vez guardó para cortarse «por si acaso las necesitaba». Al final de un año en MBT, Claire mostró mejoras funcionales notables (por ejemplo, mejor asistencia al trabajo, sin hospitalizaciones ni autolesiones) así como un cambio sutil pero significativo en su experiencia de sí misma».

Los investigadores notan que tuvo un «cambio sutil pero notable en su experiencia de sí misma, y aunque no sabemos si experimentó menos autoodio, parece que pudo involucrarse en su vida, en su trabajo, con sus amigos y con sus parejas románticas de una manera más significativa, y podríamos concluir que su autoodio se redujo».

Terapia de Esquemas

La terapia de esquemas es un tipo de terapia que se centra en esquemas, un término que describe patrones poco saludables de pensamiento que pueden llevar a comportamientos poco saludables o desadaptativos. Puedeser un patrón que te hace luchar para mantener relaciones adultas saludables. Estos patrones, o esquemas, se desarrollan durante la infancia, y particularmente en niños cuyas necesidades emocionales y físicas no fueron satisfechas. En la teoría de los esquemas, los patrones poco saludables también pueden surgir en niños que fueron sobreestimulados o cuyos padres no establecieron límites adecuados para su desarrollo. La teoría es que una vez que una persona llega a la edad adulta, estos esquemas luego influyen en los pensamientos y acciones de una persona de manera negativa, llevan a comportamientos como eludir situaciones, la sobrecompensación, o el autosacrificio excesivo, comportamientos que, a su vez, impactan negativamente en las relaciones y el bienestar emocional.

La terapia de esquemas identifica 18 esquemas diferentes. Uno de los esquemas pertinentes para este libro se titula «Defectos y Vergüenza».

Este esquema está impulsado por creencias fundamentales como, «Hay algo fundamentalmente malo en mí», «No soy amado», «Tengo muchos defectos». La teoría del esquema plantea que se desarrolla en lainfancia cuando hay abuso, negligencia o rechazo infantil. Luego, la forma en trataron al niño hizo que el niño concluyera que era culpa suya o que había algo malo, vergonzoso o defectuoso en él. Luego, porque los niños no tienen la capacidad de ver que los padres o cuidadores tienen la culpa, interpretan su trato abusivo o negligente como un reflejo de los defectos y de su propio comportamiento.

Como has leído en relatos anteriores, el niño podría decir algo como: «Si fuera un mejor niño y no hubiera nada malo en mí, sería amado».Desde una perspectiva de esquema, la vergüenza que se internaliza se denomina vergüenza tóxica. La teoría del esquema reconoce que una persona puede desarrollar este esquema incluso si no hubo un maltrato obvio. Incluso si una persona tuvo todas las comodidades materiales, puede desarrollar este patrón si en la infancia no tuvo a alguien que le prestara atención y validara sus pensamientos y sentimientos.

El esquema de defectuosidad y vergüenza se caracteriza por un profundo efecto en las relaciones, ya que puede impedir el establecimiento de conexiones íntimas. Debido a que sientes que eres tan defectuoso, no quieres acercarte a nadie. Uno de mis pacientes me dijo que el autoodio es como una enfermedad genética. «Ya sabes, hay algunas enfermedades genéticas que no quieres transmitir a los hijos, así que no te acercas a nadie. Me preocupa que transmitiré mis defectos a la otra persona e incluso a mis hijos si alguna vez llegara tan lejos. Pero nunca llegará tan lejos porque si dejo que alguien vea quién soy realmente, no querrán estar conmigo».

Además de las relaciones, este esquema afecta profundamente la salud emocional y la percepción del yo, siendo uno de los principales factores que contribuyen a la depresión. Se considera que el autoodio y la autocrítica son causas clave de la depresión.

Los comportamientos típicos observados en este esquema incluyen:

- Hipersensibilidad a la crítica y al rechazo

- Odio hacia uno mismo

- Tolerar el maltrato por parte de otros

- Asumir responsabilidad y culpa por problemas que no causaste

- Elegir parejas críticas

- Permanecer en relaciones disfuncionales por miedo a no encontrar a alguien más

Dado que la terapia de esquemas se enfoca en las ideas y construcciones relacionadas con el autoodio, podría ser un método útil para tratarlo. Sin embargo, al igual que otras terapias y teorías mencionadas, no hay estudios publicados que demuestren su efectividad en casos de autoodio crónico.

En resumen: Existen puntos en común entre todas las terapias mencionadas, y algunos pueden ser útiles para enfrentar el autoodio. Todas reconocen que el autoodio tiene sus raíces en la infancia temprana, que se aprende a través de interacciones repetidas que llevan al niño a concluir que es un individuo defectuoso, y que identificar y desafiar las creencias negativas centrales, exponiéndolas como conclusiones falsas, es clave para superarlas. No obstante, estos enfoques no han sido probados específicamente en el autoodio central.

En el próximo capítulo analizaremos por qué enfrentarse al autoodio resulta tan difícil. Incluyo esta información para validar el desafío que se avecina y explicar por qué muchas de las recomendaciones bienintencionadas de amigos, familiares y terapeutas no resultan tan útiles como se cree. También la incluyo porque, aunque existen algunas barreras iniciales en el camino hacia la autoaceptación y la compasión, todas son obstáculos que puedes superar.

Cómo Trabajar el Autoodio

Capítulo 12

¿Por qué es tan Difícil Abordar el Autoodio?

En mis casi 25 años desde que llegué al Hospital McLean, he visto a personas recuperarse de importantes desafíos de salud mental. He visto pacientes que se han recuperado de anorexia severa, depresión, trastorno bipolar, abuso de sustancias, y así sucesivamente. He visto a personas dejar de intentar suicidarse, de autolesionarse y de usar las drogas y el alcohol que debilitaban sus vidas. He sido testigo de los avances en la comprensión del tratamiento de diferentes condiciones y de la introducción de nuevos enfoques, terapias como el DBT, medicamentos como la ketamina y tecnologías de neuromodulación, como la estimulación transcraneal. Y, sin embargo, durante todos mis años, el odio hacia uno mismo no ha sido abordado de manera sistemática.

Para quienes están leyendo esto, quiero reconocer que la comunidad de salud mental no ha abordado esta experiencia debilitante. Espero que, al llevar el odio hacia uno mismo a una mayor conciencia pública, se realicen más investigaciones y más terapeutas lo aborden. Sin embargo, este libro no está dirigido principalmente a investigadores o terapeutas. Está escrito para la persona con experiencia de vida. Quiero reconocer que puede que hayas estado luchando con el odio hacia ti mismo durante mucho tiempo y que reducirlo probablemente haya sido difícil o te haya parecido una tarea imposible.

En este contexto, quiero comenzar por explicar por qué puede haber sido difícil enfrentar el odio hacia uno mismo. Muchas de estas barreras podrían resonar con tu experiencia, y otras podrían ser las que no habías considerado. Al mencionarlas, las estoy considerando como posibles obstáculos y luego propondré algunas ideas que podrían ayudar a superarlos.

Los Terapeutas no Preguntan

Si has estado en terapia, probablemente has recibido una evaluación psi-quiátrica inicial. Piensa en las entrevistas que has tenido. Si no has estado en terapia pero lo estás considerando, esto es lo que puedes esperar. Estas preguntas serán familiares para quienes han tenido terapia e informativas para quienes no lo han hecho.

La entrevista de admisión estándar consiste en esta lista de preguntas comunes. Si quieres, podrías llenarla. Mientras las revisas, piensa en qué conjunto de preguntas falta en este formulario de admisión.

El primer conjunto de preguntas trata sobre quién eres y cuáles son tus circunstancias sociales:

- Tu nombre

- Edad

- Para adultos: estado civil e hijos (si los hay)

- Tu ocupación o nivel de educación

- Tu situación de vivienda (dónde, con quién vives)

- Quién está en tu familia (padres, hermanos)

- Otros proveedores de atención médica (pasados y presentes, incluidos otros terapeutas, psiquiatras, médico de atención primaria)

El siguiente conjunto de preguntas es sobre lo que te trajo a la terapia:

- Comenzamos con preguntas directas, como: «¿Qué te trae a la terapia?»

- Los terapeutas podrían preguntar quién los recomendó (¿Otro tera-peuta, un médico, un miembro de la familia, una lista de la compañía de seguros?)

- Luego, permitimos que la persona comparta su historia e intentamos hacerlo sin interrumpirla. Algunos de nosotros tenemos la costumbre de interrumpir en cuanto los pacientes empiezan a hablar.

- A continuación, nos enfocamos en tus síntomas, típicamente durante el último mes, aunque estos pueden haber durado más tiempo.

- Luego preguntamos sobre cualquier historial psiquiátrico pasado, y si ha habido pruebas de medicación.

El siguiente conjunto de preguntas profundiza en síntomas específicos, como:

- **Sueño:** Queremos saber sobre la calidad del sueño. (importante en trastornos del estado de ánimo)

  - ¿A qué hora te acuestas?

  - ¿Cuándo te duermes?

  - Cantidad de sueño.

  - ¿A qué hora te levantas?

  - ¿Te despiertas durante la noche?

  - Podríamos preguntar por los ronquidos si estamos evaluando apnea del sueño, que está relacionada con la depresión.

  - ¿Alguna vez experimentas pesadillas? (a menudo relacionadas con el trauma)

- **Intereses:** Queremos saber sobre las cosas que te brindan alegría y placer, o pérdida de placer.

  - Pasatiempos

  - Actividades regulares

  - Intereses

- **Culpa:** La entrevista estándar, en particular si se está evaluando por depresión, consiste en preguntar por la sensación de culpa.

- **Energía:** Queremos saber si tu nivel de energía ha aumentado o disminuido.

- **Atención y concentración:** Estos pueden verse afectados por la depresión, ansiedad, TDAH y otros problemas de salud mental.

¿Por qué es tan Difícil Abordar el Autoodio?

- **Apetito, comportamientos alimenticios y cambios de peso:** Estos son particularmente relevantes para los trastornos alimentarios y trastornos del estado de ánimo, y pueden ser una consecuencia de los efectos secundarios de los medicamentos psiquiátricos.

- **Pensamientos y comportamientos suicidas.**

- **Comportamientos de autolesión.**

- **Irritabilidad:** Común en el trastorno bipolar.

- **Evaluar delirios de grandeza o paranoicos:** Más comunes en el trastorno bipolar o trastornos psicóticos.

- **Evaluar alucinaciones:** Estas son preguntas esenciales para los trastornos psicóticos, como la esquizofrenia, o como consecuencia de ciertas drogas, o quizás debido a un trastorno neurológico, como ciertos tipos de epilepsia.

- **Evaluar obsesiones y compulsiones:** Estas preguntas son relevantes si se sospecha de un trastorno obsesivo-compulsivo (TOC).

- **Síntomas de trauma:** Como flashbacks, recuerdos intrusivos, pesadillas traumáticas, un fuerte reflejo de sobresalto.

- **Uso de sustancias:** Incluso alcohol, tabaco, cannabis, estimulantes, y también el abuso de medicamentos recetados.

- **Historial médico relevante:** Muchas condiciones médicas pueden causar, agravar o empeorar la salud mental. Por ejemplo, enfermedades crónicas, lesiones cerebrales traumáticas, efectos secundarios de medicamentos utilizados para tratar condiciones médicas.

- **Historial de trauma pasado:** Incluso abuso físico, emocional, verbal y sexual.

- **Historial de desarrollo:** Incluso escolarización, desarrollo temprano, historial de dificultades de aprendizaje, historial laboral y dificultades laborales.

- **Historial de relaciones:** Incluso relaciones con familiares, amigos, compañeros de trabajo, así como una evaluación de tu sistema de apoyo.

- **Fe y religión:** Si es pertinente.

- **Historial familiar de enfermedad mental:** Esto es particularmente relevante si hay un fuerte historial familiar de trastornos del estado de ánimo, trastornos psicóticos y uso de sustancias.

¿Cuál es el punto de resaltar estas preguntas de evaluación? Si alguna vez has tenido una evaluación de salud mental, estás muy familiarizado con estas preguntas. **Lo que falta en las múltiples preguntas es cualquier evaluación del odio hacia uno mismo. Es notable que un síntoma o experiencia tan estrechamente relacionado con el comportamiento suicida no se pregunte.**

Por supuesto, hay excepciones, y algunos terapeutas sí preguntan sobre cómo una persona se ve a sí misma, pero en mi experiencia y en mi entrenamiento, las preguntas directas sobre el odio hacia uno mismo son muy raras. ¿Cómo aborda un terapeuta un síntoma si no pregunta sobre él?

Sé que hasta hace poco, yo también era culpable de no preguntar sobre el odio hacia uno mismo, a pesar de que es algo con lo que los pacientes han estado sufriendo durante tanto tiempo. Quería asegurarme de que no se hubiera evaluado en los pacientes que me ayudaron con las ideas en este libro. Les pregunté si alguna vez les habían preguntado por el autodesprecio. No necesitas ser un investigador para notar el tema común:

RESPUESTA 1: No

RESPUESTA 2: Nunca

RESPUESTA 3: No

RESPUESTA 4: Nadie me ha preguntado nunca sobre el autodesprecio.

RESPUESTA 5: No

RESPUESTA 6: No. Tuve que decírselo a mi terapeuta.

RESPUESTA 7: No

RESPUESTA 8: No

RESPUESTA 9: No, pero tampoco lo mencioné

RESPUESTA 10: No. De todos modos pensé que mi terapeuta me odiaba y simplemente no quería que se confirmara.

¿Por qué es tan Difícil Abordar el Autoodio?

QUÉ PUEDES HACER PARA SUPERAR ESTE OBSTÁCULO: Si experimentas odio hacia ti mismo y tu terapeuta no pregunta al respecto, cuéntales que luchas con ello de la misma manera que les dirías sobre cualquier otro síntoma.

Evasión

> *«Cuanto más intentes evitar el sufrimiento, más sufrirás, porque las cosas más pequeñas e insignificantes comenzarán a torturarte, en proporción a tu miedo a ser lastimado. Quien más hace por evitar el sufrimiento es, al final, quien más sufre».*
>
> —Thomas Merton, La Montaña de los Siete Pisos

Marsha Linehan, creadora de la DBT y guiada por prácticas contemplativas, dijo algo muy similar: «Evitar el sufrimiento conduce a un sufrimiento peor».

En mi experiencia clínica, muchos pacientes evitan querer hablar sobre la experiencia del odio hacia uno mismo o estar dispuestos a considerarla y abordarla. Hay dos razones principales para esta evasión. La primera es que, al sentirse tan inmutable, puede parecer una pérdida de tiempo en la terapia. La segunda es la creencia de que hablar del odio hacia uno mismo será tan doloroso que el sufrimiento no valga la pena. Veamos algunos conceptos clave.

Evasión y Escape

La evasión se refiere a los comportamientos que aparecen cuando no estás dispuesto a entrar en una experiencia o situación. El escape se refiere al comportamiento de abandonar o alejarte de una experiencia no deseada tan pronto como puedas.

La evasión y el escape son mecanismos naturales para afrontar muchas situaciones potencialmente peligrosas y, en esas circunstancias, constituyen comportamientos de supervivencia adaptativos. Por ejemplo, si eres severamente alérgico a los cacahuetes, tiene sentido que quieras evitarlos. O, si te caes de un bote en los Everglades de Florida y ves un cocodrilo, tendría sentido que quisieras escapar lo más rápido posible. Claramente, hay muchas situaciones en las que la evasión activa es ventajosa, porque no hacerlo podría resultar en un daño significativo.

Diferente a los ejemplos del cacahuate y del bote, cuando se trata de tratamiento y terapia, la evasión y el escape como respuesta a temas estresantes en terapia pueden mantenerte atrapado en un ciclo de sufrimiento porque el problema nunca se aborda y se enfrenta. Esto es particularmente cierto cuando evitas abordar una situación en la que ya no existe una amenaza real de daño para ti. Desafortunadamente, el problema es que una vez que el comportamiento de evasión y escape se ha aprendido, repetido y reforzado durante muchos años, puede convertirse en un hábito que ya no está ligado a la razón por la que comenzó la evasión en primer lugar. Y debes saber, podrías no ser el único evitando el tema. Muchos terapeutas evitan hablar con sus pacientes sobre temas difíciles, porque (i) no quieren sacar a relucir temas estresantes o (ii) no quieren experimentar el sufrimiento de su paciente.

Antes de considerar cómo se aplica la evasión para abordar el odio hacia uno mismo, veamos algunas estrategias comunes de evasión. Considera cada una de estas y piensa si se aplican a ti:

1. **Evasión situacional:** Es la forma más común de evasión y consiste en mantenerse alejado de personas, lugares, objetos o actividades que te causan angustia. Por ejemplo, digamos que tienes un pariente que solía culparte y menospreciarte y cuyas palabras te hacían sentir peor contigo mismo. Evitar ir a su casa sería un ejemplo de evasión situacional.

   EJERCICIO: ¿Esto se aplica a mí? Si es así, un ejemplo de esto es:

   ____

   ____

2. **Evasión somática:** Somático significa *cuerpo*, y en este contexto, significa evitar sensaciones corporales. Este tipo de evasión a menudo está relacionado con la evasión situacional; sin embargo, se refiere más específicamente a evitar situaciones que provocan una

183

respuesta física que puede parecer ansiedad o estrés. Las sensaciones somáticas comunes incluyen: un corazón acelerado, hormigueo en los dedos, náuseas o un nudo en el estómago. A diferencia de la evasión situacional donde evitas situaciones específicas, con las situaciones somáticas evitas actividades que causan respuestas físicas. Por ejemplo, subir a una montaña rusa puede no ser una situación que te haya causado estrés en el pasado, pero como hace que tu corazón lata más rápido y sientas un nudo en el estómago, evitas subirla para evitar las sensaciones físicas o somáticas.

EJERCICIO: ¿Esto se aplica a mí? Si es así, un ejemplo de esto es:

____

____

3. **Evasión cognitiva:** Es la evasión que ocurre en tu mente. Por ejemplo, supongamos que tienes un pensamiento o un recuerdo de un pariente que te lastimó. Distraerte del recuerdo o decirte a ti mismo que no pienses en la persona, o que te concentres en otra cosa, sería un ejemplo de evasión cognitiva.

EJERCICIO: ¿Esto se aplica a mí? Si es así, un ejemplo de esto es:

____

____

4. **Evasión protectora:** Este tipo de evasión es más común en personas con TOC e incluye realizar acciones en tu espacio físico para ayudarte a sentirte seguro; por ejemplo, limpiar compulsivamente tu cocina como una forma de evitar el pensamiento angustiante de que podrías infectarte con alguna enfermedad causada por una cocina sucia sería una evasión protectora.

EJERCICIO: ¿Esto se aplica a mí? Si es así, un ejemplo de esto es:

____

____

5. Evasión por sustitución: Este tipo de evasión consiste en usar un comportamiento sustitutivo en lugar de realizar el que te causa sufrimiento. Por ejemplo, en lugar de experimentar tristeza y miedo al llamar a un familiar enfermo, sustituyes llamar a tu pariente por el consumo de drogas o alcohol para evitar la tristeza o el miedo.

EJERCICIO: ¿Esto se aplica a mí? Si es así, un ejemplo de esto es:

____

____

Aversión a Uno Mismo y Evasión

Es completamente natural evitar pensar en, estar cerca y recordar las cosas que te recuerdan experiencias dolorosas, y esto es aún más cierto si estas experiencias fueron traumáticas. Sin embargo, la evasión del sufrimiento lleva a un mayor sufrimiento porque la experiencia no se aborda. La evasión emocional tiene un costo psíquico, ya que resulta agotador mantener una actitud de evasión.

ANALOGÍA: Imagina que tienes dolor de muelas. Decides no ir al dentista, pero te duele, así que enmascaras el dolor tomando analgésicos potentes. Claro, el dolor desaparece temporalmente, pero no has solucionado lo que lo está causando en primer lugar. Eventualmente, el dolor volverá, y si es un diente infectado, los analgésicos no pueden curarlo, por lo que la infección se propagará y el problema se volverá mucho mayor que solo ese diente.

En este caso, abordar la evasión debería ser un enfoque clave en el tratamiento.

QUÉ PUEDES HACER PARA SUPERAR ESTE OBSTÁCULO: Basándote en lo que acabas de leer, ¿estás utilizando comportamientos de evasión o de escape como una forma de no abordar el odio hacia ti mismo? Si es así, ¿cómo?

____

____

____

____

¿Por qué es tan Difícil Abordar el Autoodio?

Certeza de que no Puede Cambiar

No hace falta decir que la mayoría de las personas que buscan tratamiento de salud mental lo hacen porque están luchando de alguna manera y creen que la terapia, con o sin medicación, ayudará a reducir el estado mental que les causa angustia. Creer que la terapia y la medicación pueden ayudar tiene sentido, porque la investigación muestra que tratamientos como la terapia cognitivo-conductual (TCC) pueden ser útiles para la depresión y que la prevención de la exposición y la respuesta (ERP) puede reducir los síntomas de TOC, y que los estabilizadores del estado de ánimo pueden ayudar con el trastorno bipolar, y así sucesivamente.

Sin embargo, cuando se trata del odio hacia uno mismo, y como otros han expresado en otros lugares de este libro, pocos de los que lo experimentan creen que pueda cambiar. Aquí hay algunas reflexiones sobre esta creencia:

RESPUESTA 1: Una persona que recién ha comenzado a abordar el odio a sí misma: *«Intenté usar pruebas concretas para desafiar los pensamientos de autodesprecio pero eso nunca funcionó por mucho tiempo. Por ejemplo, incluso si tenía muchas pruebas de que mi jefe no me odiaba (a menudo me daba retroalimentación positiva, me traía café todo el tiempo, se preocupaba genuinamente por cómo me sentía, quería ascenderme a gerente general), todavía estaba muy convencido de que esos eran solo «accidentes» o de que ella solo estaba siendo amable porque tenía que ser. Entonces, he leído y respondido a sus preguntas lo mejor que he podido, pero fue difícil responder preguntas sobre cómo ha cambiado porque no siento que haya cambiado o que alguna vez lo haya hecho. (Pero tal vez eso sea solo mi mentalidad en este momento, estoy seguro de que otras personas tienen experiencias diferentes)»*

RESPUESTA 2: *«Decirme que practique la autocompasión (simplemente decirme que haga eso) sí, es superficial pero también francamente poco realista. Con el odio hacia uno mismo, a menudo (o al menos para mí), también viene la sensación de no merecer nada bueno. . .*

así que, ¿cómo me dices que vaya a hacerme un cuidado personal? ¿Por qué haría eso? (Entiendo la premisa, solo estoy señalando el desafío cuando se está lleno de tanto odio hacia uno mismo.) Para «mejorar», tengo que crear una vida que valga la pena vivir, disminuyendo el sufrimiento, pero no creo merecer nada bueno y siento la necesidad constante de castigarme a mí mismo. Simplemente no lo creo, así que ¿cuál es el punto de intentarlo?».

QUÉ PUEDES HACER PARA SUPERAR ESTE OBSTÁCULO: ¿Estás seguro de que tu odio hacia ti mismo no puede cambiar? Si es así, escríbelo. Hay investigaciones significativas que demuestran que simplemente nombrar tu experiencia emocional reduce el impacto de la emoción. Por ejemplo, decir «Estoy enojado» reducirá el nivel de enojo. Nombrar tus peores preocupaciones es una forma de comenzar a conquistarlas.

____

____

____

____

Comparaciones: El Desencadenante Siempre Presente

Uno de mis pacientes me dijo que lo que se interponía en el camino para trabajar en su odio hacia sí misma era su experiencia de ser comparada con su hermana, siempre presente, un año mayor. Dijo que llegar a casa después de la escuela y escuchar sobre las calificaciones y los logros de su hermana era un recordatorio constante de lo defectuosa que es. Esto es lo que me dijo: *«Las comparaciones impactan mucho en mi odio a mí misma, y aumentan el nivel de odio hacia uno mismo porque las comparaciones llevan a sentimientos de ser menos que, por lo tanto, no tan buena persona. El nivel de intensidad del odio hacia uno mismo depende del tema, pero todas las comparaciones conducen al odio hacia uno mismo.*

Por ejemplo, las comparaciones con mi hermana, aunque es mi persona favorita en el mundo, llevan a niveles más altos de odio hacia uno mismo, mientras que las comparaciones con personas como mis maestros no producen el mismo nivel de odio hacia uno mismo. Pero también sucede cuando me comparo conmigo misma. Supongamos que estoy escribiendo un trabajo semestral. Si supero los estándares, una de dos cosas podría suceder. La primera es que podría sentirme bien, o 2, y esto sucede con más frecuencia, podría estar destinada al fracaso porque tal vez los estándares se elevarán y, por lo tanto, tendré que ser aún mejor persona, lo cual no soy capaz de ser».

Ciertamente, habrá muchas otras personas que sean mejores en muchas cosas que nosotros. ¿Por qué esto necesita perpetuar el autodesprecio?

> *«Hoy eres Tú, eso es más cierto que cierto. No hay nadie vivo que sea más Tú que tú».*
>
> —Dr. Seuss

Nadie puede ser mejor en ser tú que tú mismo. Ahora, si dices que no quieres ser tú, ¿en qué elementos de tu ser puedes trabajar? Recuerda que tu futuro te necesita. Tu pasado no, y en este momento, puedes comenzar a ver que nadie puede hacerte una «mejor persona». Solo tú puedes. Compararte con los demás rara vez ayuda. Cada persona en la Tierra tiene cosas en las que son mejores y peores que otros. E incluso aquellos que son los mejores en ciertas cosas, un día dejarán de ser los mejores. Y puedes estar agradecido de no tener que ser el mejor corredor de 100 metros, pintor, escritor, jugador de cartas, pianista, matemático, y así sucesivamente. Todo lo que tienes que hacer es trabajar para ser la mejor versión de ti mismo. Y en verdad, en cualquier momento dado, dadas tus circunstancias y factores de vulnerabilidad, ¡en realidad eres la mejor versión de ti! Al mismo tiempo, también es cierto que necesitas trabajar más duro y probar nuevas formas de superar las barreras hacia la autocompasión, ya sea que hayas erigido esas barreras o que alguien más lo haya hecho.

____

____

____

____

El Elogio no Funciona

A lo largo de los años, he preguntado a pacientes que experimentan odio hacia sí mismos si ser elogiados por las personas que aman alguna vez les resulta útil. Cuando se trata de reducir el odio hacia uno mismo, la respuesta rotunda es NO. Esto es lo que me dijo un paciente: *«Las experiencias en las que recibo afirmaciones positivas tienden a disminuir temporalmente la intensidad del autodesprecio, pero no lo cambia fundamentalmente ni lo elimina. Estas experiencias tienen que ser genuinas (es decir, no dichas por obligación) y no demasiado intensas (es decir, demasiado positivas de manera inauténtica) para que pueda interiorizarlas. Sin embargo, es muy difícil para mí aceptar elogios porque mi autodesprecio me hace sentir que no lo merezco y que soy una persona horrible si no me odio constantemente».*

Otro me dijo: *«Sí. Siempre siento que me están mintiendo, especialmente mis padres, y que solo lo hacen para hacerme sentir mejor. Pero incluso mis amigos. El otro día fui a la casa de mi amigo y había una chica que me gustaba. Lo primero que me dijo fue: «¡Hola, tú! ¡Te ves genial!» Quería decirle: «¿De verdad? Porque me siento como una mierda, y no tienes que ser amable conmigo». Mi amigo me dice que a la chica le gusto, pero no lo creo. Y es peor cuando me elogian. Simplemente no lo creo».*

QUÉ PUEDES HACER PARA SUPERAR ESTE OBSTÁCULO: Escribe el problema que tienes con los elogios. Luego, si está claro que las personas te elogian simplemente para hacerte sentir mejor contigo mismo, puedes reconocer su intención, pero hacerles saber que no es útil. Además, si hacen algo útil, házselo saber también. Finalmente, acepta los elogios como una verdadera reflexión de la perspectiva de los demás porque, a veces, ¡simplemente eres fabuloso!

La conclusión es que cuando no te preguntan al respecto, cuando evitas hablar de ello, cuando no crees que pueda cambiar y cuando los elogios de los demás te parecen falsos, abordar el odio hacia uno mismo es difícil. Cuando los terapeutas no preguntan al respecto, se crea una brecha en la comprensión y el tratamiento, dejándote sentir aislado en tu lucha. Evitar el tema puede perpetuar los sentimientos de insuficiencia, lo que dificulta enfrentarlos y superarlos. Si no crees que el cambio es posible, puede parecer un esfuerzo inútil, y esta mentalidad puede convertirse en una profecía autocumplida. La creencia de que estás atrapado en estos sentimientos para siempre puede impedir que busques ayuda o que pruebes nuevos enfoques que podrían llevar a una mejora. Para abordar el odio hacia uno mismo, debes sacarlo a la luz, tanto en entornos terapéuticos como en tu autorreflexión. Reconocer su presencia es el primer paso para abordarlo. Creer en la posibilidad de cambio, incluso si parece difícil, puede abrir la puerta a nuevas estrategias y perspectivas. Esta creencia no es ingenuidad. Ha habido cosas en las que creías en el pasado y que ya no haces. Las creencias pueden cambiar. Aprender a aceptar y creer en los elogios y comentarios positivos de los demás puede ayudar a cambiar tu percepción de ti mismo con el tiempo. En última instancia, abordar el odio hacia uno mismo requiere un enfoque multifacético. Se trata de crear un entorno, tanto dentro de ti como con el apoyo de los demás, en el que la autocompasión y el crecimiento sean posibles.

Capítulo 13

Reflexiones de los Terapeutas

Incluí este capítulo porque quiero resaltar que nosotros, como terapeutas, no estamos entrenados para preguntar sobre el odio hacia uno mismo y, cuando surge, no nos enseñan cómo tratarlo o abordarlo. Y este es un punto importante porque, aunque el odio hacia uno mismo es mucho más común en los pacientes que mis colegas y yo vemos en nuestra práctica clínica, nosotros rara vez preguntamos al respecto y ciertamente tenemos pocas ideas sobre cómo abordarlo. Me puse en contacto con algunos de mis colegas y les hice las siguientes preguntas. Si estás en terapia y tu terapeuta no te pregunta al respecto, no estás solo. A la mayoría de las personas con odio hacia sí mismas no se les pregunta al respecto, y, como acabamos de revisar en el capítulo anterior, si estás en terapia, es completamente razonable hablar con tu terapeuta al respecto y su impacto en tu vida.

Preguntas para terapeutas:

1. ¿Tienes pacientes que te hayan dicho que se odian a sí mismos? Si es así, ¿qué porcentaje de tus pacientes dirías que se odian a sí mismos? Con esto me refiero a un odio duradero y profundo, no solo algo transitorio.

2. ¿Alguna vez has preguntado por el odio hacia uno mismo como parte de tu evaluación inicial integral?

3. ¿Puedes darme algunos ejemplos de cómo se manifiesta en los pacientes que reconocen que luchan con el odio hacia sí mismos?

4. ¿Cómo ha impactado en las vidas de tus pacientes?

5. ¿Alguna vez lo has abordado directamente en terapia? Si lo hiciste, ¿cómo? Si no, ¿por qué no? Si lo intentaste, ¿cuáles fueron los desafíos?

A continuación te comparto sus respuestas.

TERAPEUTA 1: (Unidad Residencial DBT)

1. Absolutamente. Diría que al menos el 80 % de mis pacientes que cumplen los criterios para el TLP experimentan un odio hacia sí mismos duradero y profundo. Para ellos, se siente extremadamente estático e inmutable. Entre los pacientes que no tienen TLP, el porcentaje probablemente sea menor, aunque todavía común en la medida en que, cuando tengo un paciente que no experimenta odio hacia sí mismo, es notable y un alivio como terapeuta. Estimaría que, entre quienes no tienen TLP, el odio hacia sí mismos duradero sería más cercano al 20 %, mientras que el odio hacia sí mismos transitorio probablemente estaría alrededor del 80 %.

2. Por lo general, no evalúo formalmente el odio hacia uno mismo porque suele hacerse evidente tan pronto como empiezas a hablar con el paciente. Para ser honesto, suelo evitar el tema al principio, ya que puede llevarnos por un camino complicado y, a veces, resultar desestabilizador.

3. Encuentro que quienes no tienen esperanza, también sienten un profundo odio hacia sí mismos. Un caso es el de una joven que sentía que tener cualquier esperanza para el futuro sería tentar al destino. Por ejemplo, podría decir algo como: «Pero si pienso, «Bueno, tal vez no salga tan mal» entonces el universo hará algo terrible para ponerme en mi lugar». La mera idea de experimentar algo positivo o esperanzador evoca un profundo miedo. A menudo explicaba que odiarse a sí misma era el precio que pagaba por vivir en este mundo.

Si otros se daban cuenta de que sentía algo más que odio hacia sí misma, la excluirían.

Quizá no tan irónicamente, otra presentación tiende a ser una exhibición de narcisismo. Recuerdo vívidamente a una joven adolescente a la que llamaré Amy. Estaba revisando una «cadena familiar» de su intento de suicidio. (*Nota del autor:* Una cadena familiar es un análisis de cada miembro de la familia que comparte una evaluación paso a paso de lo ocurrido en una situación; en este caso, un intento de suicidio). Justo antes del intento de suicidio, Amy estaba discutiendo con su hermana y su madre, les gritaba que eran muy malas y que no podía esperar para alejarse de su toxicidad. Enfatizó la maravillosa vida que tendría sin ellas «arruinándole la vida». Semanas después, durante la terapia familiar, Amy le dijo a su madre entre lágrimas cuánto se odiaba a ella misma, y cómo en ese momento ya no podía soportar tanto odio. La madre de Amy expresó una genuina sorpresa. Explicó que su evaluación había sido que Amy los odiaba, mientras que simultáneamente se sentía muy bien con su propia persona. Amy enfáticamente descontó esto, enfatizando la intensa soledad que experimenta, y luego la envidia que arde dentro de ella cuando ve a su madre y hermana aparentemente pasar por sus propias vidas con facilidad.

Finalmente, los pacientes que han experimentado trauma en la infancia temprana, particularmente el abuso sexual, parecen presentar un odio hacia sí mismos especialmente fuerte y persistente. Estos pacientes suelen describirse como «defectuosos». Sus explicaciones para su trauma tienden a ser extremadamente críticas, tales como: «Solo soy una prostituta» (a pesar de tener siete años en el momento del abuso), o «Lo merecía, era un niño realmente malo», o «Ya era un inútil, por eso sucedió. ¿A quién le importa?» Clínicamente, lo único que he visto que convierte este odio hacia uno mismo ha sido DBT-PE. (*Nota del autor:* DBT-PE es un tratamiento para personas con desregulación emocional y PTSD. Combina el uso de DBT [Consultar el Capítulo 11] y una técnica conocida como exposición prolongada, que ha demostrado ser efectiva en el tratamiento del PTSD.)

193

Reflexiones de los Terapeutas

4. Ha tenido un gran impacto en casi todos los aspectos de sus vidas. Es difícil expresarlo y parece imposible medir cómo el odio hacia uno mismo puede afectar tanto la vida. Afecta su esperanza en el futuro, la probabilidad de intentar cosas nuevas, su capacidad para mantener relaciones satisfactorias y, a menudo, conduce a comportamientos muy autodestructivos.

5. Recuerdo haber aprendido en mi entrenamiento a «olvidar la autoestima y enfocarse en la autoeficacia». Encontré que este es el enfoque más efectivo. Analizar extensamente el odio hacia uno mismo puede llevarnos por un camino nada productivo y, a menudo, muy frustrante. Suelo abordar el odio hacia uno mismo mediante tareas de exposición que, con frecuencia, no parecen dirigidas al odio hacia uno mismo en absoluto. Algunos ejemplos pueden ser requerir a un paciente que no ha podido desenvolverse con normalidad durante muchos años y que ahora debe conseguir un empleo, asignar a un paciente a comprar ropa que le quede bien, o animarlo a que no expresa sus necesidades en una relación, por ejemplo, a pedir ir a un restaurante en particular a pesar de que no sea un lugar preferido para su pareja. A medida que estas tareas comienzan a acumularse, hago preguntas como: «¿Cómo te sentiste después de tu primer turno en el trabajo? ¿Cómo fue no sentirte incómodo en tus jeans hoy? ¿Pensaste que podrías hacerlo?» También he cambiado conscientemente de decir «Me siento orgulloso de ti» a decir «Espero que te sientas orgulloso de ti mismo». Me di cuenta que este es un método muy efectivo para reforzar los logros de los pacientes y fomentar exposiciones continuas. A medida que las exposiciones y el funcionamiento aumentan, parece que el odio hacia sí mismos comienza a disminuir.

REFLEXIÓN: Encuentro varios aspectos interesantes en la respuesta de mi colega. El primero es la coherencia de que el odio hacia uno mismo en sus pacientes comenzó muy temprano, a los siete años en el caso de su paciente, y las respuestas de mis propios pacientes, quienes también señalaron un inicio temprano. La segunda es que teme abordar el tema y, de hecho, lo evita, porque está preocupada de que pueda desestabilizar a sus pacientes.

Me Odio

Mi colega es valiente al admitir esto, y no está sola en evitar el tema. Este enfoque, evadir el tema, también ha afectado históricamente a muchos otros trastornos. En el pasado, los clínicos no hablaban de un diagnóstico de cáncer o de SIDA. Usarían términos como «la palabra C», o «el virus». Sin abordar directamente los síntomas y diagnósticos, permanecerán en las sombras, y no sabremos qué hacer. Muchos terapeutas comparten el temor de mi colega de que se dirigirán hacia el camino de la de una sensación de inutilidad que va en aumento, sin embargo, como con muchos otros síntomas, como hablar sobre pensamientos suicidas, sin abordar el odio hacia sí mismos, la experiencia permanecerá en un callejón sin salida mental.

TAREA: Tu terapeuta puede no preguntarte sobre el odio que sientes hacia ti mismo, no saber cómo apoyarte o evitar hablar del tema. Saca el tema, háblalo. Si afecta tu vida, es importante para la terapia.

Recuerda, discutir emociones difíciles, incluido el odio hacia uno mismo, es una parte crucial de la terapia. Los terapeutas están capacitados para manejar conversaciones difíciles. Si te ayuda, puedes escribir los puntos clave en un diario y llevar el diario a la terapia para comenzar la conversación. Además, idealmente deberías sacarlo a colación al principio de una sesión cuando haya tiempo suficiente para discutirlo por completo. No tengas miedo de pedir al terapeuta sus opiniones y comentarios sobre cómo pueden trabajar juntos para abordar el odio que sientes hacia ti. Una cosa que he notado con mis pacientes es que aunque las conversaciones iniciales fueron difíciles, cuanto más hablamos de ello, más fáciles se volvieron y más progreso hicimos.

TERAPEUTA 2: (Unidad Residencial de Trastornos Alimentarios)

1. Trabajo en una unidad de trastornos alimentarios, y diría que alrededor del 15 al 20 % de los pacientes que veo en la unidad han dicho que fundamentalmente se odian a sí mismos.

2. Nunca he preguntado sobre el odio hacia sí mismos en una entrevista inicial, ni, hasta donde sé, lo ha hecho ninguno de mis colegas. A veces preguntamos sobre la autoestima, pero no siempre.

3. He notado que, por lo general, se manifiesta en ira: cuando un paciente se siente amenazado porque otra persona está criticando su carácter de alguna manera u ofreciendo retroalimentación constructiva (en nuestra unidad, esto podría verse como un miembro del personal redirigiendo un comentario o comportamiento), lleva a una desregulación emocional o ataque contra el individuo. El paciente es increíblemente sensible a las críticas, ya que refuerza el sentimiento de que son malas personas. He notado que suelen buscar signos irracionales para confirmar la validez de su odio hacia sí mismos.

4. Me di cuenta que el odio hacia sí mismos interfiere profundamente con la capacidad de recuperarse de diagnósticos de salud mental, como un trastorno alimentario u OCD, ya que el sentimiento de que no son dignos de amor los consume tanto que destroza cualquier motivación para hacer cambios de comportamiento, o para aceptar que son dignos de una vida que vale la pena vivir. También observé que afecta las relaciones y las elecciones de carrera, donde los pacientes suelen involucrarse en una relación abusiva o quedarse atrapados en un trabajo que no los satisface.

5. Sí, he tratado de abordarlo. Técnicas de CBT como la reestructuración cognitiva o el replanteamiento cognitivo históricamente han sido poco útiles. Un paciente una vez lo describió como «mentirle a mi cerebro». Incluso replantear pensamientos autocríticos más pequeños y específicos tiende a tener una baja calificación de credibilidad. Tampoco he encontrado útil la difusión cognitiva, ya que es difícil para los pacientes difundir el sentimiento de odio hacia sí mismos. Trato de que los pacientes usen un lenguaje más específico cuando describen cómo se sienten en lugar de «me odio» o «quiero morir», lo cual ha sido algo efectivo, pero les cuesta aislar pensamientos específicos que contribuyen al odio hacia ellos mismos. La atención plena y la práctica de la autocompasión o instilar la esperanza de cambio ha sido lo más efectivo.

Me Odio

REFLEXIÓN: El terapeuta 2 trabaja en un contexto muy diferente al del terapeuta 1. Si tomamos sus respuestas a la pregunta 1, el porcentaje de personas que luchan con un odio hacia ellos mismos profundo en una unidad que trata personas con trastornos alimentarios es más bajo que en una que trata personas con TLP; SIN EMBARGO, ¿realmente sabemos eso? ¿Se han realizado investigaciones que respalden que el nivel de odio hacia sí mismos es diferente? Claramente necesitamos realizar más investigaciones.

Y una vez más, sin preguntar explícitamente sobre el odio hacia sí mismos, sus respuestas a las estadísticas son en el mejor de los casos, suposiciones, aunque suposiciones informadas. Ambos terapeutas, al igual que muchos terapeutas que consulté, y al igual que mi propia práctica, históricamente no han preguntado sobre el odio hacia sí mismos. Luego, y no sorprendentemente, ambos terapeutas señalan que para su grupo de pacientes la sensación de esperanza para un futuro con propósito se erosiona si no se destruye por la experiencia de odio hacia sí mismos.

TERAPEUTA 3: (Programa Hospitalario Parcial DBT)

1. Trabajo en un hospital y tengo un pequeño consultorio privado. Dos de mis trece pacientes privados tienen un odio profundo hacia sí mismos, que se siente inmutable. ¿Entonces, sería alrededor del 15 %? Tengo otros tres pacientes que hablan o hablaban sobre odiarse mucho a sí mismos (pero no toda su esencia o su ser). Odian mucho lo que hacen, o quiénes son, o cómo se presentan, pero estos tres se sienten diferentes a los otros dos. Creo que todos los 13 pacientes han hablado sobre odiarse a sí mismos o alguna parte de ellos en varios puntos de la terapia.

2. No lo hago en realidad, pero tal vez debería comenzar a preguntar sobre el odio hacia sí mismos. Siempre parece surgir de manera natural. Usualmente cuando hago los análisis de cadena de comportamiento. (*Nota del autor:* Un análisis de cadena es una herramienta de DBT donde un terapeuta revisa un relato paso a paso sobre por qué un paciente reaccionó de cierta manera. Esto es pensamientos y emociones. A menudo, un comportamiento puede ocurrir

Reflexiones de los Terapeutas

debido al odio hacia sí mismos, o el odio hacia sí mismos puede ocurrir como consecuencia del comportamiento.)

3. Mi primer paciente es un estudiante universitario, que ha estado en diferentes terapias durante mucho tiempo. Su diagnóstico principal es depresión y ansiedad. Aunque no son autodestructivos, tienen un odio hacia ellos mismos desde hace mucho tiempo. Realmente odian todo sobre ellos mismos. Es casi imposible lograr que digan algo amable, incluso neutral sobre ellos. Sienten tanta vergüenza con ellos que luchan por abrirse sobre cualquier cosa personal en la terapia. Creo que porque se odian tanto, no pueden entender cómo yo no los odio (o me sentiré disgustado, o enfadado, o los juzgaré), por eso mantienen la terapia a niveles muy superficiales. Y cuando comienzan a abrirse, se vuelven surgen todas sus emociones, rápidamente se guardan todo y se cierran. Esto luego los lleva a odiarse aún más *porque* se han cerrado y no pueden abrirse conmigo.

   Mi segundo paciente es una graduada de secundaria que espera comenzar la universidad en otoño. También tiene un largo historial de tratamiento, incluidas internaciones. Además, tiene un historial de depresión y ansiedad y muchos rasgos de TLP. Ha luchado con autolesiones y comportamiento suicida. Acabamos de empezar a trabajar más intensamente en su odio hacia ella misma en terapia, y ha identificado tres temas: su apariencia, su inteligencia, y que es molesta. No es una chica súper consciente psicológicamente o perspicaz, por lo que le cuesta darme contexto sobre cómo todo esto aparece. Mantiene las cosas súper vagas en la terapia, lo que hace que no avancemos mucho. Tampoco está muy comprometida con las sesiones, así que me pregunto cuán motivada está para enfocarse en esto. Pero tenemos que abordar el tema.

4. Para la primera paciente, el impacto en ella es que se siente muy triste. A pesar de esto, puede desenvolverse bien en su rutina, le va bien en la universidad (muy bien), tiene buenas calificaciones, asiste a todas sus citas, tiene amigos, pero está tan consumida por el odio hacia sí misma. Y así, incluso cuando está progresando, y ahora

mismo está progresando más que nunca en su vida, no puede ver lo positivo. No puede darse crédito por su progreso.

La segunda paciente está luchando, pero no estoy seguro de si es sobre el odio hacia sí misma, sobre todo porque es difícil obtener una conceptualización sólida de ella. Es una chica de «fracaso para lanzarse» que a menudo declara que su depresión la libera de hacer cosas, incluso cuando creo que es más capaz. (*Nota del autor:* Aunque «fracaso para lanzarse» no es un diagnóstico formal, se utiliza por la profesión de salud mental para describir a un adolescente mayor o un joven adulto que está luchando con la transición a la adultez. Describe la incapacidad o dificultad que tiene el joven cuando intenta salir de casa y mantenerse solo). Definitivamente está ansiosa y deprimida, y creo que en realidad sí sabe qué hacer, pero algo se interpone en el camino de hacer cosas y entonces sus padres intervienen todo el tiempo y lo hacen por ella. Aquí es donde siento que no está muy comprometida en cambiar todo esto. Creo que el odio que siente aparece principalmente alrededor de la escuela, lo que lleva a tales pensamientos de ansiedad o comparación sobre otros, luego a evitar situaciones, y después a una depresión completa donde no puede salir de la cama.

5. En términos de abordar el odio hacia sí misma, para mi primera paciente, hemos intentado muchas cosas, como, comprobar los hechos, aceptación, ampliar la perspectiva, nada parece funcionar. Hasta ahora, nuestro enfoque ha sido «seguir con los comportamientos efectivos, y no prestar atención a los pensamientos de odio», porque a pesar del odio que siente por ella misma, esto funciona bien. Es bastante obstinada para dejar ir estas creencias sobre sí misma, así que no parece hacer algunas de las habilidades anteriores de todo corazón. Esto podría ser porque está convencida de que no puede cambiar. Hemos intentado abordarlo de otras maneras, más exposiciones alrededor de emociones, con mi esperanza de que esto eventualmente pueda llevarla a hablar sobre los pensamientos de odio y su razonamiento para ellos en más detalle. En cuanto a cómo se desarrollaron, no tengo suficiente información.

Reflexiones de los Terapeutas

Para mi segunda paciente, acabamos de empezar a enfocarnos en ello, comenzamos recopilando datos (está escribiendo un diario sobre experiencias de odio hacia sí misma). Hemos comenzado comprobar más los hechos y otras habilidades. Tiene muchas crisis en su vida, y constantemente estamos apagando fuegos, así que puedo imaginar que nos vamos a desviar del tema por algo más urgente. (*Nota del autor:* Comprobar los hechos es una habilidad de DBT. El enfoque está en los eventos observables fácticos de la situación. La razón para comprobar los hechos es que bajo muchas circunstancias, estos hechos no son los que causan angustia. Más comúnmente es la interpretación de los hechos, la situación, los pensamientos, o las emociones lo que causa angustia. Al ceñirnos a los hechos en lugar de a la interpretación, nuestras mentes se aclaran, y somos más capaces de lidiar con la situación).

Como puedes ver, aunque muchos terapeutas reconocen que tienen pacientes que luchan con el odio hacia sí mismos, no es una parte común de su evaluación inicial. El tema suele surgir en el transcurso de la terapia, y cuando lo hace, los terapeutas no saben exactamente qué hacer al respecto. Reconocer esta brecha es un primer paso importante, y abre oportunidades para conversaciones más enfocadas e intervenciones efectivas mientras continúas tu viaje terapéutico.

Entonces, no eres el único que no sabe qué hacer. Podrías preguntarte: «Si los expertos no tienen todas las respuestas, ¿qué puedo hacer yo?» Es una pregunta válida, pero tienes más poder del que crees para cambiar tu autoodio. Además, hasta que lo hables con tu terapeuta, no sabes si realmente no sabe qué hacer. Muchos están capacitados en los tipos de terapias que analizamos en el Capítulo 11 y tendrán algunas ideas que podrían funcionar con ciertas creencias negativas fundamentales. En el próximo capítulo, exploraremos las ideas y estrategias de personas que han superado, o están en proceso de superar, el odio hacia sí mismos.

Capítulo 14

Consejos Desde la Experiencia Real

«Tú mismo, tanto como cualquier otra persona en el universo, mereces tu amor y afecto».

—Buda

Acabamos de analizar lo que la investigación muestra sobre el impacto de las principales terapias en la reducción de la experiencia de odio hacia uno mismo, y también revisamos algunos de los principales obstáculos. Dado que, en la actualidad, existe muy poca evidencia de que estas terapias tengan un gran impacto en el odio hacia uno mismo, cubro en este capítulo ideas que mis pacientes y yo hemos explorado y destaco las que ellos consideraron útiles. Muchos de mis pacientes han dicho que estaban felices de compartir estas ideas con otros porque no quieren que los demás sufran tanto como ellos. No estás solo en este viaje, aunque lo hayas sentido así durante mucho tiempo.

A continuación, te comparto sus propuestas basadas en su experiencia real.

¡Que te Pregunten al Respecto!

Muchos de los pacientes que compartieron su experiencia de autoodio conmigo estaban muy sorprendidos de que les estuviera preguntando sobre el autodesprecio. «Nadie me había preguntado sobre eso antes. Ni siquiera sabía que me podían preguntar sobre esto». Cuando les envié a mis pacientes la lista de preguntas en el Capítulo 3, les pregunté específicamente qué pensaban sobre responder esas preguntas, en términos de si responderlas ayudaba o no. Sus respuestas son las siguientes:

> **RESPUESTA 1:** *«Creo que la mayoría de las preguntas fueron útiles para incitar a pensar de manera intencionada sobre esto, especialmente las preguntas sobre cuándo o cómo comenzó el odio hacia uno mismo y cómo ha impactado mi vida. Por lo general, no pienso en el desprecio a uno mismo desde esa perspectiva amplia, y fue revelador pensarlo como un patrón con el que he lidiado la mayor parte de mi vida. Me culpo frecuentemente, pero cuando me doy cuenta de que tenía las mismas tendencias cuando tenía 6 o 7 años, desearía tener más autocompasión por mi yo más joven y actual».*

> **RESPUESTA 2:** *«Durante 16 años comencé y salí de tratamientos. Nadie me había hecho esa pregunta. ¿Estás bromeando? ¿Qué? Me deja sin palabras».*

ACTIVIDAD PRÁCTICA: Si tu terapeuta no te ha preguntado sobre el autoodio, comprométete a mencionarlo en tu próxima sesión. Mi próxima cita es el _______ (fecha y hora). Me comprometo a mencionarlo en esa cita.

Enfocarse en el Concepto de tu Futuro Yo

«Pensar profundamente sobre tus elecciones y acciones desde la postura de tu yo futuro puede servir tanto como una fuerza motivacional como correctiva».

—Cheryl Strayed

¿Qué es el concepto de tu «yo» futuro y cómo puede ayudar a abordar el desprecio a uno mismo? En su nivel más básico, es el concepto de tu persona un minuto más tarde, mañana, la próxima semana, el próximo mes, el próximo año, y así sucesivamente.

EJERCICIOS: Imagina a tu yo del futuro, imagina que has logrado al menos uno de tus objetivos.

1. ¿Cuáles son las tareas que necesitas hacer *ahora*, para que tu yo del futuro tenga éxito? ¿Estás preparando a tu presente para ser esa persona futura?

---

2. ¿Cómo cuidas a tu yo del presente para que el yo del futuro mire al pasado y aprecie tus esfuerzos actuales?

---

3. ¿Maltratar y odiar al tú del presente es la forma en la que tu yo del futuro quisiera que lo trates?

---

4. ¿Puedes imaginar un futuro tú que sea mucho más amable consigo mismo?

---

5. ¿Qué haces hoy para que el futuro tú se sienta amado?

«Cuando no sabes qué hacer en una situación, pregúntate, «¿Qué haría la persona que quiero ser en esta situación?» Luego haz eso».

—Drew Dudley

Consejos Desde la Experiencia Real

Cuando le pregunté a una paciente cómo esta idea le había ayudado, me respondió: «*No siempre pensé que habría un futuro yo, y mucho menos si ella merecería un futuro más amable. Pensé que el futuro sería desesperanzador, solo un bucle interminable de hospitales y programas de tratamiento. Nunca pensé que llegaría a la universidad. Lo que realmente cambió esto para mí fue postularme a universidades. Me di cuenta de que el futuro que nunca pensé que sucedería podría realmente suceder. El siguiente paso fue abordar la idea de no ser merecedor. A través del trabajo que hemos hecho juntos, he comenzado a desafiar eso. Ahora siento que hay una parte de mí que merece la universidad, porque eso es lo que siempre he soñado. Ir a la universidad sería un gran paso en mi camino, y espero tener la oportunidad de ser mi yo futuro en la universidad*».

EJERCICIO

Escribe la experiencia de tu yo del presente y todo el diálogo interno negativo y los conceptos de ti mismo que surgen.

____

____

____

A continuación, imagina a la persona que es tu futuro yo y todas las cosas que desearías para ellos. Escribe todas las esperanzas y aspiraciones que tienes para esa versión futura.

____

____

____

Recuerda, visualizar tu yo futuro es un paso poderoso hacia el cambio positivo. Al centrarte en las esperanzas y aspiraciones para esa versión futura, estableces una base para el crecimiento y la autocompasión. Si continúas practicando la autocrítica, el desprecio por uno mismo y una visión negativa de ti mismo, no hay manera de preparar el terreno para un yo futuro más compasivo.

METÁFORA: Si en la actualidad un manzano se está muriendo en un suelo pobre, enriquecer el suelo con las cosas que el árbol necesita ahora asegurará que esté sano y mañana produzca manzanas. Pero aquí está la cuestión. Solo tú puedes garantizar que te cuides. Otras personas pueden ir y venir en tu vida, y pueden ser útiles y compasivas, pero la única persona que siempre estará contigo eres tú. Puedes hacer cambios ahora que nutrirán a tu yo futuro.

¿Por Qué Conectar con tu Futuro Yo?

Quiero que pienses en esto: ¿Sabes quién te necesita? Tu futuro te necesita. Tu pasado no. No estoy diciendo que el pasado sea irrelevante, pero más bien que pensar en el pasado como si pudieras cuidarlo es mucho más difícil, si no imposible, que hacer las cosas que necesitas ahora, para ese futuro que absolutamente te necesita a TI.

Cuando sufres en el presente, imaginar un yo más compasivo contigo mismo, incluso si no lo sientes ahora, puede motivarte a hacer las cosas que necesitas hacer ahora para ser esa persona futura. Cuando estás caminando hacia la cima de una alta montaña, cada paso puede sentirse difícil. El camino es empinado, estás exhausto y cada vez que miras hacia arriba sientes que no estás más cerca. Pero cuando la cima es tu objetivo, necesitas dar cada paso. Puedes reducir la velocidad y descansar, pero nunca renuncies a creer en un yo futuro que tiene autocompasión y toma las acciones ahora. Deja que la visión de ese yo futuro sea un imán que te atraiga allí. Esto también te ayuda a mantenerte enfocado y superar los momentos difíciles que es muy probable que aparezcan.

Tu yo futuro también puede ser una guía. Si continuamos con la analogía del senderismo, cuando alineas tu momento presente con tu objetivo futuro, creas un mapa del camino hacia el objetivo de la autocompasión. Ayuda con las elecciones; por ejemplo, ¿me ayudará a cuidarme más en el futuro castigarme ahora o salir con una persona que me menosprecia? ¿Tomar el camino que desciende la colina me ayudará a llegar a la cima de la colina?

Conectar con tu yo futuro te ayuda a superar distracciones a corto plazo y atajos. Por ejemplo, tal vez salir con una persona hiriente te haga sentir que al menos tienes a alguien en tu vida, y que después de todo no mereces a alguien mejor. En cierto sentido, esto proporciona un alivio a corto plazo, sin embargo, si te anclas a un yo futuro, puedes imaginar a esa persona diciéndote que no salgas con la persona hiriente, incluso si a corto plazo se siente bien. Imagina un yo futuro, agradecido contigo por haber tomado decisiones de las que ahora están orgullosos. Pregúntate: «¿Hacer XYZ me acercará a la persona que quiero ser? ¿Estoy mejorando o perpetuando la persona que quiero llegar a ser?»

Otra idea es que si puedes personificar a ese futuro tú, al hacer que esa persona sea un tú más sabio, el que te conoce profundamente, el futuro tú puede responsabilizarte por tus acciones presentes. Pueden alentarte a persistir, y en este contexto, el futuro tú puede fomentar la empatía por el tú actual. Piensa en ti mismo cuando eras mucho más joven, y tal vez otros te lastimaron, tal vez te menospreciaron, tal vez te culpaste por todo. ¿Puedes tener compasión por el tú que sufrió en el pasado? ¿Puedes imaginar un futuro tú teniendo compasión por ti ahora y también responsabilizándote para hacer elecciones diferentes?

La Psicología del Futuro Yo

En psicología, se realizaron muchas investigaciones sobre el futuro yo que se centra en examinar varias formas y consecuencias de pensar sobre ti mismo en el futuro. El futuro yo es parte de una idea más amplia conocida como «Posibles Yo». Por supuesto, nadie puede saber qué traerá el futuro. No sabemos exactamente cómo será mañana, y mucho menos el próximo año.

Deja de leer por un segundo. Ilustraré esto en un ejercicio: inhala lentamente y exhala lentamente. ¿Listo? Bien. Aquí está mi pregunta. «¿Cuál es el próximo pensamiento que vas a tener?» No lo sabemos porque no podemos saberlo. Entonces, si ni siquiera podemos saber el próximo pensamiento que vamos a tener, ¿cómo podemos saber el mañana, o la próxima semana, o más allá?

ANALOGÍA: Imaginemos que tu futuro yo es un corredor de maratón mientras que tu yo presente es un adicto al sofá. Aunque el futuro es incierto, los hábitos que desarrolles ahora influirán en tu probabilidad de alcanzar ese objetivo. Si tu yo presente se compromete a correr a diario, junto con enfocarse en la nutrición y el sueño, es más probable que te desarrolles en un futuro yo que pueda completar el maratón. En contraste, si sigues inactivo, comes mal y descuidas el descanso, lograr ese objetivo se vuelve mucho menos probable.

Sin embargo, hay muchos posibles yo del futuro. Un yo académico, un yo empleado, un yo familiar, un yo en una relación, y así sucesivamente. Cada uno de esos posibles yo quiere la facilidad de no autoodiarse, y puedes regalarles eso haciendo ahora las cosas de manera diferente. En los estudios de Psicología del Futuro Yo, los investigadores exploran cómo las personas perciben, se relacionan y toman decisiones basadas en su concepto de futuros yo. Al centrarte en el futuro yo y cuidar de esa persona de la manera en que te gustaría ser cuidado, estás dando un paso en la dirección de debilitar el odio hacia uno mismo. Esta idea está influenciada por tu postura emocional actual, y si necesitas, deberías volver y revisar este concepto en el Capítulo 6. No ocurre de la noche a la mañana o de una sola vez, pero cada vez que inviertes en desarrollar tu futuro yo modificando uno de tus comportamientos presentes, te acercas a convertirte en la persona que deseas ser.

Practicar un Grado de Autoaceptación

«No puedes permitir que tu pasado defina tu futuro. Una vez que entiendes eso, comienzas a comprender la alegría de vivir en el presente. Y el presente está lleno de pequeños regalos que solo podemos ver cuando dejamos de mirar atrás y adelante de nosotros. A veces, estos regalos caen justo a nuestros pies. A veces, son nuestros pies los que nos llevan hacia ellos, corriendo a toda velocidad hasta que nuestros corazones casi se rinden. De cualquier manera, nunca dejes de notarlos, y nunca dejes de desear».

—Cassia Leo

En la TCC, el enfoque es usar técnicas cognitivas para reevaluar constructos negativos de uno mismo, como el odio hacia uno mismo, para deshacerse de los constructos por completo. Muchas personas encuentran que este enfoque hacia el odio hacia uno mismo es una simplificación excesiva del síntoma y es invalidante. Una alternativa es la autoaceptación, donde las prácticas de auto-compasión incluyen aquellas donde puedes aprender a aceptar tu sufrimiento.

EJERCICIO

Desglosa tu sufrimiento en los siguientes pasos:

1. Causas de mi sufrimiento. Escribe las causas.

   ____

   ____

   ____

2. Reconozco que nunca elegí sufrir y que nunca fue mi objetivo sufrir.

3. Reconozco que mi sufrimiento, que no causé, no significa que soy una mala persona.

4. Reconozco que mi sufrimiento no significa que merezca ser odiado.

5. Reconozco que mi sufrimiento no es lo mismo que el odio hacia uno mismo, pero que el odio hacia uno mismo solo empeora mi sufrimiento.

6. Reconozco que si puedo aceptar que sufrí cosas dolorosas y luego reconocer que estas cosas dolorosas me han llevado a tener pensamientos negativos sobre mí mismo, también puedo apreciar las cosas maravillosas en mi vida, y que lo doloroso y lo maravilloso pueden coexistir.

Hacer Algo que Amas

«No eres lo que has hecho. Eres lo que sigues haciendo».

—Jack Butcher

Le pregunté a mis pacientes colaboradores si en algún momento habían tenido un período prolongado de alivio del autodesprecio y obtuve una perspectiva interesante. Esto es lo que uno me respondió:

> *«La única vez que creo que realmente cambió fue cuando tomé un año sabático en la universidad. Fui a trabajar a Maine. El desprecio a mí mismo disminuyó por dos razones: creo que en parte porque estaba tan ocupado haciendo algo que realmente me hacía feliz, y en parte porque sentí haber logrado algo y que era bueno en eso, lo cual legítimamente nunca había sentido en ese grado antes. Pero definitivamente aún noté el desprecio a mí mismo si me detenía a pensarlo. No creo que hubiera muchos días en que el desprecio a mí mismo desapareciera por completo. Aunque estaba «más tranquilo», seguía estando muy presente. Cuando aparecía era si estaba preocupado por si mi jefe me odiaba o si había hecho algo mal o que en realidad no sabía lo que estaba haciendo y no estaba calificado para mi trabajo en absoluto. Hacer algo que amas y en lo que eres bueno ayuda, pero los pensamientos tienden a colarse».*

EJERCICIO

Escribe algunas de las cosas que realmente amas hacer.

____

____

____

____

A continuación, reflexiona sobre si realmente las haces. Comprométete a hacer las cosas que te hacen más feliz de manera regular.

Consejos Desde la Experiencia Real

Percibir los Momentos en los que Cambia el Sentimiento

Algunos pacientes me han dicho que mi insistente pregunta sobre el tema y especialmente el enfoque en cuándo fue más fuerte o menos impactante fue útil. Una paciente dijo que pasó de pensar que estaba allí todo el tiempo a notar que de hecho cambiaba: *«Para mí, el odio a mí misma es más prevalente en estas circunstancias: Cuando mis padres pelean, cuando discuten sobre dinero, cuando mis calificaciones académicas se comparan con las de mi hermano, cuando estoy sola con mis pensamientos y cuando me paro frente a un espejo. El odio a mí misma tiene mucho menos impacto en estas circunstancias: leer, ver un documental sobre algo que me interesa, ver deportes y a veces cuando hablo con personas que me importan. Noto que cuando leo o escribo mi odio a mí misma disminuye un poco. Me pareció interesante que hubiera algún cambio».*

EJERCICIO

Nota los momentos en los que el odio a ti mismo es más fuerte y cuando es más débil. ¿Hay actividades, personas, situaciones o entornos específicos cuando el odio a ti mismo crece o disminuye?

TU RESPUESTA:

____

____

____

____

____

Compararte con Personas Históricamente Despreciadas

Una vez que hayas respondido a las preguntas formuladas anteriormente, y si reconoces que tú y el odio hacia ti mismo no son la misma cosa, aquí hay algunos pasos.

EJERCICIO

Si piensas que eres tan terrible, imagina que hay niveles de despreciabilidad. Piensa en personas que categorizarías como las mejores personas del mundo y aquellas que considerarías las peores. Ahora, concéntrate en las peores y reconoce que tu lista puede ser diferente de la de otras personas y luego usa hechos, identifica las acciones y cualidades que las hicieron las peores.

TUS RESPUESTAS:

____

____

____

Aquí está la respuesta de una persona: *«Para mí, Hitler, Stalin y Mussolini fueron malos. También Dahmer, Bundy, Bin Laden. Mataron a personas inocentes; todos tenían malicia, intención. Hitler, Stalin y Mussolini eran todos dictadores, que por naturaleza son personas malvadas y ávidas de poder dispuestas a matar para proteger su control. Dahmer y Bundy son malas personas porque eran asesinos en serie, y ambos eran malvados. La víctima más joven conocida de Bundy era una niña de 12 años. Dahmer se comió a algunas de sus víctimas. Bin Laden fue malo porque era terrorista. Orquestó los ataques a las Torres Gemelas y mató a miles».*

Le pregunté si ella era tan mala como las personas que había identificado.

«Bueno, no. No soy tan mala en absoluto. No he matado a nadie, ni comido a nadie ni aterrado a nadie», dijo. «Siempre me he visto a mí misma como terrible, pero comparada con esas personas, no creo que sea mala, al menos no en ese grado. No quiero ser considerada en la misma categoría que esos hombres malvados. Nunca hice algo tan malo como lo que ellos han hecho. Quizás «no muy bien» es una frase mejor, porque no es tan duro como malo, y por ese pensamiento, hay otras personas que probablemente cargan más al mundo que yo. Pensar en mí misma como una carga, similar a ellos, no es justo para mí».

Consejos Desde la Experiencia Real

La semana siguiente le pregunté, «Dado que esas son personas terribles, ¿hay personas en una categoría menor que tal vez no sean tan malas, pero que sin embargo, no querrías que otros pensaran que estás en el mismo grupo?»

Ella respondió: *«Algunos de nuestros políticos actuales (nombres omitidos), Putin, Lukashenko, mi jugador de hockey menos favorito (nombre omitido) y otro jugador de hockey (nombre omitido) están en el siguiente nivel por debajo de los asesinos en serie de la semana pasada. (Nombres omitidos de políticos) son malas personas, al menos para mí, porque sus puntos de vista políticos son demasiado extremos y ultracontroversiales. Putin y Lukashenko son malas personas porque ambos abusan de su poder. Putin está matando a miles en Ucrania y Lukashenko lidera el único país que ayuda remotamente a Putin. La persona del deporte (nombre omitido) es una mala persona porque puede ser un jugador sucio y apoyó públicamente a Putin y Rusia en la guerra en Ucrania. Otro jugador de hockey (nombre omitido) es una mala persona porque lastimó gravemente a mi jugador favorito Tuukka Rask de los Boston Bruins. No querría ser considerada en la misma categoría que ninguno de estos tipos, así que una vez más, usar el término «no muy bien» en lugar de malo es más adecuado ya que es más neutral».*

EJERCICIO

Ahora, considera lo peor de tus propios comportamientos. Reflexiona sobre las maneras en que te ves a ti mismo como indigno y despreciable. ¿Perteneces a la categoría de personas terribles?

¿Hay cosas que contribuyes a quienes te rodean, que hacen del mundo un lugar mejor, de la manera en que las personas en tu categoría de maldad no lo hacen?

TUS RESPUESTAS:

____

____

____

Reconoce en Ti las Cualidades que Admiras en Personas que Admiras

«Ella nunca sintió lástima por sí misma, y eso fue algo que decidí que admiraba más en las personas».

—Jeannette Walls

Incluso la persona más autodespreciativa, cuando reflexiona verdaderamente sobre sí misma, reconoce que tiene algunas cualidades positivas. Estas incluyen amabilidad, sentido del humor, ser artístico, ser curioso, lealtad, ser compasivo, y muchas otras. El problema, sin embargo, es que a menudo las personas que tienen estas cualidades, si se odian a sí mismas, no ven estas cualidades como una forma de reducir o impactar su nivel de desprecio a sí mismas.

Y aún así, si pregunto a las personas que nombren a personas que admiran, son capaces de hacerlo. Si luego les pido que identifiquen cualidades sobre esas personas, también son capaces de hacerlo. Si les pregunto si admiran a esas personas por esas cualidades, la respuesta es casi siempre un rotundo «sí». Si luego les pregunto a mis pacientes si ellos mismos poseen alguna de las cualidades que admiran en las personas que admiran, cuando son honestos consigo mismos, la respuesta nuevamente es casi siempre «sí» Y entonces esto plantea un dilema. Si admiras cualidades en personas que admiras, y tú mismo tienes esas cualidades, entonces, ¿cómo es posible que no admires al menos esa parte de ti?

EJERCICIO

Ahora, considera cualidades que admiras en personas que admiras. Reflexiona sobre si tienes algunas de esas cualidades. Por ejemplo, si alguien que admiras es compasivo y consideras que la compasión es una cualidad admirable, ¿también eres compasivo y puedes admirar eso en ti mismo? Puede haber cualidades en las que aspiras a tener en ti mismo. ¿Hay cosas que puedas hacer para desarrollar esas cualidades?

____

____

____

Descartar a los Agresores y Torturadores de tu Pasado

«Pueden atacar, vandalizar y se pueden burlar de tu dignidad, pero nunca te la pueden quitar a menos que te la quiten».

—Michael J. Fox

Un joven de 20 años compartió su idea: *«Mis padres me enviaron a una escuela de chicos privada en quinto grado, y era muy orientada a los deportes, pero a mí me gustaban las artes. Mi odio hacia mí mismo comenzó cuando me acosaron por gustarme la danza y la música, y solía ir a casa todos los días y llorar y sentía que había algo realmente malo en mí. ¿Por qué no me gustaba el fútbol y el baloncesto? Me llamaban de todas formas de nombres e, incluso cuando me fui después de tres años, todo lo que podía escuchar eran sus burlas. Incluso convertí eso en una canción:*

> *Y luego cuando me fui*
> *Después de tres años dolorosos*
> *Los recuerdos que tengo*
> *Son sus burlas.*

Así que ahora, después de que comenzamos a hablar sobre esto, me doy cuenta de que están en mi cabeza y no están en mi vida, pero si los mantengo en mi cabeza, les estoy permitiendo seguir acosándome, así que lucho y los expulso:

> *Han vivido en mi cabeza*
> *Y causado un terrible dolor,*
> *Pero aquí está la cosa chicos*
> *Salgan de mi cerebro.*

Sin embargo, no me di cuenta de cuánto daño me estaba haciendo a mí mismo viviendo como si todavía estuvieran allí. Cuando lucho, siento una pequeña victoria y orgulloso de mí mismo, y admiro al yo que lucha».

Esta reflexión ilustra poderosamente la idea de minimizar la cantidad de tiempo que las experiencias negativas pasadas ocupan espacio en tu mente. Al reconocer que las burlas de tu pasado ya no forman parte de tu realidad presente y elegir activamente «expulsarlas» de tu espacio mental, recuperas tu sentido de identidad y afirmas el dominio sobre tu experiencia. Es importante reconocer que estas experiencias pasadas solo pueden seguir hiriéndote si las tratas como si estuvieran ocurriendo en el momento presente. Cada vez que confrontas y rechazas estas voces internalizadas, haces espacio para una versión más positiva y empoderada de ti mismo. Este proceso de luchar y celebrar pequeñas victorias es un paso vital para liberarte del control de la negatividad pasada y avanzar hacia un futuro más saludable y afirmativo de ti mismo. Leerás muchas versiones de esta idea a lo largo del libro. Tu tarea es abrirte a la posibilidad de que este concepto sea cierto y luego actuar como si lo fuera. Y si lo piensas, te abriste a la idea de que el odio hacia uno mismo es cierto, ¿qué hay de la alternativa?

EJERCICIO

¿Quiénes son tus torturadores? ¿Siguen presentes hoy? Si no, ¿hace cuánto tiempo se fueron? ¿Sigues cargando sus palabras dañinas? ¿Cuáles eran esas palabras?

____

____

____

Darse Cuenta de que el Odio Hacia Uno Mismo Fue Aprendido

Después de haber trabajado en el odio hacia uno mismo, aquí están las reflexiones de un paciente: *«La idea de que esencialmente te enseñan a odiarte a ti mismo es interesante, porque esto significa que puedes aprender*

Consejos Desde la Experiencia Real

a amarte a ti mismo. Además, la idea de que algunos de los momentos difíciles en tu vida son necesarios para el crecimiento también es una nueva forma de pensar, en lugar de pensar que son un reflejo de cuán defectuoso soy. Luego, aunque todavía es difícil para mí comprenderlo a veces, la idea de que todos somos iguales es importante, porque automáticamente asumí que las opiniones de otras personas sobre el mundo y sobre mí eran más importantes que mis opiniones. A continuación, creo que reconocer que tengo muchas cosas a mi favor es importante. Quiero decir, todos tienen cosas a su favor. Simplemente pensé que las «cosas» de los demás eran más relevantes, significativas y con propósito que las mías.

«También fue útil para mí pensar en el odio hacia uno mismo como una conclusión ilógica, aunque la lógica detrás de las razones por las que se desarrolla tiene sentido. Además, cuando se dijo que los padres que están constantemente encima enseñan inadvertidamente a su hijo que no pueden hacer las cosas por sí mismos, me sorprendió porque mi madre está constantemente encima. Finalmente, la idea de que tal vez pensaron que soy una carga, es simplemente un pensamiento y no compartido por otros, es realmente liberador. Todavía soy escéptico, pero sigo dispuesto a desafiar eso».

Es claro que estas reflexiones destacan cambios significativos en la comprensión y perspectiva. Reconocer que el odio hacia uno mismo es aprendido y no una parte intrínseca de quién eres abre la puerta a la posibilidad de amabilidad y aceptación hacia uno mismo. Ver que muchos de los desafíos de la vida pueden ser fuentes de crecimiento en lugar de signos de un defecto personal persistente y duradero, reformula las experiencias pasadas de manera más constructiva. Además, que tu conocimiento de ti mismo y tus opiniones sobre tu lugar en el mundo son tan válidas, si no más válidas, que las de cualquier otra persona, y ciertamente más válidas que las de aquellos que te enseñaron que valías poco.

EJERCICIO

¿Puedes ver que el odio hacia uno mismo se aprende? ¿Cómo aprendiste a odiarte a ti mismo? ¿Cuáles fueron las primeras lecciones y quién te las enseñó?

Lucha por la Independencia

Muchas personas que luchan con el odio a sí mismas sienten que tienen muy poco dominio sobre sus vidas. Sienten como si las empujaran hacia cosas o que otros están haciendo cosas por ellas, quieran o no. Un paciente me dijo: *«Mis padres siempre me decían qué hacer. No querían ser malos ni nada, pero simplemente nunca podía hacer las cosas por mi cuenta, y reforzaba cuán defectuoso era en comparación con mis amigos y hermanos».*

Aquí está la reflexión sobre el impacto de esforzarse por la independencia en la experiencia de desprecio a uno mismo: *«Mi principal logro, y realmente el primero en mucho tiempo, y el que ayudó a reducir el desprecio a uno mismo, fue entrar a la universidad. La razón es porque era algo por lo que había estado esforzándome. Todo el tiempo me decía que no había manera de que pudiera entrar a la universidad, y en mis momentos más oscuros, si siquiera llegaría tan lejos. Creo, sin embargo, que mi persistencia en trabajar para ser admitido en la universidad implicaba que había una parte de mí que creía que era posible llegar a la universidad. Que me acepten sacó a relucir esa parte. En lugar de pensar que fue por algo que mis padres habían hecho, sabía que lo había hecho yo. Fue mi esfuerzo y mi propósito. Por primera vez, tenía evidencia indiscutible de que tenía autocompasión, y aunque era una parte pequeña de mí, la escuché y me consiguió lo que quería».*

Reclamar un sentido de independencia juega un papel crucial en superar el odio hacia uno mismo. El viaje de esforzarse hacia tus objetivos personales sirve como una afirmación poderosa de tus capacidades. Tus logros no solo destacan tus propios esfuerzos y determinación, sino que también contrarrestan las creencias internalizadas de insuficiencia que han sido fomentadas por influencias externas.

Consejos Desde la Experiencia Real

EJERCICIO

Puedes tener tus propias ideas de vida independiente que te ayudarían a sentirte más autónomo sobre tu vida. Mis metas de independencia son:

____

____

____

Completa una Lista de Pros y Contras

La TDC utiliza pros y contras como una habilidad para usar en situaciones donde se necesitan tomar decisiones. En algunos aspectos, es muy similar a las listas tradicionales de pros y contras, sin embargo, la habilidad en la TDC tiene una distinción importante. En la TDC no solo se trata de los pros y contras de hacer algo, sino que también incluye los pros y contras de no hacer algo.

Una vez que hayas hecho tu lista, la siguiente tarea es rodear los elementos en la lista que son consistentes con tus metas a largo plazo basadas en la sabiduría. No se trata simplemente del número total de elementos en cualquier columna. Por ejemplo, supongamos que tenías un examen que tenías que hacer y para el cual te sentías preparado. Saliste la noche anterior, y estás exhausto y no quieres levantarte de la cama. Podrías decidir que hay tantos pros para quedarte en la cama. Es cálido en tu cama, todavía estás cansado, te sentirás más descansado si te despiertas en unas horas, y así sucesivamente. La desventaja de quedarte en tu cama es que obtendrás un incompleto en tu expediente académico. Así que tal vez la lista de quedarte en la cama es mucho más larga que la de levantarte y hacer el examen, pero la consecuencia a largo plazo de no hacer el examen es mucho más significativa que el beneficio a corto plazo de quedarte en la cama.

Si aceptas, y para ahora espero que aceptes, que el odio hacia uno mismo se aprende y que puede cambiar, entonces aquí está cómo funcionaría la habilidad de pros y contras.

	PROS	CONTRAS
Abordar el odio hacia uno mismo		
No abordar el odio hacia uno mismo		

	PROS	CONTRAS
Ser amable contigo mismo		
No ser amable contigo mismo		

El objetivo aquí es observar el problema desde todos los ángulos, revisando los pros y contras de cada acción y decidir qué vas a hacer en el futuro.

Enfocarse en el Lado Incorrecto de Contar Historias Versus el Lado Correcto de Contar Historias

«Víctima vs. Héroe: ¿Cuándo pasarás de ser la víctima de tu historia al héroe? El momento en que asumes la responsabilidad de tus elecciones hacia adelante es el momento en que te recuperas y recibes lo que has estado buscando».

—Richie Norton

Esta es otra idea maravillosa compartida por una paciente profundamente perspicaz. Ella es una escritora prolífica, y había comenzado a revisar parte de su escritura anterior y reflexionó sobre un texto basado en una interacción dolorosa hace más de dos años y medio, cuando la idea le vino a la mente de que a veces hay formas en que cuenta historias que no son en absoluto útiles para ella, y que tal vez, sin cambiar lo que sucedió, haya formas más útiles de contar las mismas historias.

Consejos Desde la Experiencia Real

El lado incorrecto de contar historias

Septiembre 2021

«Mis palabras no importan nada. Debería callarme. Todos piensan que solo me estoy quejando y externalizando. No me escuchan y eso no va a cambiar ahora. Solo denme de alta y déjenme morir. Soy solo una molestia para la gente, claramente. No sé por qué hablo o por qué intento que me escuchen cuando el resultado siempre es el mismo. Pensé que tal vez merecía un mejor trato que cómo me habló mi terapeuta, pero supongo que no. Claramente él está cansado de ser amable conmigo. Siempre estoy al límite, enojada y ataco. Bueno, entonces, ¿por qué debería seguir viva de todos modos? No importa lo que me pase. La gente se va a recuperar. Soy aburrida y difícil de tener cerca de todos modos».

Ella volvió a leer su escritura y consideró si había otra forma de revisar el evento, y aquí es cómo lo vio recientemente.

El lado correcto de contar historias

2 de febrero de 2024

«Las palabras tienen tanto poder. Un breve párrafo de los archivos me ha dejado sin palabras, buscando qué palabras podrían acunar un corazón roto y reparar un deseo de muerte. No puedo encontrarlas. Me siento impotente y no puedo ubicar por qué. Ella no necesita que la salven. Ya no. Solo existe en el sentido de que todavía estoy aquí y en un sentido adicional en el que soy una firme creyente de que todo existe a la vez. Pero más allá de esto, ella no necesita mi salvación. Sin embargo, mi corazón se rompe por ella, y se rompe por cada alma que ha tenido palabras similares. Y tal vez eso es todo. Tal vez, veo un pequeño fragmento de mí misma en ese párrafo, pero más que nada, veo a cualquiera que ha deseado sobre estrellas sin esperanza el final de su historia. Demasiadas historias feas nos dicen, y deseamos renunciar a los derechos de nuestra historia por completo. Leo este párrafo, y esto no se siente como una historia que escribí en absoluto, sin embargo, me siento conectada con la niña que escribió historias entrañables sobre espejos mágicos y amigos de barro. Me pregunto por qué, pero respondo a mis propias curiosidades como suelo hacer a través de mi escritura. A pesar de estar más allá de la soledad con trozos de papel, escribí ese párrafo con la ayuda de varios coautores. No nacemos odiándonos a nosotros mismos.

Me Odio

No nacemos faltos de voluntad para vivir. Dios no olvidó algo. Todos estamos aquí por algo. Puedo tener un millón de preguntas con las que moriré, y puedo cuestionar el concepto de propósito con frecuencia, pero en mi núcleo, creo en él. Todos nacemos narradores de historias, aunque tengamos nuestros propios lenguajes únicos para ellas. Todos nacemos con el inexplicable impulso de contar historias, pues vivir y contar historias son sinónimos a mis ojos. Muchos de nosotros nos amamos hasta que no lo hacemos. Como si el amor propio tuviera una fecha de caducidad que depende únicamente de los entornos que nos moldean. Tal vez no ocurre todo a la vez. Tal vez aprendemos a odiarnos a nosotros mismos en incrementos hasta que es todo abarcante. Tal vez parece casi imposible recuperar los derechos sobre tu historia cuando todo lo que sabes es buscar la opinión de otros. Hay tantos tal vez, pero ciertamente no me puedo convenser de que nacemos odiándonos a nosotros mismos. Somos moldeados para el odio hacia nosotros mismos a través de las historias que nos cuentan».

Esta paciente demuestra un cambio profundo en su perspectiva. Inicialmente, su narrativa estaba nublada por el desprecio a sí misma y la desesperación. Luego, mientras revisaba y replanteaba su experiencia, encontró una narrativa más compasiva y esperanzadora. Esta transformación subraya la importancia de cómo contamos nuestras propias historias. Mientras que no podemos cambiar el pasado, podemos elegir replantear nuestras experiencias de maneras que crean un mejor ambiente para la curación y la autoaceptación. Siempre hay espacio para el crecimiento y la renovación en las historias que nos contamos. Esto no significa mentirte. Si te maltrataron o abusaron, esas cosas sí sucedieron. El replanteamiento no está en cambiar la verdad. Está en cambiar sus efectos perdurables y hacerlos menos perdurables.

EJERCICIO

Reflexiona sobre un evento o serie de eventos que te hicieron creer que no valías nada. ¿Cómo cuentas esa historia? ¿Tu respuesta te hace sentir mejor? ¿Es útil, o te hunde más en un pozo de narrativas falsas? Ahora considera los mismos eventos y míralos a través de una lente diferente, una en la que

Consejos Desde la Experiencia Real

otros, especialmente las personas hirientes, NO determinan tu valor, donde puedes ver valor a pesar de todo lo que te ha sucedido.

TU RESPUESTA:

1. El lado incorrecto de contar historias.

2. El lado correcto de contar historias.

Acepta el Momento Actual

«Aceptar no significa estar de acuerdo, condonar o rendirse. Simplemente significa dejar de luchar contra la realidad».

—Dan Millman

Un expaciente que había superado el autodesprecio me dijo que aceptar el momento actual había sido una parte importante de la curación. *«Mi hermana me llamó gorda y fea cuando era joven y mis padres me dijeron que lo dejara pasar, que mi hermana solo me estaba molestando. En el jardín de infantes y la escuela primaria, los niños eran crueles conmigo, y luego en la secundaria, permitía que cualquier chico hiciera cualquier cosa conmigo, porque todos me decían que nunca llegaría a ser nada. Una vez que comencé a practicar que tal vez lo que habían dicho no era cierto, y al comenzar a practicar la aceptación de este momento, me di cuenta de que si todo lo que hacía era reflexionar sobre el pasado, todo lo que estaba haciendo era convertir este momento en ayer. Pero ayer y todas las cosas horribles que la gente hizo ya pasó. Si todo lo que hacía era pasar tiempo repitiendo lo que sucedió ayer, en efecto, estaba haciendo que ayer durara para siempre».*

Sabias palabras de verdad: Aferrarse a las heridas del pasado puede atraparnos en un estado perpetuo de sufrimiento, distorsionando nuestra capacidad para involucrarnos completamente con el presente. Al elegir aceptar y centrarse en el momento actual, comenzó a liberarse del ciclo de desprecio a sí misma perpetuado por eventos pasados. Es otro recordatorio de que, aunque no puedes cambiar el pasado, hoy tienes el poder de dar forma a tu experiencia y avanzar hacia un futuro más esperanzador y de autocuidado.

EJERCICIO

¿Cuáles son las cosas que tienes en el momento que puedes agradecer? Escríbelas, ya sean grandes o pequeñas.

____

____

____

Practica la Autocompasión Central

> *«Si todo el mundo te odiara y te considerara malvado, mientras tu propia conciencia te aprobara y te absolviera de culpa, no estarías sin amigos».*
>
> —*Jane Eyre* por Charlotte Brontë

Un paciente me dijo que practicaba autocompasión hacia el exterior, pero no a un nivel auténtico. Lo llamó «superficial», y estas fueron sus reflexiones: *«Creo que la diferencia entre la autocompasión superficial y la autocompasión central es la intención detrás de las acciones que tomo. Veo la autocompasión superficial como realizar actos de autocuidado sin conectarse con el respeto propio o el amor propio. Puedo pasar por los movimientos de ducharme, descansar o ir a terapia sin hacer el trabajo más profundo de nutrir la autoestima y aceptar verdaderamente que merezco cuidado y amor. La autocompasión central implica desafiar intencionalmente mis creencias centrales negativas y abrazar el hecho de que, a pesar de cómo me siento hacia mí mismo, merezco la misma compasión y dignidad que los demás».*

Esto claramente puede ser un desafío para muchos, pero tal vez la práctica aquí es hacer el autocuidado y agregar el elemento de reconocer intencionalmente que es compasivo cuidar de uno mismo. Y luego, al reconocer que esto es cierto para actos como ducharse, comer y asistir a terapia, expandir la práctica a otros elementos de tu vida.

EJERCICIO

Piensa en algunas cosas que haces por ti que demuestran que te importas. Tal vez tu apariencia, tu compasión por los demás, o tu dedicación en el trabajo.

Las formas en las que me cuido a mí, honro mis valores y me mantengo fiel a mis objetivos a largo plazo son:

____

____

____

Ahora haz el mismo ejercicio y di: «y al hacer estas cosas, me muestro un poco de autocompasión».

Otro paciente tenía una perspectiva diferente sobre su práctica de la autocompasión central. Después de que comenzamos a abordar el desprecio a sí mismo directamente, notó un cambio que ella denominó «destellos de autocompasión». Le pedí que respondiera a las siguientes preguntas:

1. ¿Cuándo notas los destellos?

2. ¿Cómo puedes empezar a creer que son válidos?

3. ¿Cómo comienzan a cambiar tu desprecio a ti mismo?

4. ¿Qué puedes seguir haciendo para expandir la visión de ti mismo de una manera más cariñosa?

«Tuve muchos destellos de autocompasión en los últimos días. A principios de esta semana, mi sesión familiar me pareció que realmente me dio un retroceso en términos de autocompasión. Me recordaron de todas las maneras en que me había sentido tan mal conmigo misma cuando era niña, pero cuanto más lo he procesado, más he sentido que estoy abierta a la autocompasión. Tener compasión hacia mis padres me está ayudando a tener más compasión hacia mí misma porque aceptar que no

sabían más de lo que sabían, y luego con la información que tenían, hicieron lo mejor que pudieron, dadas sus limitaciones, significa que no había absolutamente nada que pudiera haber hecho para cambiar la situación. Hice lo mejor que pude, y no hay nada que pudiera haber hecho mejor para cambiar la situación. Y aunque pudiera, está bien que no lo haya hecho porque solo era una niña y crear una infancia y realidad perfectas no era mi trabajo. También es un fenómeno un poco devastador, sin embargo, porque puse tanto esfuerzo en solucionar la situación, y ahora me doy cuenta de que fue un esfuerzo inútil y me sometí a toda esa presión por nada. Siento mucho dolor por esto, pero también estoy comenzando a sentir compasión por una niña que intentó tan arduamente ser perfecta y que experimentó tanto dolor al respecto. He cargado con mucho del equipaje de eso en mi vida adulta. Creo que mi próximo paso será tratar de darle al adulto que lleva ese equipaje la misma compasión y respeto que estoy trabajando para darle a esa niña confundida y asustada. No estoy completamente segura de cómo hacerlo, pero hoy avancé sobre esto durante la terapia de arte y estoy trabajando en una serie sobre autocompasión e identidad, así que voy a seguir ese camino de exploración y también hablaré del tema en sesiones de terapia regular».

La autocompasión no necesita ser un gran acto de amor propio. Estas dos personas lo hicieron de manera diferente. El primero reconoció el acto de autocuidado como compasión hacia uno mismo. El segundo tuvo compasión por los padres que eran ignorantes de su impacto, y compasión por una niña que no sabía qué más hacer. Ambos enfoques destacan que la autocompasión puede surgir de maneras pequeñas y significativas. Ya sea a través de nutrirte a ti mismo o entender las influencias pasadas o ambos, puedes ponerte en el camino hacia la curación del odio hacia uno mismo.

Consejos Desde la Experiencia Real

Ser Honesto Conmigo Sobre el Valor del Trabajo que Hago

«Tu autoestima crece cuando luchas por algo que amas».

—Maxime Lagacé

A menudo, las personas con desprecio a sí mismas reflejan las formas en que son una carga para el mundo y no aceptan, o no aceptarán, que sus esfuerzos tienen significado y valor para los demás. Trabajé con maestros, enfermeras, médicos y muchas personas en profesiones de servicio que hacen un trabajo increíble, y que son valorados por quienes son, y no lo pueden ver, sienten que es una máscara. Sin embargo, los estudiantes y las personas a las que sirven los valoran. Le pedí a una paciente que reflexionara sobre las formas en que contribuía, y que lo hiciera sin editorializar, editar o calificar su reflexión. Esta fue su respuesta: *«Una práctica que me ayuda a erosionar los sentimientos de desprecio a mí misma es mi trabajo académico. Uno de los pensamientos principales que tengo en torno a mi desprecio a mí misma es que no agrego valor al mundo o que no soy capaz de hacer algo significativo. Sé objetivamente que la investigación que hago contribuye al campo y proporciona información que ayuda a las personas. A menudo trato de desacreditar esto, pero es difícil de hacer sin negar flagrantemente los hechos».*

Al reflexionar sobre tus contribuciones, y hacerlo sin autocrítica, puedes comenzar a reconocer aspectos de ti mismo que tienen valor e impacto, y cuando ves esto, reconoces que nadie con valor e impacto merece ser tratado con odio, y ves que puedes abrazar estas cualidades dentro de ti.

Escribe las formas en las que las cosas que haces realmente importan a otras personas:

____

____

____

Hablar Sobre Ello en Terapia

Esto es algo similar a lo primero que se analizó: que no te pregunten del tema. En este caso, tomas más control al mencionarlo. En los últimos años, le pedí a colegas terapeutas que comiencen a preguntar sobre el odio hacia uno mismo a sus pacientes, especialmente como parte de su evaluación inicial. Si el odio hacia uno mismo no está presente, entonces no hay necesidad de abordarlo, pero si lo está, los pacientes encuentran útil analizarlo. En la unidad en la que trabajo, los terapeutas comenzaron a hablar con sus pacientes sobre ello, y parece estar ayudando.

Un paciente reflexionó:

> *«Otra cosa que me ayuda a eliminar los sentimientos de auto-desprecio es hablar sobre ello en terapia. Encuentro particularmente útil cuando el terapeuta cuestiona mis pensamientos de una manera que desafía directamente lo que estoy diciendo de una manera que es objetivamente o fácticamente difícil de refutar. Mi terapeuta a menudo señala cuando digo cosas que se contradicen entre sí (por ejemplo, decir que no agrego valor y luego decir que estoy orgulloso del trabajo que he hecho). Esto me ayuda a ver que sí tengo creencias positivas sobre mí mismo, incluso si no siempre las reconozco».*

ACTIVIDAD PRÁCTICA: Hablar abiertamente sobre ello en terapia. Como en un ejercicio anterior, esto tiene que ser intencional. En otras palabras, no esperes que surja de manera orgánica; en su lugar, ve a terapia con la intención de decir: «Hay algo de lo que quiero hablar hoy, y es mi odio a mí mismo».

Verifica los Hechos

La TDC tiene una habilidad conocida como «Verificar los Hechos». Se usa principalmente para ayudar a las personas a manejar su respuesta a una situación examinando la evidencia fáctica que respalda sus pensamientos,

Consejos Desde la Experiencia Real

sentimientos, creencias y suposiciones. La idea es ayudar a las personas a diferenciar los hechos de las interpretaciones, suposiciones o juicios, todos los cuales a menudo pueden estar distorsionados por emociones fuertes. Aunque los hechos pueden causar angustia, por ejemplo, si recibes una calificación reprobatoria en un examen, podrías sentir angustia, también puede ser la interpretación, y luego creer en la interpretación lo que puede causar aún más angustia. «Reprobé el examen, así que siempre seré un fracaso». Cuando se trata de odio hacia uno mismo, algunos pacientes me han dicho que verificar los hechos ha sido útil. Por ejemplo, la creencia de que todos odian a la persona o que otros se sentirían aliviados si no estuvieran alrededor. He tenido pacientes que llaman a otros para verificar si esto es verdad fácticamente, y por supuesto, en ningún caso es cierto. Este enfoque no funciona para todos, porque el contraargumento es que «nadie me va a decir que me odian o que soy una carga. Eso sería simplemente cruel y las personas que se preocupan por mí no son crueles». Es difícil argumentar contra esto cuando alguien cree que es tan terrible; sin embargo, hay algunos para quienes el enfoque ayuda un poco.

Cómo Verificar los Hechos Sobre el Odio Hacia Uno Mismo

Puedes usar esta habilidad cuando hayas tenido un aumento en tu autoodio.

1. (a) ¿Cuál es el evento que provoca el aumento en tu autoodio?

    (b) Describe los hechos que observaste a través de tus sentidos.

    (c) Si notas un juicio, una suposición o un pensamiento en blanco y negro, etiqueta esas experiencias como esas experiencias. Recuerda que los juicios y suposiciones no son hechos.

    ____

    ____

    ____

2. Pregúntate: ¿Cuáles son mis interpretaciones de los eventos que provocaron el aumento en mi autoodio? Por ejemplo, imagina que un

amigo no devolvió tu llamada. ¿Es tu interpretación que te odian? ¿Hay otras interpretaciones? ¿Podrías llamarlos y preguntar? Recuerda que las interpretaciones no son hechos.

____

____

____

3. Pregúntate: ¿Por qué fui tan rápido a mi interpretación? ¿Me beneficio al tener un pensamiento tan catastrófico? ¿Qué pasaría si tomara una interpretación neutral o incluso benigna?

____

____

____

4. Finalmente: Dado los hechos que tengo, ¿mis interpretaciones y conclusiones se ajustan a los hechos?

____

____

____

Un paciente que estaba trabajando en el autoodio me dijo que había notado una pequeña reducción en la experiencia, y le pregunté qué había ayudado. Esto es lo que dijo: *«Mi autoodio siempre estaba al 100, y pasé de un 100 a un 90 al definir lo que significa ser una «buena» persona versus una «mala» persona y verificar los hechos para ver si mis acciones realmente se alineaban con mis definiciones. También trabajé en replantear mis ADL (actividades de la vida diaria, como ducharme) como actos de autorrespeto, y al hacerlo, comencé a formar una relación más neutral con ellas. Además, practiqué la aceptación radical sobre el hecho de que tenía que practicar afirmar mi autoestima antes de sentir que estaba lista para ello o que lo merecía».*

«Eso es genial», dije, «¿así que cómo pasas de un 90 a un 80?»

> *«Creo que pasar de un 90 a un 80 implica seguir implementando las estrategias (verificar los hechos y la aceptación radical) y explorar cómo desafiar las causas subyacentes del odio hacia uno mismo. No creo que haya un truco o atajo para lograr la autocompasión; creo que es principalmente un proceso de repetición y práctica que lentamente reconfigura tu cerebro para ser más compasivo».*

Le pedí que profundizara en cómo usaba las habilidades y aquí están sus respuestas:

1. Cómo uso Verificar los Hechos: «Describí objetivamente los hechos de la situación y reflexioné sobre si los hechos se alineaban con las acciones, intenciones o características que identifiqué como asociadas con ser una «mala» persona. Al ceñirme a los hechos objetivos y no a mis interpretaciones subjetivas de los hechos, pude determinar si realmente hice algo que me hiciera una «mala» persona, o si simplemente sentí que lo hice».

2. Definir rasgos de «mala persona» versus otros: *«Encontré útil definir qué hace que una persona sea «buena» o «mala» porque me ayudó a verificar los hechos y darme cuenta de que gran parte de mi autoodio estaba basado en mi opinión sobre mí mismo, en lugar de los hechos reales. También me hizo darme cuenta de que la intención detrás de las acciones es la mayor diferencia entre una persona «buena» y una «mala», lo cual me ayudó a darme cuenta de que en realidad no soy una mala persona».*

3. Ver actos de autocuidado como autorrespeto: *«Ver los actos de autocuidado como autorrespeto me ha ayudado a desarrollar una relación más neutral conmigo, lo que veo como el primer paso hacia desarrollar una relación más amable conmigo. En mi experiencia personal, el autoodio ha creado una terquedad hacia incluso considerar la autocompasión como algo que puedo hacer. Aunque puede*

parecer una cuestión de semántica decir que algo que hago sin mucho pensamiento es autocompasión, el cambio sutil ayuda a desafiar la terquedad y trabajar hacia la autocompasión».

El camino hacia la autocompasión no es lineal, y ciertamente no ocurre de la noche a la mañana. Sin embargo, como ilustra la experiencia del paciente, integrar prácticas como «Verificar los Hechos» puede desgastar el constructo central del autoodio. Al distinguir entre hechos e interpretaciones, así como al reconocer las formas en que te cuidas, comienzas a desmantelar las narrativas falsas que alimentan tu autoodio. La práctica de replantear las actividades diarias como actos de autorrespeto y autocuidado y ser más claro al usar las etiquetas de «bueno» versus «malo», construyes la lente de discernimiento que proporciona una representación más precisa de quién eres.

Analiza el Miedo de Mejorar

Algunos pacientes me han dicho que tienen miedo de mejorar. Me dicen que han estado enfermos durante tanto tiempo y han recibido tanta ayuda en el camino que no saben cómo se siente estar mejor. También temen asumir la responsabilidad de sus propias vidas.

«Mi enfermedad es todo lo que conozco. Es mi normalidad, y cuando tengo momentos de alegría, me asustan porque pienso que desaparecerán. Sentirse bien me pone ansiosa, y para ser honesta, sentirse mal me hace sentir «bien» en el sentido de que es más cómodo y familiar».

Una paciente que estaba recuperándose de la anorexia, una condición que para ella estaba estrechamente relacionada con su autoodio, compartió las siguientes ideas sobre la lucha de su recuperación y su mejora.

Le pregunté: Mientras te recuperas de la anorexia:

1. ¿Qué hace el cuerpo en recuperación con la vergüenza?

    Mi cuerpo recuperado de peso genera mucha vergüenza porque odio cómo se ve y cómo se siente existir en él. Siento que me veía mejor y más atractiva cuando estaba en mi cuerpo enfermo, y definitivamente lamento su pérdida, aunque lógicamente sé que no era saludable para mí. Mejorar me asusta. Mi miedo a que otros me juzguen negativamente por mi apariencia (que soy fea, perezosa, glotona, etc.), junto con mi autojuicio de lo mismo, me causa sentirme intensamente avergonzada de mi cuerpo. Mi vergüenza se manifiesta al evitar mi cuerpo y aislamiento, impidiéndome participar en relaciones platónicas, familiares y románticas.

2. ¿Qué hace el aumento de la vergüenza con tu autoodio existente?

«El aumento de la vergüenza en torno a mi cuerpo alimenta el odio a mí misma porque, en mi mente, la vergüenza en torno a mi cuerpo se transforma inmediatamente en vergüenza en torno a mí misma en general, lo que luego alimenta el autoodio en general. Dado que mi cuerpo se siente tan ligado a mi identidad, odiar mi cuerpo me lleva a odiarme a mí misma, y ambos se alimentan mutuamente en un ciclo vicioso. Mi autoodio ha empeorado desde que recuperé el peso, y sé que tendré que trabajar aún más para combatir mi odio a mí misma en el futuro mientras mantengo mi peso saludable».

3. ¿Sientes que aceptar es algo demasiado definitivo?

«Aceptar mi cuerpo recuperado de peso se siente abrumador e imposible porque existir en mi cuerpo en el momento actual ya es abrumador y difícil. Incluso el pensamiento de permanecer en mi cuerpo a largo plazo evoca angustia e intensifica los impulsos de participar en comportamientos de trastorno alimentario. También temo que si acepto mi cuerpo recuperado de peso para siempre, seré una persona fea, perezosa y glotona para siempre, y temo las ramificaciones negativas que eso tendría en mi autoimagen y mis relaciones con los demás».

4. ¿Qué sucede si cambias la aceptación de todo lo que podría suceder a la aceptación solo de este momento?

«Aceptar mi cuerpo recuperado de peso solo en este momento actual sigue siendo increíblemente difícil, pero menos abrumador

que aceptar mi cuerpo para el resto de mi vida porque reduce el período de tiempo al momento presente. Dado que realmente puedo controlar el presente, se siente más alcanzable y tangible que tratar de embarcarme en el desafío aparentemente insuperable de aceptar mi cuerpo saludable para siempre, y en este contexto, el miedo que tengo de mejorar disminuye».

EJERCICIO

¿Tienes miedo de mejorar? ¿Cómo se ve esto? ¿Cuáles son las cosas en tu vida que ya no tendrás si estás mejor? ¿Hay formas de manejar este miedo para que no pierdas todo de una vez? ¿Cuáles son las cosas que podrías ganar?

El camino de abordar el odio hacia uno mismo y reemplazarlo con una versión más precisa y compasiva de quién eres es un viaje complejo y profundamente personal. En este viaje, enfrentarás miedos y hábitos de larga data que han dado forma a tu sentido de quién eres. El miedo de mejorar, como han compartido muchos, destaca la comodidad encontrada en lo familiar, incluso cuando esa familiaridad está impregnada de dolor y enfermedad. El proceso de recuperación también puede sacar a la luz la naturaleza entrelazada de la curación física y emocional.

Al examinar las reflexiones de aquellos en recuperación, o aquellos que se han recuperado, ves la importancia de integrar estrategias terapéuticas como «Verificar los Hechos», que ayuda a separar hechos de interpretaciones y suposiciones. Esto, y muchas de las otras ideas, es una parte integral de la hoja de ruta para verte a ti mismo de una manera más amable y completa.

Estas experiencias compartidas destacan la naturaleza gradual del progreso. Aceptar el momento presente, en lugar de la perspectiva abrumadora de toda una vida, puede hacer que el proceso de sanación se sienta más manejable. Cada pequeño paso, ya sea reconocer un rasgo positivo o reinterpretar una creencia negativa, contribuye a una visión más compasiva de uno mismo.

Consejos Desde la Experiencia Real

Sé paciente. Dítelo a ti mismo: «Debo ser paciente». Sé persistente. Dítelo a ti mismo: «Debo seguir adelante cada día». Sé dispuesto. Dítelo a ti mismo: «Estoy dispuesto a desafiar las distorsiones que me enseñaron». En la medida en que las historias que has leído sirven como testamento a la resiliencia del espíritu humano y el poder transformador de la compasión, tu historia también puede hacerlo.

En el próximo capítulo, analizaré otras ideas y tratamientos prometedores que podrían ser útiles para superar el odio hacia uno mismo.

Capítulo 15

Ideas de Tratamientos Alternativos

Las siguientes ideas tienen el potencial teórico de ayudar. Las incluyo porque existen suficientes informes de casos individuales de recuperación. Además, porque existe cierta evidencia científica que respalda su inclusión, y por eso merecen una exploración más profunda.

Psicodélicos

«Los psicodélicos pueden ayudarnos a derribar las barreras entre nosotros y los demás y fomentar un sentido de empatía y compasión».

—Katherine MacLean

Estaba en una conferencia y se me acercó un terapeuta que conocía mi interés en abordar el autodesprecio. Me contó que tenía TLP y que durante gran parte de su vida vivió una lucha constante el autoodio:

«Al crecer, mi familia no expresaba mucho sus sentimientos y, cada vez que me molestaba, su principal enfoque era decirme que me «calmara». Después de graduarme de la secundaria, fui a la universidad en la costa oeste, y para ser honesto, era para estudiar psicología. Después de completar el primer año, decidí tratar de explicar a mi familia qué era el TLP y cómo era vivir con él. Les hablé de mis emociones intensas y dolorosas. Pero más que nada les expliqué que me hubiera encantado poder calmarme

cada vez que estaba molesto. Les dije que entendía por qué me habían dicho que me calmara, pero que nunca había sido útil porque, aunque no podían entender por qué estaba tan molesto, sus órdenes me hacían sentir terrible conmigo, y que me sentía roto por no poder controlar mis emociones. También les expliqué que siempre me había resultado confuso por qué los demás no se molestaban tanto como yo, y que incluso cuando lo hacían, sabían cómo calmarse, pero yo no sabía cómo hacerlo. Sabía que los demás en mi familia no parecían alterarse tanto y que pensé que tal vez era porque yo estaba muy mal y ellos estaban bien. Fue entonces cuando comencé a odiarme, a odiar al individuo defectuoso que era. Fui honesto: «Mi defecto es que tengo muchas emociones, que no puedo controlar, y soy una carga para todos ustedes. Desearía poder deshacerme de mis emociones». Mis padres escucharon atentamente, y luego mi papá dijo: «¡No hay nada malo contigo! Todo lo que necesitas hacer es amarte a ti mismo». Sabía que sus intenciones eran bienintencionadas, pero me sentí más incomprendido que antes».

Todas sus interacciones con otras personas, e incluso sus autorreflexiones y juicios sobre el autoodio, estaban filtradas por una voz que le decía que había algo muy malo en él. Concluyó que no solo le resultaba insoportable vivir con el pensamiento constante de que había algo mal en él, sino que también sentía su carga emocional, su defecto irreparable, lo hacía una carga tan pesada, que el suicidio era la única solución. Con eso comenzó una serie de intentos de suicidio que se volvían cada vez más peligrosos. *«Pero luego sucedió algo que cambió cómo me veía a mí mismo y cómo veía mi lugar en el mundo»,* dijo. *«Uno de mis compañeros de cuarto en la universidad me habló sobre los psicodélicos y cómo lo habían ayudado. Comencé a microdosificar. Lo primero que noté fue que la voz centrada en la negatividad de repente ya no dominaba mi pensamiento. ¡Era la primera vez que experimentaba algo así!*

Una amiga de una amiga: La hija de una amiga de una amiga me pidió si podía hablar conmigo. Sabía que trabajaba con personas que luchan con el TLP y quería saber mi opinión sobre los psicodélicos, y compartió la siguiente experiencia:

«Principalmente, lucho con no gustarme mucho a mí misma. Siento que soy una carga muy grande para otras personas. La terapia ha ayudado, pero no mucho con esto y ninguno de mis medicamentos me ayudó. Un amigo en la universidad me habló de los hongos. No consumo drogas; quiero decir, drogas no recetadas, pero la experiencia de mi amigo parecía increíble. Aquí está mi experiencia:

Antes de la microdosificación: *«Antes de la microdosificación de hongos, me sentía muy apegada a mi propio ego y emociones dentro de mi experiencia humana. Creo que tenemos un alma que puede viajar a lo largo de vidas, y un cuerpo físico que aparece en la forma de quienes somos actualmente. A menudo siento que debido a mi TLP, mi alma y mi yo físico humano están constantemente en desacuerdo. Mis deseos más profundos de amar a otros y ser amada de una manera que se siente liberadora, entran en conflicto con las reacciones extremas de mi cuerpo a ciertos desencadenantes o incluso estímulos. Mi cuerpo queda completamente controlado por mis pensamientos humanos muy intensos. Se siente como si alguien más hubiera tomado el control de mi cerebro y yo solo estoy en el asiento trasero, viendo a esta otra persona destruir mi sentido de identidad y mi vida, y no me siento muy bien conmigo.*

Después de la microdosificación: *«La microdosificación expande mi conciencia, lo que a su vez abre mi corazón. Cuando consumo hongos, tengo una sensación de separarme de mi propio cuerpo, donde siento que me puedo ver desde una perspectiva de pájaro, sin juzgar. Esta percepción de mí misma desde una «perspectiva de pájaro» no es crítica ni dura, es racional, más sabia. Me permite observar conscientemente ciertos patrones dentro de mi vida que son poco* *saludables o autodestructivos, sin estar tan profundamente apegada a mis propias emociones negativas. Siento un nivel de desapego que experimento mientras microdosifico, una mayor distancia entre mí persona y mi ego. Esta conciencia expandida y percepción hace que mi corazón se sienta más abierto; más abierto a sentir profundamente, ya sea que la emoción sea alegre o dolorosa. Y la apertura de mi corazón con el tiempo crea más satisfacción, porque soy capaz de aceptarme a mí misma y a los demás a pesar de cualquier defecto que haya.*

«Fue solo con el uso de psicodélicos que pude abrirme a la idea de que podría valer la pena».

Notas de Advertencia e Investigación

NOTAS DE ADVERTENCIA: En el momento de escribir esto, no existe una medicación ni un psicodélico que trate el autoodio. No existe una dosis específica, ni una recomendación respecto al nivel de psicodélico que podría ser útil para el autodesprecio. No respaldo ni rechazo el uso de psicodélicos e incluyo esta sección porque existen datos que podrían respaldar su uso. Debido al sufrimiento implacable causado por el autoodio, que lleva a quienes luchan con él a contemplar seriamente el suicidio, y a veces a actuar en consecuencia, la investigación sobre psicodélicos y su papel en el tratamiento del autodesprecio se debe considerar seriamente. Cada vez más terapeutas comienzan la capacitación en psicoterapia asistida por psicodélicos, y esto podría ofrecer una opción más inmediata, junto con la terapia de conversación, como una posible idea alternativa.

OTRA ADVERTENCIA: Si tienes trastorno bipolar, debes saber que algunos psicodélicos son activadores, por lo que existe la posibilidad de que su uso pueda desencadenar un episodio maníaco. En una encuesta con 541 personas con trastorno bipolar (Morton et al. 2023), un tercio de los encuestados describieron nuevos síntomas o un aumento de síntomas después de la administración de psilocibina, y principalmente presentaron síntomas maníacos, dificultad para dormir y ansiedad. En el estudio, encontraron que los efectos secundarios eran de tal preocupación que necesitaron usar el departamento de emergencias (menos del 4 %), y que todos los encuestados, incluso aquellos que experimentaron efectos secundarios negativos, dijeron que el uso de psilocibina fue más útil que dañino.

Con los dos relatos antes mencionados de cambios dramáticos en la autoconstrucción, decidí investigar un poco cómo podrían posiblemente reducir el autoodio. El terapeuta y la hija de la amiga de una amiga parecían que habían descubierto algo.

Investigación: Justificación del Caso

Estas son las razones para considerar los psicodélicos basado en nuestra comprensión actual del funcionamiento cerebral. En esta sección se incluye mucha evidencia científica y anatomía cerebral y leerla ayudará a entender por qué los psicodélicos pueden funcionar.

La corteza prefrontal (CPF): La CPF se considera tu «centro de personalidad» y es la parte del cerebro que te hace ser quien eres. La CPF es donde procesas la información momento a momento de tu entorno, comparas la información del momento presente con experiencias pasadas, lo que a su vez te hace reaccionar de alguna manera. La CPF también es la parte del cerebro que te permite tomar decisiones y planificar para el futuro.

La red por defecto (RPD): La RPD es una red que conecta diferentes partes del cerebro, incluida la CPF y generalmente está activa cuando no te enfocas en el mundo exterior, lo que significa que está activa cuando sueñas despierto, reflexionas, piensas en ti o en los demás. Resulta que en personas con depresión, ansiedad, trastorno de estrés postraumático, trastorno por déficit de atención con hiperactividad, esquizofrenia y trastorno obsesivo-compulsivo, su RPD no funciona como debería (Gattuso et al. 2023). También resulta que en personas con condiciones como la depresión, cuando se enfocan en imágenes negativas, su RPD se activa más y se mantiene enfocada en la negatividad en comparación con personas sin depresión (Sheline et al. 2009).

Al observar la actividad de la RPD en personas con TLP, los investigadores encontraron una interrupción en la RPD que lleva a dificultades en la

Ideas de Tratamientos Alternativos

regulación emocional y el procesamiento de su sentido de sí mismos (Amiri et al. 2023). Los autores propusieron que la psicoterapia puede funcionar al corregir las conexiones de la RPD, y que esta corrección está asociada con cambios positivos en los síntomas emocionales del TLP.

Síntesis de Todo lo Expuesto

Psicodélicos y la RPD: Debido a que la divagación mental negativa y el pensamiento autorreferencial negativo están tan activos en condiciones como la depresión y el TLP, cualquier cosa que pueda reducir esta actividad negativa en la RPD podría ser útil para reducir la experiencia negativa del yo. Parece que los psicodélicos hacen precisamente eso. La microdosificación de psicodélicos como la psilocibina (microdosificación se refiere a tomar dosis por debajo de la cantidad en la que alucinarías) ha demostrado reducir la divagación mental, y esto se correlaciona con una reducción en la actividad de la RPD. Los usuarios de drogas psicodélicas a menudo informan que tienen un sentido de ser un «yo» que es diferente del resto del mundo, y que esa separación parece evaporarse o disolverse por completo. El punto es que si estás atrapado en una experiencia cerebral que es «yo», «yo», «yo», todo el tiempo, y si el «yo» va acompañado de declaraciones como «no me gusto», «me odio», o «soy culpable de todo», entonces al romper la centralidad del «yo» negativo ves que eres más que un concepto y comienzas a verte a ti mismo como mucho más que una persona horrible.

Reflexiones Adicionales

Le pedí a la persona que me contara más sobre su experiencia y continuó: *«No es una especie de epifanía. Todavía tengo la voz que me dice que soy una persona terrible. Simplemente ya no domina, e incluso cuando persiste, no lo creo como solía hacerlo. Si quisiera ir por el camino trillado del autodesprecio, podría hacerlo fácilmente. A veces, incluso me detendré en ese pensamiento por unos minutos, solo para darme cuenta de cuánto ha cambiado. Lo que ha cambiado es que ya no controla toda mi experiencia y que ya no tolero comportamientos abusivos de los demás. En el pasado, creía que merecía el abuso como castigo, pero eso ya no es así. Lo único importante es que si dejo de microdosificar, la voz regresa más fuerte y más fuerte. Intenté dejarlo una vez, pero después de unas semanas volví a estar en el punto de partida con el autodesprecio, así que tal vez sería mejor hacerlo con terapia. Algunas personas, bueno mis padres, me dicen que no debería necesitarlo todo el tiempo. Pero mi papá toma antidepresivos todos los días, y mi mamá toma pastillas para la ansiedad todo el tiempo. No veo que eso les ayude tanto como la microdosificación me ayuda a mí. Y hay algo más. Estoy haciendo amigos otra vez. Me preguntaba por qué no tenía amigos, pero todo lo que solía hacer era quejarme a la gente de cuánto apestaba y cuánto apestaba mi vida. Dejé de hacer eso y ahora a la gente realmente le gusto. Cuando esa voz negativa de autodesprecio se calmó, vi que la forma en que la gente veía valor en mí era real. Dejé de dudar de que tengo valor, y la microdosificación me ayudó de maneras que ningún otro medicamento o terapia lo había hecho. Definitivamente siento que tal vez podría usar algunas habilidades que podrían ayudar en caso de que ya no funcione. Antes no habría creído que podría hacer algo como la autocompasión, pero ahora estoy abierta a ello».*

Palabras sabias sin duda; sin embargo, quiero reiterar la precaución de que no hay un estudio de investigación a largo plazo sobre la medicación psicodélica para el autodesprecio. Tomar un medicamento que podría causar efectos psicodélicos podría empeorar ciertas condiciones de salud mental, y muchos alucinógenos no regulados están mezclados con otras drogas. Recuerden también que no todos responderán de la misma manera, y por lo tanto, si es una consideración, ahora existen Proveedores de Terapia Asistida por Psicodélicos (PATP) que están capacitados en la administración de estas sustancias.

Mejora tu Variabilidad de la Frecuencia Cardíaca (VFC)

La razón por la que incluyo la variabilidad de la frecuencia cardíaca (VFC) es que muchas de las condiciones relacionadas con el autoodio son aquellas donde las personas tienen baja VFC. Además, la investigación muestra que a medida que la VFC mejora, los síntomas de angustia psiquiátrica se reducen. En teoría, si una persona siente menos síntomas de su trastorno, su autodesprecio se reducirá. No existe investigación que lo demuestre; sin embargo, la investigación sobre la VFC y la salud mental es convincente.

La VFC es una medida de la fluctuación en el tiempo entre los latidos del corazón. Resulta que este período de tiempo no es exactamente el mismo entre latidos; sin embargo, estas fluctuaciones no son algo que puedas medir tomando tu pulso. En cambio, necesitas un dispositivo como una máquina de electrocardiograma (ECG). Lo interesante es que una VFC anormal puede indicar problemas de salud actuales o futuros, incluidos problemas cardíacos y problemas de salud mental como ansiedad, depresión, trastorno de estrés postraumático (TEPT) y trastorno límite de la personalidad (TLP).

En resumen: Tu corazón late constantemente y necesita hacerlo para mantenerte vivo. La velocidad a la que late depende de lo que estés haciendo en ese momento. Cuando estás descansando, tu ritmo cardíaco es más lento, y cuando estás activo, estresado o con muchas emociones, late más rápido. La VFC no trata sobre tu ritmo cardíaco. En cambio, la VFC es el tiempo entre los latidos del corazón.

Para explicarlo de otra manera, imagina que estás conduciendo por un camino y hay 60 postes de teléfono a lo largo del camino. Supongamos que están espaciados a 50 pies de distancia. En este caso, la variación entre postes es muy baja, lo que significa que están todos a 50 pies de distancia. Ahora, imagina que en otro camino con 60 postes, están espaciados de manera diferente. Algunos a 20 pies de distancia, otros a 30, y otros a 60 pies de distancia. La variación sería alta. Así que, aunque ambos caminos tienen 60 postes, la variabilidad sería diferente. Dos personas pueden tener el mismo número de latidos por minuto, una con baja variabilidad y otra con alta variabilidad.

Tu corazón no sabe automáticamente cuándo aumentar la velocidad o cuándo mantenerse en reposo. Depende de la información del exterior. Tu corazón no sabe que un león persiguiéndote significa que necesitas aumentar tu ritmo cardíaco. Tu corazón depende de la información de una parte de tu sistema nervioso conocida como el sistema nervioso autónomo. Tus sentidos, es decir, tu vista, oído, olfato, gusto y tacto reciben información y la envían a tu cerebro. Tu cerebro luego toma una decisión sobre la situación y después envía una señal directamente a tu corazón, diciéndole que necesita acelerarse y trabajar más duro, en una situación donde estás en peligro o haciendo ejercicio. En el caso del león que te ataca, tu vista captaría que el león venía hacia ti y escucharías su gruñido. Esa información se convertiría rápidamente en una señal química, enviada a lo largo del sistema nervioso autónomo, y le diría a tu corazón que latiera más rápido.

Ahora, tu sistema nervioso autónomo está trabajando todo el tiempo, incluso cuando duermes. Se divide en dos partes principales: el sistema nervioso simpático y el sistema nervioso parasimpático.

El **sistema nervioso simpático** es de donde nace la llamada respuesta de «luchar o huir». En situaciones de emergencia, controla el aumento de la frecuencia cardíaca y la presión arterial para preparar tu cuerpo para actuar. En el caso del león que ataca, te prepara para correr hacia el árbol más cercano, o si no hay un árbol, para enfrentarte a él y luchar.

El **sistema nervioso parasimpático** es el contrapeso del sistema nervioso simpático y está a cargo de la respuesta de relajación, especialmente después de haber estado en una situación de lucha o huida. Controla la disminución de tu frecuencia cardíaca y presión arterial, así como otras funciones corporales, en particular cuando necesitas relajarte. Entonces, una vez que te hubieran rescatado del león, tu sistema nervioso parasimpático entraría en acción y te diría que el peligro ha pasado y que puedes relajarte.

Entonces, tienes un conjunto de nervios diciéndole a tu corazón que lata más rápido bajo ciertas circunstancias, y otro conjunto de nervios diciéndole que se ralentice. Aquí es donde entra la VFC. En personas que están mental y físicamente sanas, su corazón se acelera cuando tiene que hacerlo, y se ralentiza cuando necesita hacerlo. En personas con ciertos trastornos de salud mental, el cerebro está constantemente enviando señales al corazón de que algo está mal, incluso cuando no lo está.

Esto significa que, para las personas sanas, la diferencia en el ritmo cardíaco entre situaciones de lucha-huida y estados de calma es alta. El corazón puede cambiar rápidamente a lo que la situación necesita. Para las personas con ciertos trastornos de salud mental, sus cerebros envían señales al corazón de que todo es una amenaza y peligroso, por lo que, cuando están en una situación real de lucha-huida, su ritmo cardíaco es alto. Pero

Ideas de Tratamientos Alternativos

desafortunadamente, incluso cuando están en una situación supuestamente calmada y no peligrosa, su cerebro continúa enviando señales de peligro, y por lo tanto su ritmo cardíaco se mantiene alto. Esto significa que hay muy poca variación entre los estados de peligro y los estados de calma y, por lo tanto, su VFC es baja.

Además de ciertos problemas cardíacos y de salud mental, el envejecimiento también es algo que causa una disminución en la VFC. De hecho, la VFC disminuye significativamente a medida que las personas envejecen. En personas de 20 a 25 años, el rango promedio de VFC es de 55 a 105, mientras que en personas de 60 a 65 años, el promedio es de 25 a 45.

Otro motivo de preocupación: Múltiples estudios han demostrado que una VFC baja está asociada con una menor expectativa de vida, el riesgo de obesidad, enfermedades cardíacas, inflamación y una respuesta inmune más baja a los virus.

CONCLUSIÓN: Tener una VFC alta es bueno, pero si tienes una baja, es mejor que la modifiques.

VFC y Trastornos de Salud Mental

VFC y TEPT: Muchas personas que leen este libro habrán sido diagnosticadas con TEPT. El TEPT es un diagnóstico psiquiátrico que puede desarrollarse en algunas personas que han experimentado o presenciado un evento traumático. Según el DSM (APA 2022): «La persona estuvo expuesta a: muerte, amenaza de muerte, lesión grave real o amenaza, o violencia sexual real o amenaza, como se detalla a continuación: Exposición directa. Presenciar el trauma. Enterarse de que el trauma le sucedió a un pariente cercano o amigo cercano».

Se ha demostrado que la VFC es más baja en personas con TEPT en un estudio que midió la VFC en tres grupos diferentes (Hauschildt et al. 2011): El primer grupo eran personas que habían experimentado trauma, que luego desarrollaron TEPT, el segundo era un grupo que había experimentado trauma que no había desarrollado TEPT, y el tercero era un grupo de control, es decir, un grupo de personas que nunca habían experimentado trauma, y por lo tanto no habían desarrollado TEPT. Los investigadores encontraron que las personas con TEPT tenían una VFC más baja que el grupo de control. Recuerda, una VFC baja es poco saludable. Curiosamente, el grupo que había experimentado trauma, pero que no había desarrollado TEPT no tenía una VFC más baja.

Lo importante es saber que los estudios han demostrado que a medida que las personas mejoran del TEPT, su VFC también mejora. Por ejemplo, en un estudio de veteranos con TEPT, los participantes se asignaron aleatoriamente para recibir biofeedback de VFC junto con el tratamiento habitual (TAU) o únicamente el TAU (Tan et al. 2011). Con los resultados se demostró que el biofeedback de VFC aumentó significativamente la VFC mientras que sus síntomas de TEPT se redujeron. Para las personas que recibieron tratamiento no especializado, o TAU, no hubo un efecto significativo ni en la VFC ni en la reducción de síntomas.

VFC y TLP: Similar al TEPT, los estudios han demostrado que las personas con TLP también tienen una VFC más baja (Back et al. 2022). En un estudio sobre el TLP y la VFC (Weise et al. 2020), los investigadores demostraron que los adolescentes con TLP que tenían una VFC más alta al inicio del tratamiento DBT, tuvieron mejores resultados en términos de reducción de síntomas que aquellos con una VFC más baja al inicio del tratamiento. Además, a medida que los pacientes mejoraron, su VFC mejoró.

CONCLUSIÓN: Una VFC baja está asociada con síntomas de TEPT y TLP, y a medida que una persona mejora del TEPT y el TLP, su VFC mejora. La otra cara de esto es que mejorar la VFC reduce los síntomas de TEPT y TLP. Puede que encuentres esto interesante, pero ¿qué tiene que ver todo esto con el autoodio? ¡Sigue leyendo!

Investigación Sobre la Mejora de tu VFC

Autocompasión y VFC

Anteriormente revisamos la práctica de la autocompasión. En un estudio (Kim et al. 2020) se analizó las respuestas de los participantes cuando enfrentaban decepciones como el rechazo o el fracaso. Examinaron la forma en que los participantes enfrentaron la decepción y se centraron en si usaron la autocrítica o la autorreafirmación para autorregularse. Los

Ideas de Tratamientos Alternativos

investigadores también observaron la VFC de los participantes. Encontraron que aquellos que practicaron la autocompasión tuvieron un aumento en la VFC. También encontraron que las personas que comenzaron el ensayo con una VFC en reposo más baja, y practicaron la autocompasión obtuvieron aún más beneficios medidos por una VFC aún más alta y un aumento en la autocompasión. Si estás dispuesto a practicar la autocompasión para mejorar tu VFC, aquí están los pasos:

Paso 1: Sé honesto contigo y reconoce que estás sufriendo.

Reconoce que tu posición predeterminada es una de autoodio y que te causa sufrimiento. Y probablemente, cuando sufres, es comprensible que no quieras analizarlo y sentir el dolor del sufrimiento. Es posible que estés recurriendo a estrategias para escapar o evitar situaciones que ayudan a corto plazo, pero que a largo plazo te causan más sufrimiento, comportamientos como el autodaño, las drogas, el alcohol y las relaciones peligrosas.

EJERCICIO A: ¿Qué estrategias utilizo para no enfrentar el sentimiento de autoodio?

____

____

____

____

____

EJERCICIO B: Identifica a alguien a quien amas. (NOMBRE). Ahora imagina que te pide ayuda con el sufrimiento emocional. ¿Recomendarías tus estrategias del Ejercicio A como una forma de lidiar con su dolor? S/N

Imagina que sugieres autodaño, drogas, alcohol o un comportamiento sexual peligroso. ¿Sería esta una respuesta empática para darles?

EJERCICIO C: ¿Qué le dirías a tu ser querido (NOMBRE) si estuviera sufriendo? ¿Qué palabras usarías?

____

____

____

Ahora reemplaza su nombre por el tuyo.

Paso 2: Sé amable, recuerda que eres fundamentalmente amable, incluso si no lo crees realmente.

Muchas personas con autoodio no creen que esto cambiará. Practicar creer que son amables puede parecer una tarea imposible. Y sin embargo, muchas personas con autoodio sí creen que pueden actuar con amabilidad hacia los demás; y por lo tanto, tienen amabilidad dentro de ellos.

EJERCICIO A: Identifica todas tus declaraciones autocríticas.

____

____

____

EJERCICIO B: Tienes que estar para ti mismo de la manera empática que estarías para alguien que te importa. Reemplaza las declaraciones amables que usarías para otras personas con declaraciones amables para ti mismo. Por ejemplo, si se equivocaron, ¿qué dirías? ¿Dirías, «Estoy aquí para ti?» O dirías, «Te equivocaste, eres una persona terrible?» Reemplaza tus declaraciones autocríticas con declaraciones amables, o al menos más amables.

EJERCICIO C: No te compares con los demás. Algunas personas con autoodio se comparan con otros que parecen estar peor. Tal vez otros tienen mucho menos dinero, un trabajo peor, una pareja abusiva. ¿Haces declaraciones como «No debería sentirme de esta manera porque, (NOMBRE) está peor»? Recuerda que no conoces las vidas de los demás y la única persona con la que deberías compararte es contigo. Si estás trabajando en el autoodio, reconoce que lo estás haciendo hoy. «Hoy, estoy trabajando más duro para ser más amable conmigo. Eso es diferente de ayer cuando no quería ser amable conmigo».

Respiración y VFC

Como he mencionado a lo largo del libro, muchas personas con autoodio encuentran que la práctica de la autocompasión es difícil, si no imposible, de hacer. Anteriormente en el libro cubrí algunos de los comentarios de los pacientes que me dijeron por qué era tan difícil. Si tienes dificultad para practicar los ejercicios de autocompasión anteriores, se ha demostrado (Russell et al. 2017) que existen muchas otras maneras de mejorar la VFC. Una de las formas es a través de la respiración y un ejercicio específico es ralentizar la velocidad a la que respiras. Los investigadores demostraron que una respiración lenta y controlada durante tan solo seis minutos al día puede mejorar tu VFC.

EJERCICIO

Una forma efectiva de practicar esto es inhalar lentamente durante cinco o seis segundos, luego mantener la respiración durante cuatro segundos, y luego exhalar lentamente durante siete u ocho segundos. El objetivo es respirar profundamente, hacia tu abdomen, y luego exhalar por los labios fruncidos. Si haces este ejercicio de respiración, estarás respirando a un ritmo de cuatro a cinco respiraciones por minuto.

Ejercicio Equilibrado y VFC

El ejercicio regular tiene muchos beneficios para la salud física y mental, y muchos de los lectores de este libro habrán oído que necesitan hacer ejercicio. El ejercicio tiene el beneficio adicional de mejorar tu VFC. En un estudio que examinó el papel del ejercicio y la relación entre la VFC, el estrés agudo y la capacidad de ponerse en el lugar de otros en mujeres jóvenes (Kähkönen et al. 2021), los investigadores encontraron que una VFC baja se relacionaba con una mayor dificultad para ponerse en el lugar de los demás. También encontraron que aquellos que hacían ejercicio regularmente tenían una VFC más alta y podían ponerse en el lugar del otro con mayor facilidad incluso en situaciones estresantes. Sus hallazgos sugirieron un vínculo estrecho entre la regulación del estrés fisiológico y la cognición social, y que el ejercicio mejoró la VFC, redujo el estrés y mejoró la cognición social.

Recuerdos Agradables y VFC

En un estudio (Gadeikis et al. 2017) donde los investigadores observaron qué sucedía con la VFC cuando las personas se concentraban en recuerdos o pensamientos agradables (los que inducían estados de ánimo positivos) versus recuerdos negativos (los que inducían estados de ánimo negativos), encontraron que recordar recuerdos positivos llevaba a una mejora en la VFC, mientras que recordar recuerdos negativos llevaba a una reducción en la VFC. Un estudio similar (Kop et al. 2011) donde los investigadores examinaron el impacto de inducir estados de ánimo positivos versus estados de ánimo negativos encontró que la VFC mejoró durante la inducción de estados de ánimo positivos. Encuentro estos artículos para validar mi propia experiencia. Un ejercicio que he hecho con algunos pacientes es pedirles que creen un álbum físico o virtual con fotos de eventos pasados que los hicieron felices y luego llevar el álbum a la sesión. El objetivo aquí no es rechazar, negar u olvidar las cosas negativas que te han sucedido, sino centrarse también en recuerdos positivos como una forma de recordar también viviste situaciones maravillosas en tu vida.

EJERCICIO

Encuentra las fotos que han capturado los momentos alegres en tu vida. Convierte estos en un álbum alegre de recuerdos positivos. Revisa tu álbum cuando te sientas decaído.

Ideas de Tratamientos Alternativos

Desensibilización y Reprocesamiento por Movimientos Oculares (EMDR)

«Tienes un crítico interno, un impulso interno que dice, «OK, puedes hacer más». Tal vez eso es lo que te mantiene en marcha. Tal vez es un demonio. . . . Algunas personas dicen, «Es una musa». ¡No, no es una musa! ¡Es un demonio! ¡HAZLO, MALDITO BASTARDO!! ¡JAJAJAJAJAJA!!! ¡EL PEQUEÑO DEMONIO!!».

—Robin Williams

La Desensibilización y Reprocesamiento por Movimientos Oculares (EMDR) es un tipo de psicoterapia utilizada en personas con trauma, ansiedad y otros trastornos de salud mental. Involucra recordar un evento estresante y «reprogramar» la memoria usando movimientos oculares rápidos. El objetivo es cambiar la forma en que la memoria se almacena en el cerebro, lo que a su vez reduce o incluso elimina recuerdos traumáticos.

La teoría de EMDR establece que cuando estás traumatizado, tu cerebro almacena los recuerdos del trauma de una manera que no te permite aceptar el mensaje de que el peligro ha pasado. Te dice que el peligro continúa presente y que esto luego lleva a tener creencias y cogniciones negativas sobre ti mismo. Estas creencias básicas tienen tres características; son: negativas, irracionales y autorreferenciales. Por ejemplo, el niño que cree «Hice algo mal», puede luego comenzar a creer «Soy una mala persona», y este pensamiento puede quedar profundamente incorporado en su estructura de personalidad, y cuanto más se incorpora, más difícil es cambiarlo. Muchas personas que experimentan este tipo de trauma terminan con un autoodio duradero.

Si crees que nadie te ama, que ni siquiera tus padres te amaron, que te rechazaron, podrías llegar a la creencia de que eres una carga y que nunca debiste haber nacido en primer lugar. Luego, más tarde en la vida, incluso si tienes experiencias amables o amorosas, en lugar de verlas como amorosas, la experiencia se conecta con tus experiencias y recuerdos de trauma tempranos y termina reforzando tus creencias negativas, una y otra vez. Por ejemplo, si experimentaste un trauma emocional o sexual cuando eras niño, tu cuerpo desarrolla reacciones físicas al trauma que pueden llevar a un sentido duradero de autodesprecio y a verte a ti mismo como culpable de lo que sucedió. Luego, cuando hay un momento íntimo futuro de ternura y compasión, en lugar de verlo como amoroso, tus sensaciones corporales relacionadas con el trauma te recuerdan el maltrato, y luego te repugnan cualquier muestra genuina de afecto físico.

Son estas cogniciones donde el EMDR puede ayudar. Durante el EMDR prestas atención, durante breves períodos de tiempo, a material emocionalmente difícil mientras te enfocas en un objeto externo. El enfoque externo más conocido es mover los ojos de un lado a otro siguiendo algo que el terapeuta está sosteniendo, pero los terapeutas también usan golpeteo de manos o estimulación auditiva. La tarea es enfocarse en la memoria dolorosa y luego identificar las creencias que tienes sobre ti mismo que fueron causadas y conectadas a esa memoria dolorosa, a menudo negativa. Como ejemplo, supongamos que de niño te castigaban con frecuencia por tener arrebatos emocionales, y esto luego te llevó a creer que eres una mala persona y una carga para tu familia.

Durante la sesión de EMDR, formularías una creencia positiva que te gustaría tener sobre ti mismo; por ejemplo, «Soy una persona compasiva y amable». Identificarías todas las experiencias físicas y emocionales asociadas con la memoria y luego, repetirías la memoria una y otra vez, mientras te enfocas en el objeto externo, hasta el punto en que la memoria ya no es perturbadora. El terapeuta luego te instruye para que reemplaces la creencia negativa con la nueva creencia positiva. La teoría detrás de la eficacia del EMDR es que al mover tu atención de lado a lado, evitas la parte del cerebro que se ha quedado atrapada con la creencia negativa que fue causada por el trauma. Con el tiempo, comienzas a procesar la memoria de una manera que lleva a una experiencia más pacífica y al hacerlo, las creencias negativas arraigadas comienzan a cambiar. Usando el ejemplo anterior donde te castigaron por ser sensible, a través del proceso de EMDR te das cuenta de que no eras culpable de lo que sucedió, que ahora estás seguro en el mundo, que el castigo fue una cosa del pasado, y que tienes el control de tu experiencia.

Ideas de Tratamientos Alternativos

Existen dos puntos interesantes e importantes a considerar. Por un lado, muchos ensayos de EMDR excluyen a personas que son suicidas y han hecho un intento de suicidio en los últimos seis meses, y debido a que las personas con autoodio central pueden presentar una ideación suicida significativa, algunos profesionales podrían determinar que no son candidatos para el tratamiento. Por otro lado, un estudio que examinó el EMDR en 97 personas con trastornos de personalidad y sin TEPT (Hafkemeijer et al. 2020), los investigadores encontraron que, después de tres meses, en comparación con los pacientes que no recibieron EMDR, los que hicieron la terapia EMDR mostraron mejoras significativas y persistentes, por lo que el EMDR puede ser un enfoque terapéutico eficaz.

Si la terapia EMDR te parece interesante, visita los sitios web como https://www.emdria.org/find-an-emdr-therapist/ en donde encontrarás listas de personas que practican EMDR.

En el panorama en evolución del tratamiento de la salud mental, se están convirtiendo nuevas aplicaciones científicas en medidas terapéuticas que podrían ayudar a las personas que luchan con el autodesprecio. Algunas pueden ayudar a mejorar el estado de ánimo al ofrecer un camino potencial para interrumpir patrones de pensamiento negativos. Otras mejoran el malestar emocional y reducen el pensamiento negativo, y ayudan a las personas a replantear su autopercepción. Estas terapias innovadoras son ideas nuevas, que parecen ser enfoques más holísticos para tratar el autodesprecio al abordar tanto los aspectos psicológicos como fisiológicos de la salud mental. A medida que la investigación continúa expandiéndose, integrar estos métodos en otros protocolos de tratamiento podría ofrecer una nueva esperanza para quienes buscan superar construcciones negativas profundamente incorporadas de sí mismo, incluido el autoodio. En el próximo capítulo, revisaremos la experiencia de personas que han logrado superar o han reconocido la inestabilidad de la certeza del autoodio como núcleo central de su identidad.

Parte 5

La Búsqueda de la Esperanza y los Límites de la Tecnología

Capítulo 16

El Comienzo de la Esperanza

«Cualquier persona capaz de enfadarte tiene el poder sobre ti; solo te puede enfadar cuando tú dejas que te afecte».

—Epicteto, filósofo estoico nacido en la esclavitud

No habría iniciado este viaje lleno de sueños si no fuera por las inspiradoras historias de esperanza de quienes han desafiado la falsa narrativa del odio hacia uno mismo. Este camino, fuera del odio hacia uno mismo, no es fácil ni reconfortante. Es difícil, pero al final, vale la pena. En este capítulo comparto algunos relatos del viaje para salir del infierno del odio hacia uno mismo. Estos relatos reflejan la esperanza en medio de muchas luchas y demuestran que las situaciones que parecen no tener solución realmente pueden cambiar. A continuación encontrarás algunas reflexiones:

Pertenezco

«Intentaba satisfacer algunas necesidades muy profundas y desesperadas. Aunque no me consideraba una persona agresiva, creía que me estaba convirtiendo en las historias que me contaban, las agregaba a mis páginas y las consultaba para futuros episodios de autodesprecio. Eso se convirtió en evidencia de cuánto me odiaba a mí mismo. A mucha gente no le he gustado. Tanta gente me ha odiado, y aquí está la razón. Muchas personas me han hecho sentir insignificante, así que debo serlo. Muchos me han arrebatado la voz, alimentando mi silencio. Mi diagnóstico y sus síntomas son una evidencia nueva porque

antes no tenía palabras para describirlos. Mi enfermedad no siempre había estado presente. Ahora que sí lo estaba y que tenía un diagnóstico y una historia falsa a los que podía aferrarme, tenía aún más con qué trabajar.

«Las personas vulnerables toman las palabras hirientes al pie de la letra. No cuestionan lo que no tiene sentido, al menos no en voz alta. Se convierten en cosas que nunca fueron. Adquieren deseos que, en teoría, aliviarían a otros de sus defectos e insuficiencias. Si me decían que estaba atacando o que solo mostraba mis síntomas, me lo creía. Cumplía su profecía porque yo también me odiaba. Yo también solo veía una enfermedad y no lograba ver a un ser humano. Detrás de puertas cerradas hablaban de la supuesta profecía autocumplida que representa el TLP. Me pides que sea diferente y que me recupere de mi enfermedad de forma voluntaria, pero tu propuesta de encontrarnos a mitad de camino implicaba recrear mi entorno infantil dañino, que fue la causa de esa enfermedad. Muchas ironías y ahora vivo para ellas. Ahora puedo ver con claridad y esto es lo que veo: nunca realmente me odié a mí mismo. Odiaba las historias que me contaban. Dios, realmente odiaba las historias que me contaban.

«Sin embargo, todavía creo que una parte de ese párrafo es cierta: nunca sentí que este fuera mi lugar. Lo admito; tenía razón en más de una cosa. Nunca iban a escucharme, esa era la única verdad, aunque quizás mi perspectiva no era la correcta. Mis palabras serían malinterpretadas y manipuladas, se usarían en mi contra y cuando eso pasara, lo mejor sería irse. No te quedarías esperando un milagro en el que un día ellos te escuchen. Crees que puedes decir todo lo que sientes, todo lo que tenías guardado, y que esta vez, todo será diferente. Ahora lo entienden. Pero no: en cuanto te hieren por abrirte y decir lo que sientes, vuelves a cerrarte. Nunca me entendieron y, desde hace tiempo, habían decidido no hacerlo. Así como otros escribieron mi historia por mí, yo también esperaba que la gente y las circunstancias cumplieran con mis expectativas. Cuando no lo lograban, no pensaba

que no fueran para mí. Prefería dar oportunidades sin merecerlas, con la confianza de que algún día las personas fueran tan buenas como pensaba que deberían ser en mi cabeza. Los veía por lo que eran, pero deseaba desesperadamente que fueran diferentes, que fueran mejores. Por eso, esperaba que crecieran como personas en lugar de invertir en mi crecimiento, y siempre terminaba decepcionado. Con una visión distorsionada, me repetía que no pertenecía aquí. No veía la pertenencia como algo que podría aprender a no valorar demasiado. No entendía que sentirse diferente podía ser una ventaja. He aprendido a valorar muchas cosas que antes odiaba de mí, e incluso ahora las quiero.

«Esta noche, voy a escribir una nota que guardaré en mi mente. Le agradeceré su sabiduría porque esta noche aprenderé. Nunca te odiaste a ti mismo; solo odiaste las historias que te contaron y en esas historias te convertiste. Al convertirme, también creí y al creer, aprendí a odiar. Oh, ahora mis palabras sí importan. Pensé que ese día nunca llegaría».

Decisiones

«Todos los días, tomo decisiones. Por supuesto, no elegí las cosas que me sucedieron, pero aprendí a elegir cómo reaccionar. De hecho, elegir es la única opción real que tengo. Elegir cómo reaccionar: MI DECISIÓN.

«Aunque las personas que debían amarme me han herido y por las decisiones que tomaron, me han causado dolor, puedo dejarlo en el pasado. Elegir dejarlo en el pasado: MI DECISIÓN.

«Y luego apareció la marihuana. Me ayudaba a alejarme del sufrimiento al apagar mis sentidos. Claro, estar bajo sus efectos todo el tiempo afectaba mis relaciones y mi trabajo. Elegir dejar de destruirme: MI DECISIÓN.

«Sentía vergüenza por cómo actuaba, pero durante mucho tiempo continué actuando igual, a pesar de saber que iba en contra de mis valores y me hacía sentir peor. No hice nada para

El Comienzo de la Esperanza

modificar mi conducta y evitaba pensar en mi responsabilidad o en mis sentimientos respecto a mis acciones. Elegir analizar esto en terapia: MI DECISIÓN.

«Hoy estoy en el camino de superar el odio que aprendí a tener hacia mí, y eso ¡es UNA DECISIÓN!»

Estoy Bien

«El acoso por parte de las chicas malas comenzó cuando estaba en quinto grado. En ese momento no sabía que eran malas, solo que sus palabras y acciones eran muy hirientes. Mis padres se estaban divorciando, y mi hermano mayor estaba en la escuela secundaria, realmente no lo conocía bien. Tenía amigos, pero todos pensaban que era rara y, honestamente, si ser raro significa ser diferente, entonces era rara. Cuando veía mariposas, solía bailar con ellas; cuando veía ardillas, les hablaba y les deseaba un día maravilloso. Los otros niños se reían y decían que era rara. Yo también pensaba así, un poco, pero eso no es acoso. Me molestaban por usar ropa muy grande. Era más pesada que las demás chicas de mi clase y, después de ver un documental sobre animales africanos, los niños me llamaban «hipopótamo». Todo empeoró con la pubertad temprana; mi cuerpo empezó a cambiar aún más. Había crecido más que en cualquier otro momento de mi vida.

«Para entonces, las chicas malas se volvieron realmente malas. Lo peor pasaba en el recreo y en el gimnasio. No podía seguir el ritmo de nadie y las chicas empezaron a decir que deberían tener una «carrera de hipopótamos». En el almuerzo, comentaban sobre todo lo que comía. «Los hipopótamos tienen bocas grandes», decían haciendo sonidos como gruñidos. A veces, incluso mis amigos miraban hacia otro lado. Nadie me defendía. Una vez, en clase, alguien me pasó una nota que decía que había una vacante para hipopótamos en nuestro zoológico.

«Todos los días después de la escuela, llegaba a casa y solo hacía mi tarea, pero por dentro lloraba. Vi a mi mamá llorar por

el divorcio, así que no le dije lo que había pasado en la escuela. Todavía tenía algunos amigos y eran geniales cuando venían a mi casa, pero en la escuela nunca se enfrentaban a las chicas malas. Me gusta pensar que habría hecho las cosas de manera diferente si yo hubiera estado en su lugar, pero ¿lo haría? Entonces, si tus amigos no te defienden, tus padres están demasiado distraídos y tu hermano mayor tiene su propia vida, ¿cómo te defiendes a ti mismo? Con el tiempo, no pude soportarlo más y le conté a mi mamá. Ella comenzó a llorar, pero creo que estaba llorando por sí misma. Me dijo que me sacarían de esa escuela y me pondrían en una privada. Me sentí tan aliviada, pero, para ser honesta, los apodos siguieron allí. No tan mal como en la escuela pública, pero aún escuchaba lo que la gente decía. Con mi peso y el acoso y el divorcio de mis padres, yo era el denominador común. Nadie más tenía la culpa. Claramente, era un ser humano terrible, y así me uní a ellos y comencé a odiarme a mí misma. Me empecé a decir todos los términos negativos que otros habían usado para referirse a mí. Hice el problema peor. Me empecé a provocar el vómito después de comer y a limitarme cada vez más en las comidas. Mi peso se desestabilizó por completo. De pronto ahora tenía un trastorno alimentario. Yo era el denominador común.

«Pero entonces me preguntaste cómo había aprendido a odiarme, y la pregunta me descolocó. ¿Había aprendido a odiarme? ¿Podría aprender a no hacerlo? ¿Había aprendido de todas estas experiencias terribles algo que nadie se molestó en corregir?

«Empecé a prestar atención a mi verdadero yo, a diferenciar mis sueños y aspiraciones actuales de mis experiencias de la infancia temprana. ¿Por qué me llevó tanto tiempo darme cuenta de que no estoy definida por las opiniones de los demás, especialmente de aquellos que nunca se preocuparon por mí? ¿Era posible para mí aprender que tengo valor y, tal vez, que soy digna de amor? ¿Incluso de mí misma? Pero ¿quién determina eso aparte de mí? Una vez que entendí todo esto, comencé a trabajar para derribar todos los pilares del odio que sentía hacia mí misma. Los

El Comienzo de la Esperanza

Estas son palabras poderosas, sin duda. Todas las historias compartidas a lo largo de este libro son un testimonio de la resiliencia y la esperanza de aquellos que, a través de un arduo trabajo, han enfrentado la dolorosa oscuridad del odio hacia uno mismo y han surgido con perspectivas renovadas. Con estas historias se refleja el dolor del autodesprecio y la transformación. Se demuestra que incluso las creencias negativas más profundas se pueden desafiar y cambiar. Nadie puede hacer esto de la noche a la mañana. Emprender el viaje del autodesprecio a la autocompasión no es una solución rápida. Requiere paciencia, persistencia y disposición para enfrentar creencias profundamente arraigadas.

A través de las diferentes experiencias de mis pacientes, ya sea al reescribir sus historias, al tomar decisiones conscientes o al aceptar una verdad más clara sobre su identidad, cada uno ha encontrado formas de derrumbar los pilares del odio hacia uno mismo y así construir una base sólida de respeto y aceptación.

El camino hacia la autocompasión será muy personal y transformador. Al utilizar las prácticas e ideas presentadas en este libro, darás los pasos necesarios para alejarte del odio hacia ti mismo y descubrir tu verdadero valor y la belleza que hay dentro de ti. Reconoce las pequeñas victorias; cada una cuenta. Celebra tu progreso; todo es movimiento en la dirección correcta. Cada acción de autoafirmación es una muestra de amabilidad hacia uno mismo y cada una importa. A veces, el camino será difícil, pero el destino vale cada paso. No estás solo y mereces el resultado.

Capítulo 17

La Opinión de la IA Sobre el Odio Hacia Uno Mismo

Mientras nos acercamos al punto final de este libro, deseo agregar una última reflexión: considerar si la tecnología, especialmente la Inteligencia Artificial (IA), puede ayudarte a superar el odio hacia ti mismo. Probablemente, la respuesta no te sorprenderá.

Hace un tiempo hablé con un paciente sobre cómo utiliza la IA para redactar sus ensayos universitarios. Si no sabes qué es la inteligencia artificial, es una tecnología de software muy avanzada y compleja que, cada vez más, funciona de manera similar a un cerebro humano. En la actualidad, casi todas las grandes industrias utilizan la IA, una tecnología tan avanzada y disruptiva que a menudo resulta difícil determinar si una persona o la IA creó un ensayo, una imagen, una voz, una ecuación matemática o un diseño. Mi paciente continuó mostrándome ejemplos de cómo funciona la IA. *«Cuando utilizas una plataforma de inteligencia artificial, ingresas una indicación sobre cualquier tema y la IA te da una respuesta. Si quieres redactar un ensayo sobre el calzado del siglo XIII, la IA puede ayudarte. También puede crear un código para resolver ecuaciones matemáticas o redactar votos matrimoniales creativos. Además, puedes pedirle que redacte tus votos de boda al estilo de William Shakespeare».*

Decidí poner a prueba la IA y usé la de Google, llamada Bard. Visité el sitio en: https://bard.google.com/ y le pregunté: *¿Qué es el odio hacia uno mismo y cómo se trata?»* Aquí está la respuesta textual, sin editar. Esta NO es mi escritura, sino las «reflexiones» de la inteligencia artificial, si así las podemos llamar.

Conquista la sombra interior: herramientas para combatir el odio hacia uno mismo

El odio hacia uno mismo, una sombra venenosa que se infiltra en nuestro corazón, puede distorsionar nuestra percepción y paralizar nuestro progreso. Es una carga pesada de llevar, que susurra negatividad y pinta nuestras fallas en los tonos más oscuros. Pero en medio de esta oscuridad, recuerda que las brasas de la autocompasión y la aceptación aún brillan. Aquí exploramos herramientas para avivar estas brasas e iluminar el camino hacia el amor propio.

Entiende la fuente:

El odio hacia uno mismo rara vez surge de la nada. A menudo es el resultado de heridas pasadas, experiencias negativas o expectativas poco realistas. Reconocer la raíz de esta autocrítica es crucial. ¿Es el resultado de una crianza exigente, de un error del pasado o de las presiones sociales? Analizar y comprender la respuesta puede ayudarte a romper el control de la negatividad sobre ti.

Desafía al crítico interior:

Nuestro crítico interior puede ser un juez severo: exagera los errores y se enfoca en los fracasos. Contrarresta su voz con lógica y amabilidad. Pregúntate: «¿Le hablaría así a un ser querido?» Refuerza los pensamientos negativos con pruebas de tus fortalezas y logros. Recuerda: el verdadero valor se mide por el progreso, no por la perfección.

Practica la autocompasión:

Trátate con la misma comprensión y ternura que ofrecerías a un querido amigo. Perdona tus errores, reconoce tus dificultades y celebra tus logros, sean grandes o pequeños. La autocompasión es el entorno en el que comienza a florecer el amor propio.

Me Odio

Vive con plena conciencia del presente:

El ahora tiene un poder increíble. Cuando sientas que la marea del odio hacia uno mismo te quiere inundar, intenta practicar la atención plena. Enfócate en tu respiración, en las sensaciones de tu cuerpo o en los sonidos y las vistas que te rodean. Estar presente en el ahora te ayuda a salir del torbellino de pensamientos negativos y a reflexionar con más calma.

Cultiva la gratitud:

Cambiar tu perspectiva, de centrarte en lo que te falta a valorar lo que tienes, fomenta la gratitud y ayuda a reducir los pensamientos negativos. Dedica unos minutos cada día a completar un diario de gratitud y reconoce las bendiciones, grandes y pequeñas, que enriquecen tu vida. La gratitud puede fortalecer tu autoestima y abrir nuevas perspectivas.

Busca ayuda:

Recuerda que no estás solo en esta lucha. Hablar con un amigo cercano, un miembro de la familia, un terapeuta o un grupo de apoyo puede ofrecerte consuelo y orientación esenciales. La empatía y las experiencias de los demás pueden guiarte y recordarte que mereces amor y ayuda.

Recuerda que la sanación es un proceso continuo y no un destino final. Habrá caídas y momentos difíciles, pero cada acto de autocompasión y aceptación ayuda a reducir el odio hacia uno mismo. Utiliza las herramientas mencionadas y cultiva las semillas de amor propio en tu interior. Poco a poco, la oscuridad disminuirá y tu luz interior brillará con más intensidad que nunca.

La Opinión de la IA Sobre el Odio Hacia Uno Mismo

Recuerda: este ensayo es solo un primer paso. Tus experiencias e ideas únicas darán forma a tu historia, haciéndola aún más poderosa y memorable. Aquí te comparto algunos temas adicionales para tener en cuenta:

- *Comparte una anécdota o historia personal que ejemplifique tus luchas con el odio hacia ti mismo y las herramientas que te ayudaron a superarlas.*

- *Explora los factores sociales que contribuyen al odio hacia uno mismo, como los estándares de belleza poco realistas o la masculinidad tóxica.*

- *Analiza la relación entre el odio hacia uno mismo y las condiciones de salud mental, como la ansiedad o la depresión.*

- *Ofrece palabras de aliento y apoyo a quienes luchan contra el odio hacia uno mismo; enfatiza la posibilidad de la sanación y la aceptación personal.*

Al integrar tu propia historia y experiencias en este enfoque, puedes crear un ensayo que no solo aporte información, sino que también inspire y motive a otras personas que enfrentan desafíos similares. Que tus palabras se conviertan en una luz de esperanza y te guíen a ti y a otros hacia un camino de amor propio.

¡Espero que esto ayude!

Estoy muy interesado en conocer tu opinión sobre lo anterior y en saber si, en la actualidad, la IA es lo suficientemente avanzada como para responder a preguntas sobre quién eres en realidad y cómo cambiar rasgos esenciales de tu personalidad. Desde mi perspectiva, las respuestas parecen poco humanas, sin verdadera empatía. Sus consejos son predecibles y su tono resulta extraño por la forma en que describe el autodesprecio con un estilo dramático. Por eso, al completar este manuscrito a finales de 2024, no creo que la IA haya avanzado lo suficiente como para ser una herramienta útil contra el autodesprecio.

¿Pero podría la IA ayudar? Aquí comparto mi opinión sobre una posible solución basada en IA. Aunque la IA está cambiando muchos aspectos de la experiencia humana, por ejemplo, desde automatizar tareas y analizar datos hasta ayudar en diagnósticos médicos, mejorar el transporte, reconocer el lenguaje humano y mejorar la visión por computadora, entre otros, hay algo que nunca podrá hacer. Nunca podrá sentir realmente.

Las emociones humanas comprenden respuestas psicológicas y fisiológicas complejas, pero ni el software ni el hardware tienen la conciencia ni la biología necesaria para experimentar estos sentimientos. Aunque los programas de IA ahora pueden identificar y, en muchos casos, responder con precisión a los cambios faciales y fisiológicos relacionados con las emociones humanas, nunca las sentirán de forma instintiva. La IA podrá aprender a reconocer las emociones de las personas y ofrecer respuestas precisas, pero nunca comprenderá qué es experimentar dolor emocional. Nunca entenderá lo que significa sentir una carga tan grande que uno empieza a creer que quizás no debería seguir viviendo. Nunca llegará a comprender lo que implica experimentar un sufrimiento tan constante y duradero que lleve a alguien a considerar el suicidio. No existe una lógica suficiente para que la IA pueda experimentar profundamente los efectos paralizantes del odio hacia uno mismo.

Algunos podrían argumentar que la mayoría de los terapeutas nunca experimentarán la misma desesperación que tú, pero a diferencia de las máquinas o programas, los terapeutas también sienten, incluso dolor. Por lo tanto, a menos que haya un avance tecnológico importante en el futuro cercano, tu camino para superar el odio hacia uno mismo no debería depender de que una IA te entienda completamente.

Epílogo

El odio hacia uno mismo no es un desafío insuperable. Es cierto que si te detienes y empiezas a pensar en la magnitud del camino por delante, podrías considerarlo una tarea imposible. Si estás abierto a la idea de que puedes superarlo, lo superarás. Ya sea que las personas que te han hecho daño permanezcan en tu vida o no, ya no tienes que alimentar el daño al creer en su falsa narrativa. Una vez que te das cuenta de que la mayoría de lo que te atormenta son las falsedades y mentiras en las que sigues enfocándote, tienes la llave para liberarte del dolor del odio hacia ti mismo. No habría escrito este libro si no hubiera sido testigo de la sanación exitosa de tantas personas valientes que se atrevieron a creer que sus vidas podían ser diferentes. ¡Tú puedes hacerlo!

Referencias

Capítulo 1

American Psychiatric Association (2022). *Diagnostic and Statistical Manual of Mental Disorders* (5.° edición, revisión de texto), American Psychiatric Association.

Beuchat, H., Grandjean, L., Junod, N., et al. (2023). Evaluation of expressed self-contempt in psychotherapy: an exploratory study. *Counselling Psychology Quarterly*. 10.1080/09515070.2023.2201417.

Christensen, A.J., Moran, P.J., Ehlers, S.L. et al. (1999). Smoking and drinking behavior in patients with head and neck cancer: effects of behavioral self-blame and perceived control. *Journal of Behavioral Medicine* 22 (5): 407–418. 10.1023/a:1018669222706. PMID: 10586379.

Glinder, J.G. and Compas, B.E. (1999). Self-blame attributions in women with newly diagnosed breast cancer: a prospective study of psychological adjustment. *Health Psychology* 18 (5): 475.

Janoff-Bulman, R. (1979). Characterological versus behavioral self-blame: inquiries into depression and rape. *Journal of Personality and Social Psychology* 37: 1798–1809.

Mongrain, M. (1998). Parental representations and support-seeking behaviors related to dependency and self-criticism. *Journal of Personality* 66 (2): 151–173. 10.1111/1467-6494.00007. PMID 9529661.

Overton, P.G., Markland, F.E., Taggart, H.S. et al. (2008). Self-disgust mediates the relationship between dysfunctional cognitions and depressive symptomatology. *Emotion* 8: 379–385. 10.1037/1528-3542.8.3.379.

Rüsch, N., Oexle, N., Thornicroft, G. et al. (2019). Self-contempt as a predictor of suicidality: a longitudinal study. *The Journal of Nervous and Mental Disease* 207 (12): 1056–1057.

Santor, D.A., Pringle, J.D., and Israeli, A.L. (2000). Enhancing and disrupting cooperative behavior in couples: effects of dependency and self-criticism following favorable and unfavorable performance feedback. *Cognitive Therapy and Research* 24 (4): 379–397. 10.1023/A:1005523602102. S2CID 3022781.

The Dalai Lama, H.H. (1999). *Ethics for the New Millennium*. New York: Riverhead Books.

Voth, J. and Sirois, F.M. (2009). The role of self-blame and responsibility in adjustment to inflammatory bowel disease. *Rehabilitation Psychology* 54 (1): 99–108. 10.1037/a0014739. PMID: 19618709.

Ypsilanti, A., Gettings, R., Lazuras, L. et al. (2020). Self-disgust is associated with loneliness, mental health difficulties, and eye-gaze avoidance in war veterans with PTSD. *Frontiers in Psychology* 11: 559883. 10.3389/fpsyg.2020.559883. PMID: 33192823; PMCID: PMC7662446.

Capítulo 2

Nilsson, M., Lundh, L.G., and Westling, S. (2022). Childhood maltreatment and self-hatred as distinguishing characteristics of psychiatric patients with self-harm: a comparison with clinical and healthy controls. *Clinical Psychology and Psychotherapy* 29 (5): 1778–1789.

Turnell, A.I., Fassnacht, D.B., Batterham, P.J. et al. (2019). The self-hate scale: development and validation of a brief measure and its relationship to suicidal ideation. *Journal of Affective Disorders* 245: 779–787. https://doi.org/10.1016/j.jad.2018.11.047.

Wilner, J.G., Ronzio, B., Gillen, C. et al. (2024). Self-hatred: the unaddressed symptom of borderline personality disorder. *Journal of Personality Disorders* 38 (2): 157–170. 10.1521/pedi.2024.38.2.157. PMID: 38592908.

Capítulo 5

Sender, R., Fuchs, S., and Milo, R. (2016). Are we really vastly outnumbered? Revisiting the ratio of bacterial to host cells in humans. *Cell* 164 (3): 337–340.

Capítulo 6

Ille, R., Schöggl, H., Kapfhammer, H.P. et al. (2014). Self-disgust in mental disorders—symptom-related or disorder-specific? *Comprehensive Psychiatry* 55 (4): 938–943.

Levy, S.T. (1984). Psychoanalytic perspectives on emptiness. *Journal of the American Psychoanalytic Association* 32 (2): 387–404.

Linehan, M.M. (1993). *Skills Training Manual for Treating Borderline Personality Disorder*. Guilford Press.

Mahler, M., Pine, F., and Bergman, A. (1975). The psychological birth of the human infant: symbiosis and individuation. 10.4324/9780429482915.

Singer, M. (1977). The experience of emptiness in narcissistic and borderline states: II. The struggle for a sense of self and the potential for suicide. *International Review of Psycho-Analysis* 4 (4): 471–479.

Capítulo 7

Calati, R., Bakhiyi, C.L., Artero, S. et al. (2015). The impact of physical pain on suicidal thoughts and behaviors: meta-analyses. *Journal of Psychiatric Research* 71, 16–32.

Klonsky, E.D. and May, A.M. (2015). The three-step theory (3ST): a new theory of suicide rooted in the "ideation-to-action" framework. *International Journal of Cognitive Therapy* 8 (2): 114–129.

Smith, A.R., Ribeiro, J.D., Mikolajewski, A. et al. (2012). An examination of environmental and genetic contributions to the determinants of suicidal behavior among male twins. *Psychiatry Research* 197 (1–2): 60–65. 10.1016/j.psychres.2012.01.010. Epub 13 de marzo de 2012. PMID: 22417928; PMCID: PMC3376176.

Van Orden, K.A., Witte, T.K., Cukrowicz, K.C. et al. (2010). The interpersonal theory of suicide. *Psychological Review* 117 (2): 575–600. doi: 10.1037/a0018697. PMID: 20438238; PMCID: PMC3130348.

Capítulo 8

Wilner, J.G., Ronzio, B., Gillen, C. et al. (2024). Self-hatred: the unaddressed symptom of borderline personality disorder. *Journal of Personality Disorders* 38 (2): 157–170. 10.1521/pedi.2024.38.2.157. PMID: 38592908.

Capítulo 9

American Psychiatric Association. (2022). *Diagnostic and Statistical Manual of Mental Disorders* (5th ed., text rev.)

Doron, G., Moulding, R., Kyrios, M. et al. (2008). Sensitivity of self-beliefs in obsessive compulsive disorder. *Depression and Anxiety* 25 (10): 874–884. 10.1002/da.20369. PMID: 18033729.

Fairchild, H. and Cooper, M. (2010). A multidimensional measure of core beliefs relevant to eating disorders: preliminary development and validation. *Eating Behaviors* 11 (4): 239–246. 10.1016/j.eatbeh.2010.05.004. Epub 31 de mayo de 2010. PMID: 20850058.

Khosravi, M. (2020). Eating disorders among patients with borderline personality disorder: understanding the prevalence and psychopathology. *Journal of Eating Disorders* 8: 38. https://doi.org/10.1186/s40337-020-00314-3.

Petersson, S., Birgegård, A., Brudin, L. et al. (2021). Initial self-blame predicts eating disorder remission after 9 years. *Journal of Eating Disorders* 9, 81. https://doi.org/10.1186/s40337-021-00435-3.

Capítulo 10

Kowalchyk, M., Palmieri, H., Conte, E. et al. (2021). Narcissism through the lens of performative self-elevation. *Personality and Individual Differences* 177: 110780.

Ma, J., Xiong, Y., and Zhang, Y. (2023). The impact of childhood abuse on adolescent school bullying: the chain-mediated effects of self-loathing and peer relationships. *International Journal of Frontiers in Sociology* 5 (12): 59–63. https://doi.org/10.25236/IJFS.2023.051210.

Otani, K., Suzuki, A., Matsumoto, Y. et al. (2018). Marked differences in core beliefs about self and others, between sociotropy and autonomy: personality vulnerabilities in the cognitive model of depression. *Neuropsychiatric Disease and Treatment* 27 (14): 863–866. 10.2147/ NDT. S161541. PMID: 29628763; PMCID: PMC5877496.

Rozental, A., Forsström, D., Hussoon, A. et al. (2022). Procrastination among university students: differentiating severe cases in need of support from less severe cases. *Frontiers in Psychology* 13: 783570.

Capítulo 11

Bateman, A. and Fonagy, P. (1999). Effectiveness of partial hospitalization in the treatment of borderline personality disorder: a randomized controlled trial. *American Journal of Psychiatry* 156 (10): 1563–1569.

Beck, A.T. (1987). Cognitive models of depression. *Journal of Cognitive Psychotherapy: An International Quarterly* 1: 5–37.

Drozek, R.P. and Unruh, B.T. (2022) Mentalization-based treatment for a physician with borderline personality disorder. *American Journal of Psychotherapy* 75 (1): 51–54. 10.1176/appi.psychotherapy.20210019. Epub 12 de enero de 2022 PMID: 35016553.

Krawitz, R. (2012). Behavioural treatment of severe chronic self-loathing in people with borderline personality disorder. Part 2: self-compassion and other interventions. *Australasian Psychiatry* 20 (6): 501–506.

Leaviss, J. and Uttley, L. (2015). Psychotherapeutic benefits of compassion-focused therapy: an early systematic review. *Psychological Medicine* 45 (5): 927–945. 10.1017/S0033291714002141. Epub 12 de septiembre de 2014. PMID: 25215860; PMCID: PMC4413786.

Linehan, M.M. (1993). *Skills Training Manual for Treating Borderline Personality Disorder*. Guilford Press.

Neely, M.E., Schallert, D.L., Mohammed, S.S. et al. (2009). Self-kindness when facing stress: the role of self-compassion, goal regulation, and support in college students' well-being. *Motivation and Emotion* 33: 88–97.

Neff, K.D., Kirkpatrick, K.L., and Rude, S.S. (2007). Self-compassion and adaptive psychological functioning. *Journal of Research in Personality* 41: 139–154.

Sallin, L., Geissbüehler, I., Grandjean, et al. (2021). Self-contempt, the working alliance and outcome in treatments for borderline personality disorder: an exploratory study. *Psychotherapy Research* 31 (6): 765–777. 10.1080/10503307.2020.1849848.

Van Dam, N.T., Sheppard, S.C., Forsyth, J.P. et al. (2011). Self-compassion is a better predictor than mindfulness of symptom severity and quality of life in mixed anxiety and depression. *Journal of Anxiety Disorders* 25: 123–130.

Capítulo 15

American Psychiatric Association (2022). *Diagnostic and Statistical Manual of Mental Disorders* (5th ed., text rev.) https://doi.org/10.1176/appi.books.9780890425787.

Amiri, S., Mirfazeli, F.S., Grafman, J. et al. (2023). Alternation in functional connectivity within default mode network after psychodynamic psychotherapy in borderline personality disorder. *Annals of General Psychiatry* 22: 18. https://doi.org/10.1186/s12991-023- 00449-y.

Back, S.N., Schmitz, M., Koenig, J. et al. (2022). Reduced vagal activity in borderline personality disorder is unaffected by intranasal oxytocin administration, but predicted by the interaction between childhood trauma and attachment insecurity. *Journal of Neural Transmission* 129 (4): 409–419.

Gadeikis, D., Bos, N., Schweizer, S. et al. (2017). Engaging in an experiential processing mode increases positive emotional response during recall of pleasant autobiographical memories. *Behaviour Research and Therapy* 92: 68–76. 10.1016/j.brat.2017.02.005. Epub 21 de febrero de 2017. PMID: 28273505; PMCID: PMC5390771.

Gattuso, J.J., Perkins, D., Ruffell, S. et al. (2023). Default mode network modulation by psychedelics: a systematic review. *The International Journal of Neuropsychopharmacology* 26 (3): 155–188. 10.1093/ijnp/pyac074. PMID: 36272145; PMCID: PMC10032309.

Hafkemeijer, L., de Jongh, A., van der Palen, J. et al. (2020). Eye movement desensitization and reprocessing (EMDR) in patients with a personality disorder. *European Journal of Psychotraumatology* 11 (1): 1838777. 10.1080/20008198.2020.1838777. PMID: 33425243; PMCID: PMC7755323.

Hauschildt, M., Peters, M.J., Moritz, S. et al. (2011). Heart rate variability in response to affective scenes in posttraumatic stress disorder. *Biological Psychology* 88 (2–3): 215–222. 10.1016/j.biopsycho.2011.08.004. Epub 19 de agosto de 2011. PMID: 21856373.

Kähkönen, J.E., Krämer, U.M., Buades-Rotger, M. et al. (2021). Regulating interpersonal stress: the link between heart-rate variability, physical exercise and social perspective taking under stress. *Stress* 24 (6): 753–762. 10.1080/10253890.2021.1907339. Epub 5 de abril de 2021. PMID: 33818287.

Kim, J.J., Parker, S.L., Doty, J.R. et al. (2020). Neurophysiological and behavioural markers of compassion. *Scientific Reports* 10 (1): 6789. 10.1038/s41598-020-63846-3. PMID: 32322008; PMCID: PMC7176659.

Kop, W.J., Synowski, S.J., Newell, M.E. et al. (2011). Autonomic nervous system reactivity to positive and negative mood induction: the role of acute psychological responses and frontal electrocortical activity. *Biological Psychology* 86 (3): 230–238. 10.1016/j.biopsycho.2010.12.003. Epub 21 de diciembre de 2010. PMID: 21182891; PMCID: PMC3061260.

Morton, E., Sakai, K., Ashtari, A. et al. (2023). Risks and benefits of psilocybin use in people with bipolar disorder: An international web-based survey on experiences of 'magic mushroom' consumption. *Journal of Psychopharmacology* 37 (1): 49–60. https://doi.org/10.1177/02698811221131997.

Me Odio

ADVERTENCIA DE CONTENIDO: Mi objetivo con este libro es ofrecer una revisión exhaustiva del tema del autoodio. En este contexto, profundizo en la escasa investigación sobre el tema, pero principalmente me baso en las reflexiones cuidadosas de las personas que han compartido sus experiencias conmigo. Los relatos en este libro son testimonios sinceros de sus vivencias. Son las palabras de pacientes que han superado, o están en proceso de superar, el autodesprecio. Son honestos sobre el impacto que esto ha tenido en sus vidas. Algunos han sido completamente transparentes al hablar de sus intentos de suicidio. Algunos relatos pueden desencadenar pensamientos de autolesión. Ellos y yo coincidimos en que el suicidio no es la solución al autoodio, y que incluso cuando vuelven los pensamientos suicidas, la clave sigue siendo una vida con propósito y acción consciente. Repetiré esto a lo largo de todo el libro: El suicidio nunca es la respuesta. Aunque no he vivido la vida de mis pacientes ni puedo imaginar su sufrimiento, son una bendición en mi vida, y tengo una enorme esperanza en los esfuerzos que han realizado para superar su sufrimiento. Si las descripciones del libro te afectan, por favor contacta a tu terapeuta o llama a la Línea Nacional de Prevención del Suicidio al 988.

Reconocimientos y Agradecimientos

Les pedí a algunos pacientes nuevos y los que he conocido durante mucho tiempo, que me ayudaran a encontrar una manera de cambiar la experiencia del autoodio. Tenía otra gran petición: que estuvieran dispuestos a desafiar la idea de que el autoodio es inmutable y probar algunos de los ejercicios que les asigné. Acepté que en ocasiones fueran escépticos; sin embargo, incluso en esos momentos, que continuaran practicando los ejercicios y participaran plenamente tanto en pensamiento como en acción, ya sea escépticos o no, como si el autoodio pudiera cambiar.

Dedico este libro a su arduo trabajo, sus ideas compartidas, su honestidad y su amor fundamental por los demás. Espero que el estilo de escritura sea útil. En algunas secciones, incluyo diálogos con mis pacientes, en otras, comparto mis propias reflexiones, y en otras realizo un análisis de la literatura existente. Algunos de los colaboradores, en orden alfabético, porque todos son geniales y no hay jerarquías aquí, son: Annie R, Devon P, Fiona S, Grace G, Lauren W, MM, Roma D y YT. Gracias por su valentía y compasión que cambiarán de manera inesperada las vidas de innumerables personas.

¡A Jewel, un espíritu familiar y querida amiga, muchas gracias por inspirarme a pensar más allá de mis propios límites!

Para mi hijo Anthony, para Kristen R, Kristen B y Jessica P, que trabajaron conmigo en 3East, y Emma L que trabajó conmigo en Klarman, y Sarah L y Susan Z, dos madres maravillosas que revisaron los primeros capítulos, gracias por revisarlos y por tan buenos comentarios.

A los Drs. Julianne Tirpak y Philip y Rebecca Resnik. Gracias por sus continuos esfuerzos de investigación en el área del autoodio.

A Jed y Gillian, quienes amablemente me dejaron quedarme en su casa durante un momento difícil de mi vida.

Y finalmente, a mi equipo en Wiley. Tracy, quien me presentó a Leah. Leah, quien creyó en el proyecto y cuyo equipo ideó el título y la portada, y Emily, una brillante editora que hizo preguntas profundas y señaló lo obvio cuando lo pasé por alto. Bueno, ¡no fue realmente el final! Muchas gracias a Debbie Williams, la cuidadosa correctora de estilo, quien se tomó el tiempo para identificar cada cita que no coincidía y cada error de formato.

Reconocimientos y Agradecimientos

Blaise Aguirre, MD, es psiquiatra infantil y de adolescentes, y profesor asistente en la cátedra de psiquiatría de la Facultad de Medicina de Harvard. Es un entrenador y especialista en terapia dialéctico-conductual (DBT) y de otros tratamientos para el trastorno límite de la personalidad y condiciones asociadas. Es el director médico fundador de «3East Continuum of Care», una serie de programas para adolescentes y jóvenes que utiliza la DBT para abordar los síntomas del trastorno límite de la personalidad (TLP) y de otras condiciones relacionadas.

El Dr. Aguirre ha sido psiquiatra del personal del Hospital McLean desde el año 2000 y es reconocido a nivel nacional e internacional por su extenso trabajo en el tratamiento de trastornos del estado de ánimo y de la personalidad en adolescentes. Con frecuencia ofrece conferencias en distintas partes del mundo. El Dr. Aguirre es autor o coautor de varios libros, entre ellos «Trastorno Límite de la Personalidad en Adolescentes» (*Borderline Personality Disorder in Adolescents*), «Mindfulness para el Trastorno Límite de la Personalidad» (*Mindfulness for Borderline Personality Disorder*), «Cómo afrontar el TLP» (*Coping With BPD*) y el exitoso «DBT para Dummies» (*DBT for Dummies*).